図解でわかる
ナースのための
エキスパート仕事術！

[編集]
聖マリアンナ医科大学病院看護部
陣田泰子
北原和子
宮城領子
近藤昭子

照林社

はじめに

　多くの看護師は、新人から中堅を経て、やがてベテラン、エキスパートへと向かう道のりをたどります。看護部組織のなかでは、スタッフから主任、主任から師長へとステップアップしますが、このとき、誰もが戸惑いをおぼえているのが現実ではないでしょうか。

　はじめて主任を命じられれば、「私はほんとうに主任としてふさわしいのだろうか」と悩み、師長を命じられれば、「私は師長の責任をどこまで果たすことができるだろうか」と悩みます。そうした悩みが生まれる原因の1つには、私たちは必ずしも十分な事前準備を行ってから、新たな役割にチャレンジしているわけではない、ということがあります。

　本書はこれらの"戸惑い"を、私たちの経験を整理することで解決できないものかと考えた結果、生まれました。

　本書を構成する85の項目は、聖マリアンナ医科大学病院の臨床指導者から主任、看護師長に至る有志が、これまで抱いてきた疑問やもっと知りたいことなどを洗い出し、自己の役割を果たすために必要なスキルとして、整理したものです。これらの項目全体をみわたしてみると、改めて看護という仕事は、幅広く、奥が深いものであると感じます。

　日常の看護実践の場で、「私は今、ここを学んでいるのだ。この問題はマネジメントスキルのこれで解決できる！」「学生指導はこの教育スキルでいく！」と、お互いにワザを確認し合うことこそ、日常の実践を大切にする「実践の科学」としての看護にふさわしい学び方であると、私は考えています。各個人が培ってきたキャリアを組織全体の知恵とし、仕事術という共通の財産にすることは、私たち看護師に、今求められている課題ではないでしょうか。

　実践していることを意味づける参考書、そんな本ができないものかと、ずっと考えていました。わがスタッフの強靭なる力によって、今回その夢が実現しました。追い込みの際のメンバーの「仕事術」も、見事なものでありました。

　また、本書の完成は、照林社の山崎純氏の協力なくしてはできませんでした。ここに深く感謝いたします。

　みなさまの仕事場で、本書をそばにおいて使っていただけたら、こんなにうれしいことはありません。

　最後にひとこと、「ワザは仕事のなかで磨かれる！」

編集者代表　陣田泰子

目次

Part1 ナースのためのThe仕事術

Section 1 | 仕事術とは

1 ナースの「仕事術」 ... 2
2 エキスパートナースとは？ ... 4

Section 2 | ベーシックスキル

3 ロジカルシンキング ... 6
4 コミュニケーションスキル ... 8
5 表現（プレゼンテーション）のスキル ... 10
6 クリティカルシンキング ... 12
7 問題解決スキル その1｜問題解決プロセス ... 14
8 問題解決スキル その2｜問題を発見する ... 16
9 問題解決スキル その3｜問題を分析する ... 18
10 問題解決スキル その4｜問題解決プロセスと看護過程の共通性 ... 20
11 ナラティブ ... 22
12 プレゼンテーションのスキル その1｜レポートや文章をわかりやすく書く ... 24
13 プレゼンテーションのスキル その2｜相手にわかりやすい話をする ... 26
14 プレゼンテーションのスキル その3｜パワーポイントなどによるプレゼンテーション ... 28
15 会議のスキル その1｜会議を楽しく開催する ... 30
16 会議のスキル その2｜会議を活発に行うコツ ... 32
17 会議のスキル その3｜スタッフから意見が出てこないとき ... 34

Section 3 | マネジメントスキル

18 マネージャー（管理者）の仕事 ... 36
19 人を管理するときに気をつけること ... 38
20 説得力のある意思決定 ... 40
21 目標管理 その1｜組織の目標管理 ... 42
22 目標管理 その2｜個人の目標管理 ... 44
23 「コスト意識」を高める ... 46
24 時間管理 その1｜時間管理のサイクル ... 48
25 時間管理 その2｜自分との約束の時間 ... 50
26 データの管理 ... 52
27 ナレッジマネジメント ... 54
28 チームマネジメント ... 56

■ Part1 まとめのQuestion／あなたならどうする？ ... 58

Part2 ナース必須の基礎知識

Section 1 | 看護の仕事

29 看護実践の構造 ... 60
30 専門職としてナースがすべきこと ... 62
31 労働基準法と夜勤 ... 64

32	超過勤務はどこまで認められる？	66
33	ジェネラリスト？ それともスペシャリスト？	68
34	専門看護師になる方法	70
35	認定看護師になる方法	72

Section 2 | 看護部組織

36	組織のカタチ	74
37	師長と主任、ほんとうの役割	76
38	上司と考え方に相違があったらどうする？	78
■	Part2　まとめのQuestion／あなたならどうする？	80

Part3
実践！マネジメントスキル

Section 1 | for スタッフナース

39	看護記録を書くポイント	82
40	患者さんからクレームがきたときの対処	84
41	医師など、他職種との人間関係を調整するコツ	86
42	看護チーム内の人間関係を調整するコツ	88
43	先輩や師長とよい人間関係を築くコツ	90

Section 2 | for リーダー・主任

44	スタッフの能力を把握する方法	92
45	リーダーシップを発揮する	94
46	他部門との連携・調整方法	96
47	業務上のことで医師に協力を得るコツ	98
48	「経営への参画」とマネジメントサイクル	100
49	ベッドコントロールとは？	102
50	病床稼働率・平均在院日数とは？	104
51	師長不在時、スタッフが「辞めたい」「休みたい」といってきたらどうする？	106

Section 3 | for 師長

52	組織変革の進め方	108
53	組織変革に反対する人たちへの対処方法	110
54	職場風土	112
55	病棟の業務改善のコツ	114
56	看護方式の種類	116
57	2交替制勤務と3交替制勤務はどう違う？	118
58	どうしてローテーション（異動）は必要？	120
59	勤務表のつくり方	122
60	マンパワー不足時の対処　その1｜視点を定める	124
61	マンパワー不足時の対処　その2｜緊急時の具体的対策	126
62	突然「退職したい」と希望が出たら？	128
63	物品管理　その1｜物品管理の方法	130

64	物品管理 その2｜請求・更新・除却の方法	132
65	物品管理 その3｜固定資産と管理方法	134
66	業者との対応	136
■	Part3　まとめのQuestion／あなたならどうする？	138

Part4

教育スキル

Section 1｜現任教育

67	人事考課と面接	140
68	トレーニングとコーチング	142
69	スタッフのやる気と向上心を引き出すアプローチ	144
70	プリセプターシップ成功のポイント	146
71	臨床実践能力の評価	148
72	看護研究に興味をもつ／もたせるポイント	150

Section 2｜臨床指導教育

73	臨床指導者の役割	152
74	学生を評価するポイント	154
75	実習オリエンテーションの進め方	156
76	学生とスタッフを上手に調整するコツ	158
77	実習時の患者さんへのインフォームドコンセント	160
78	学生への「禁句」と、泣いてしまった場合の対処	162
79	学生指導に消極的なスタッフや、先輩ナースへの指導依頼	164
80	看護教員とキャリア開発	166
■	Part4　まとめのQuestion／あなたならどうする？	168

Part5

リスクマネジメントのスキル

81	ヒューマンエラーと事故防止のアプローチ	170
82	医療事故が発生したときの患者さん、家族、スタッフへの対応	172
83	感染症発生時の対応 その1｜日常的な対策	174
84	感染症発生時の対応 その2｜発生時の対応	176
85	事故報告書の書き方	178
■	Part5　まとめのQuestion／あなたならどうする？	180

	関連Web一覧	181
	仕事術に役立つ！　ブックガイド	182
	索引	184

カバー・表紙デザイン：node
本文デザイン：node
本文DTP：ウェルコム
本文イラスト：谷中事務所

この本の使い方

■ 本書は、看護業務にかかわる「仕事術」に関する85のトピックスを、見開き2ページで解説します。各トピックスには、1〜85まで、番号が振ってあります（ ポイント1 ）。

■ 偶数ページ（左ページ）には文章を、奇数ページ（右ページ）には図表類を配置することを原則としています（ ポイント2 ）。

■ 本文中、赤または青で示した矢印と数字（例；→5、p10）は、「5のトピックス（p10）を参照する」ことを示します（ ポイント3 ）。

■ Part1は、マネジメントの基礎となるさまざまなスキルの紹介であり、いわば本書の「基礎編」です。Part2〜5は、Part1を実践に適応した「応用編」としてつくられています。

■ 各パートの最後には、それぞれのキーポイントをおさえた「まとめのQuestion」と、読者のみなさんに考えてもらう「あなたならどうする？」があります。また、「あなたならどうする？」は本文中にも配置しています。

■ 巻末には、付録として「Web一覧」「ブックガイド」「索引」をつけました。本書は、それぞれの項目が1冊の本になるような内容を、看護実践に役立てるという視点から、コンパクトにまとめたものです。さらに、「仕事術」を追求したい読者のみなさんは、「Web一覧」「ブックガイド」を参考にしてください。

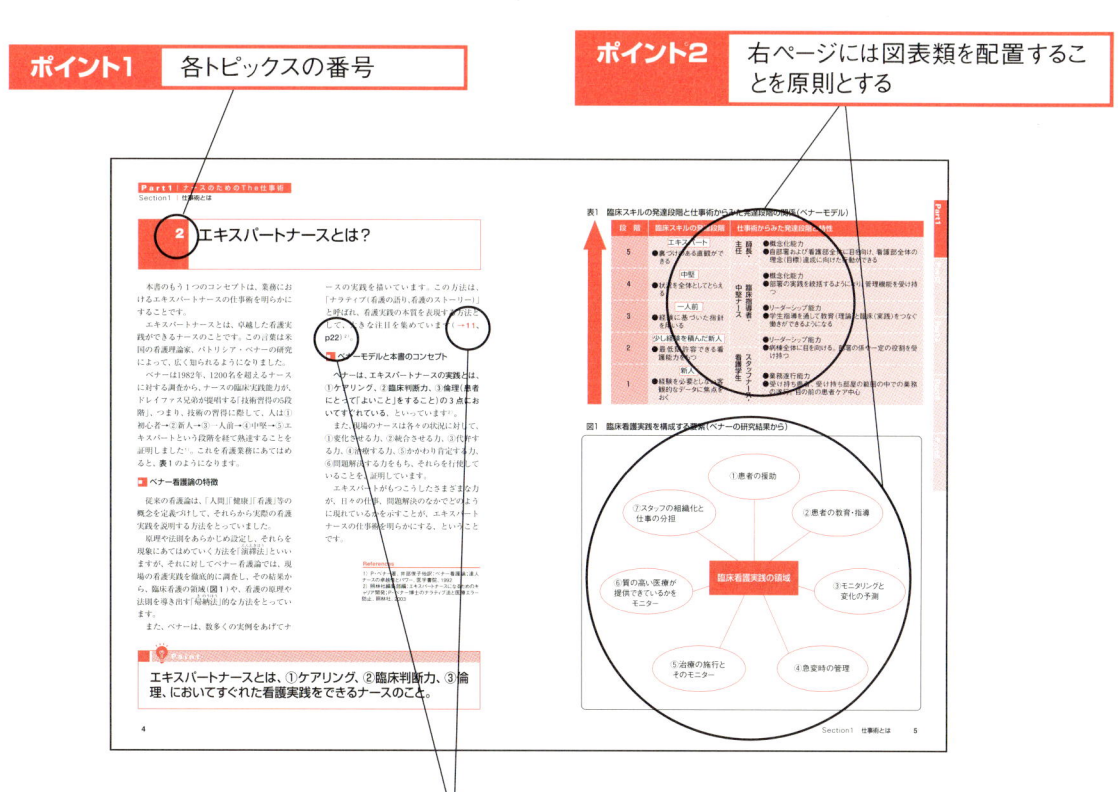

ポイント1　各トピックスの番号

ポイント2　右ページには図表類を配置することを原則とする

ポイント3　「11番のトピックス（p22）を参照」

執筆者一覧

編集・執筆　陣田泰子（聖マリアンナ医科大学病院・看護部長）
　　　　　　北原和子（同・副看護部長）
　　　　　　宮城領子（同・副看護部長）
　　　　　　近藤昭子（同・師長）

執　　筆　　聖マリアンナ医科大学病院看護部
　　　　　　林芳子　　　　　　平成14年度臨床指導者学習会
　　　　　　大泉京子　　　　小荒井慶子　　石川宣子
　　　　　　恩田芳江　　　　栗原まり子　　長谷川紀子
　　　　　　原裕美　　　　　山崎香　　　　池田美緒
　　　　　　伊藤正子　　　　猿橋裕子　　　高島史子
　　　　　　黒田悦子　　　　町田恵理子　　見延晴美
　　　　　　長谷川雅子　　　石井めぐみ　　渓村麻希
　　　　　　斉藤京子　　　　栗野みずえ　　北園操（元）
　　　　　　高橋恵　　　　　福元直美　　　伊豆元なつき
　　　　　　藤原多鶴子　　　宮川実位子　　福士さおり（元）
　　　　　　山口香　　　　　久保山恭子　　佐々木由美
　　　　　　浅霧和子　　　　斉藤典子　　　井上裕子
　　　　　　菅野八重子　　　山崎あかね（元）林智子
　　　　　　永田房子　　　　小松淳子　　　山本志奈子
　　　　　　雨宮みち　　　　井出晶子　　　重永ゆかり
　　　　　　三田由美子　　　山崎珠理　　　田中めぐみ
　　　　　　林智子　　　　　嶋博子　　　　本間久美子
　　　　　　　　　　　　　　小野千穂

Part1

パート1は、すべてのナースの業務に役立つ仕事術です。
セクション1では全体の見取り図を、
セクション2では仕事術の基本となるベーシックなスキルを、
セクション3では、業務のマネジメントにかかわるスキルを紹介します。

ナースのための The 仕事術

Section 1	仕事術とは	2
Section 2	ベーシックスキル	6
Section 3	マネジメントスキル	36
Part 1	まとめのQuestion／あなたならどうする？	58

Part1 | ナースのためのThe仕事術
Section1 | 仕事術とは

1 ナースの「仕事術」

■ 仕事術という言葉が注目されている！

「仕事術」という言葉は、近年ビジネスの世界でよく使われています。この言葉を有名にしたのは、米国のコンサルティング会社「マッキンゼー・アンド・カンパニー」で共有されているビジネススキルを簡潔に紹介した、『マッキンゼー式世界最強の仕事術』[1]という本です。

本書では、この「仕事術」という言葉を念頭におきながら、ナースが日常の業務にかかわる仕事のスキルを、「仕事術」と命名しています。

■ 仕事術とは

仕事術とは、「限られた時間のなかで効率的、効果的に仕事を遂行するノウハウ」のことです。もう少し詳しく、看護場面におきかえて考えると、新人ナースが一人前、中堅ナース、さらにリーダーナース、エキスパートナースへと成長していくなかで、それぞれの段階に応じた仕事の内容や方法に関するノウハウです。

■ 仕事という言葉の多義性

ところで、仕事という言葉は、「生きがい」や「生きるすべ」など、さまざまなレベルでとらえられます。

本書では「仕事」という言葉を、「問題を解決すること」と定義づけます。

というのも、実際に私たちが現場で行っている「仕事」とは、すでに起こった問題、あるいは起こりうるであろう問題をどうとらえて、どう対処するかという一連のプロセスのことであるからです（図1）。

つまり、**仕事とは問題解決であり、仕事術とは問題解決術**です。

パート1では、「仕事術」を構成するさまざまなスキル、行動規範、思考スタイルを紹介します（図2）。

References
1) イーサン・M・ラジエル著、嶋本恵美・田代泰子訳：マッキンゼー式世界最強の仕事術、英治出版、2001

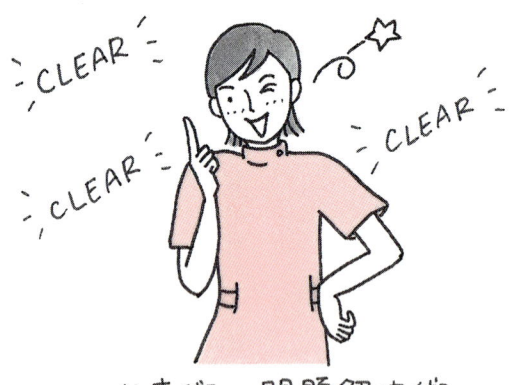

仕事術＝問題解決術

 **Point**

「仕事術」とは、限られた時間のなかで効率的・効果的に仕事を遂行するノウハウ、問題解決術のこと。

図1　仕事術の定義と段階

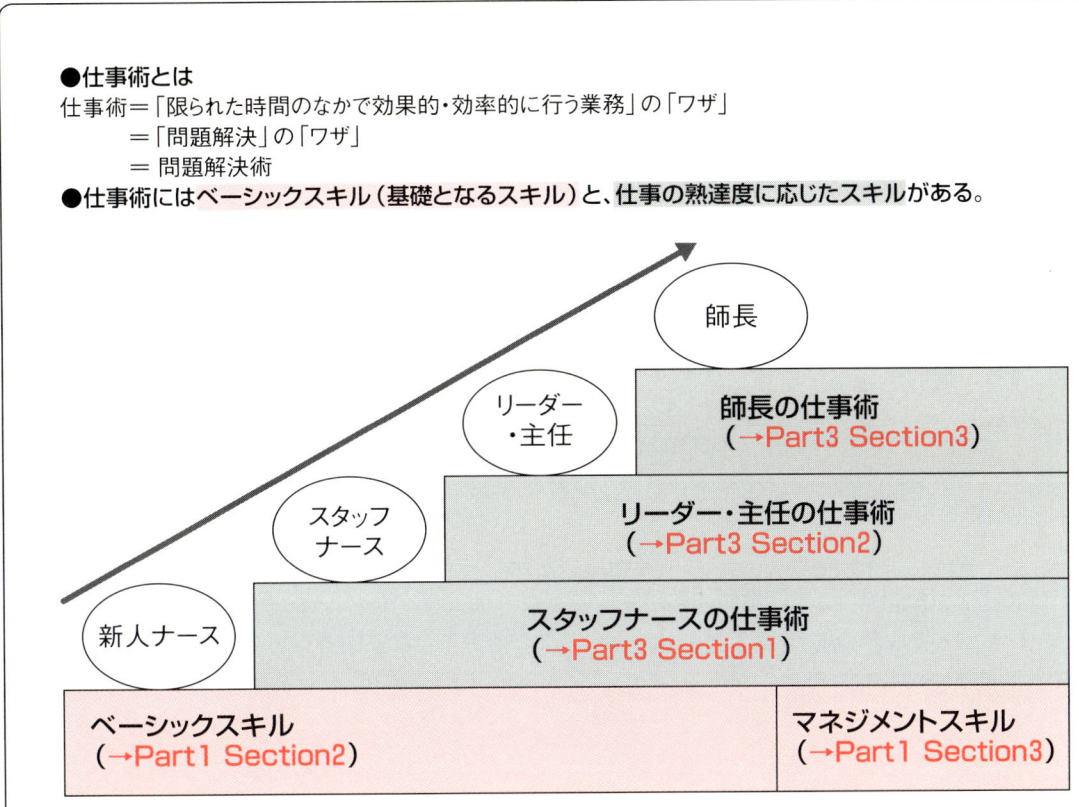

図2　パート1セクション2で示すベーシックスキル

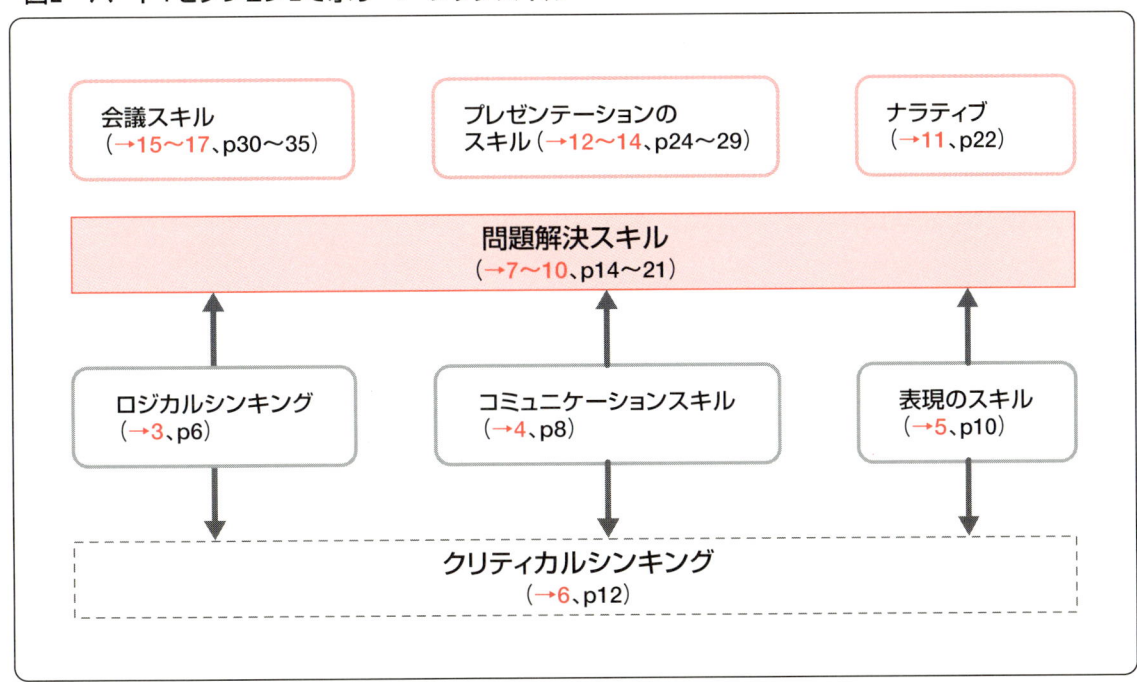

Section1　仕事術とは　3

Part1 | ナースのためのThe仕事術
Section1 | 仕事術とは

2　エキスパートナースとは？

　本書のもう1つのコンセプトは、業務におけるエキスパートナースの仕事術を明らかにすることです。

　エキスパートナースとは、卓越した看護実践ができるナースのことです。この言葉は米国の看護理論家、パトリシア・ベナーの研究によって、広く知られるようになりました。

　ベナーは1982年、1200名を超えるナースに対する調査から、ナースの臨床実践能力が、ドレイファス兄弟が提唱する「技術習得の5段階」、つまり、技術の習得に際して、人は①初心者→②新人→③一人前→④中堅→⑤エキスパートという段階を経て熟達することを証明しました[1]。これを看護業務にあてはめると、表1のようになります。

ベナー看護論の特徴

　従来の看護論は、「人間」「健康」「看護」等の概念を定義づけして、それらから実際の看護実践を説明する方法をとっていました。

　原理や法則をあらかじめ設定し、それらを現象にあてはめていく方法を「演繹法」といいますが、それに対してベナー看護論では、現場の看護実践を徹底的に調査し、その結果から、臨床看護の領域（図1）や、看護の原理や法則を導き出す「帰納法」的な方法をとっています。

　また、ベナーは、数多くの実例をあげてナースの実践を描いています。この方法は、「ナラティブ（看護の語り、看護のストーリー）」と呼ばれ、看護実践の本質を表現する方法として、大きな注目を集めています（→11、p22）[2]。

ベナーモデルと本書のコンセプト

　ベナーは、エキスパートナースの実践とは、①ケアリング、②臨床判断力、③倫理（患者にとって「よいこと」をすること）の3点においてすぐれている、といっています[2]。

　また、現場のナースは各々の状況に対して、①変化させる力、②統合させる力、③代弁する力、④治療する力、⑤かかわり肯定する力、⑥問題解決する力をもち、それらを行使していることを、証明しています。

　エキスパートがもつこうしたさまざまな力が、日々の仕事、問題解決のなかでどのように現れているかを示すことが、エキスパートナースの仕事術を明らかにする、ということです。

References
1) P・ベナー著、井部俊子他訳：ベナー看護論；達人ナースの卓越性とパワー、医学書院、1992
2) 照林社編集部編：エキスパートナースになるためのキャリア開発；P・ベナー博士のナラティブ法と医療エラー防止、照林社、2003

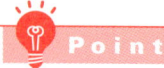

Point

エキスパートナースとは、①ケアリング、②臨床判断力、③倫理、においてすぐれた看護実践をできるナースのこと。

表1　臨床スキルの発達段階と仕事術からみた発達段階の関係（ベナーモデル）

段階	臨床スキルの発達段階		仕事術からみた発達段階と特性
5	エキスパート ●裏づけのある直観ができる	師長・主任	●概念化能力 ●自部署および看護部全体に目を向け、看護部全体の理念（目標）達成に向けた行動ができる
4	中堅 ●状況を全体としてとらえる	臨床指導者・中堅ナース	●概念化能力 ●部署の実践を統括するようになり、管理機能を受け持つ
3	一人前 ●経験に基づいた指針を用いる		●リーダーシップ能力 ●学生指導を通して教育（理論）と臨床（実践）をつなぐ働きができるようになる
2	少し経験を積んだ新人 ●最低限許容できる看護能力をもつ	スタッフナース・看護学生	●リーダーシップ能力 ●病棟全体に目を向ける。部署の係や一定の役割を受け持つ
1	新人 ●経験を必要としない客観的なデータに焦点をおく		●業務遂行能力 ●受け持ち患者、受け持ち部屋の範囲の中での業務の遂行。目の前の患者ケア中心

図1　臨床看護実践を構成する要素（ベナーの研究結果から）

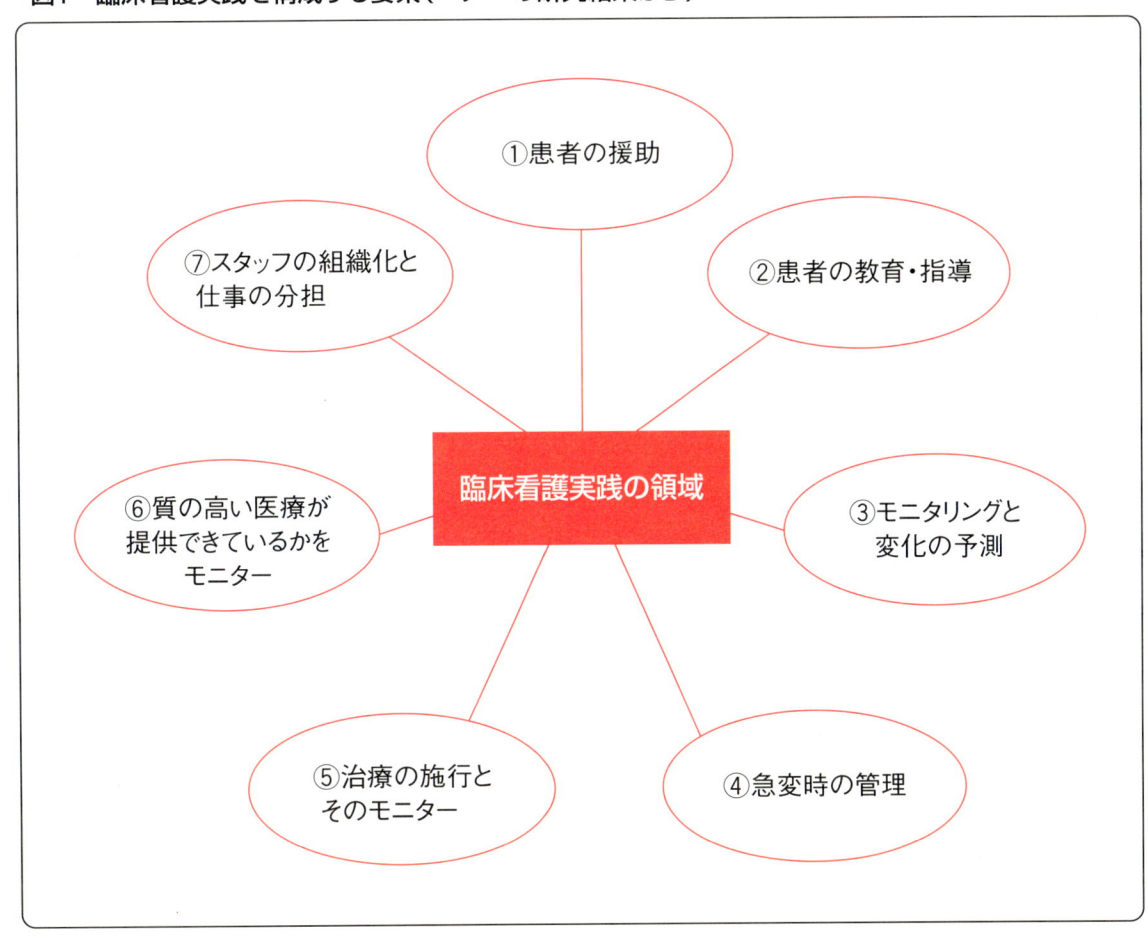

Section1　仕事術とは

Part1 | ナースのためのThe仕事術
Section2 | ベーシックスキル

3 ロジカルシンキング

　仕事術を構成する第1のスキルは、ロジカルシンキングです。ロジカルシンキングとは、「論理的に思考する」スキルです。仕事術において「論理的に思考する」とは、問題を論理的にとらえ、解決することを意味します（図1）。

■ 論理的である＝妥当である

　「論理的である」とは、「考えや議論の進め方に誰もが納得できる」ということです。したがって、ロジカルシンキングに基づく仕事は、みんなが認める仕事（問題解決）への近道です。

　論理展開の代表的なタイプとしては、「演繹法」と「帰納法」の2つの方法があり（図2）、議論はこのいずれかのタイプであるとき、論理的であるといわれます。

　また、ロジカルシンキングを身につけるためには、3つの思考スタイルの訓練が必要だといわれています（図3）。こうした思考スタイルを習慣とするには、日々の訓練しかありません。表1のチェックリストであなたの論理的思考度をチェックしてください。

■ ロジカルシンキングができる人

　ロジカルシンキングで、もう1つ重要なことは、こうした思考によって獲得した思考の成果を、他者にいかに伝えるかということです。そこでは、「あなたが何を伝えたいのか」ということと同時に、「相手が何を求めているのか」ということが問題になります。これはコミュニケーションスキル（対人関係を構築する能力）の問題と理解されがちですが、じつは、ロジカルシンキングのスキルが大きくかかわります。

　というのも、ロジカルシンキングができる人は、自分の考えはどうしたら相手に伝わるかを考え、言葉や状況を操作して、話の道筋をクリアにしたり、より聞き入られやすい状況をつくることができるからです（図1）。

References
1）野口吉昭編：ロジカルシンキングのノウハウ・ドゥハウ＜PHPビジネス選書＞、PHP出版会、2001

表1　論理的思考のチェックリスト

- ☐ 説明するときは、どんな複雑な状況でも30秒以内で全体像を説明できる
- ☐ 利用する言葉の定義に気をつけている
- ☐ 必ず具体的な事例を使う
- ☐ 常に全体像の説明から話す
- ☐ 具体例を出すときは、常に裏づけをとる
- ☐ 具体例を出すときは、それがよくある事例か、たまたま起きた例外かを確認する
- ☐ 看護過程のプロセスと、マネジメントにおけるプロセスとの共通性がわかる

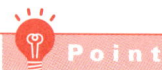
Point

ロジカルシンキングとは、論理的に問題解決をするスキル。自分の考えをわかりやすく伝えるスキルでもある。

図1　ロジカルシンキングとは

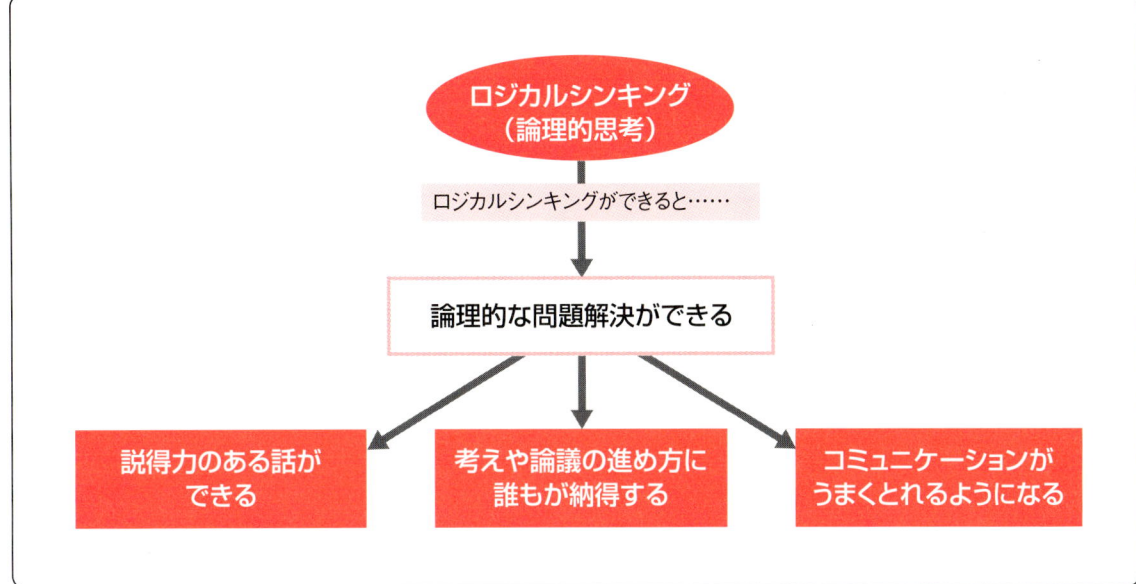

図2　論理展開の2つのパターン

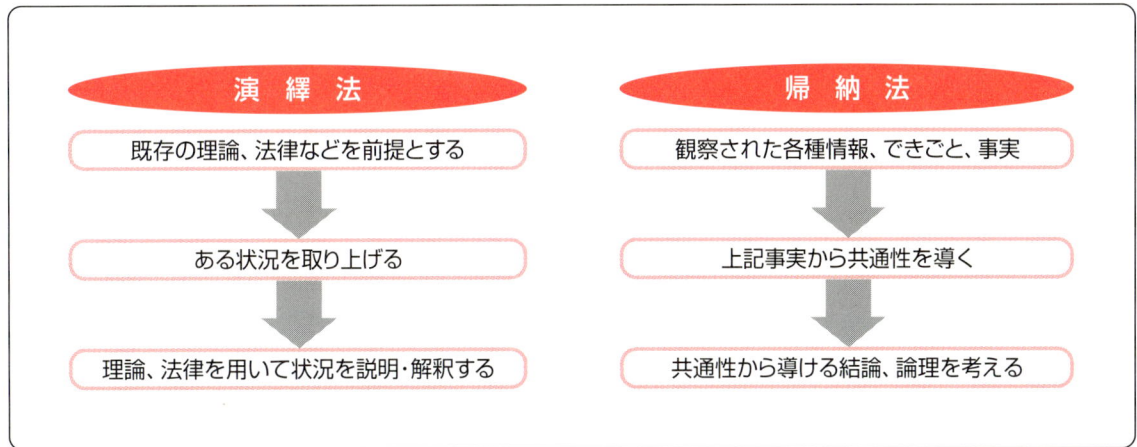

図3　ロジカルシンキングに必要な思考スタイル

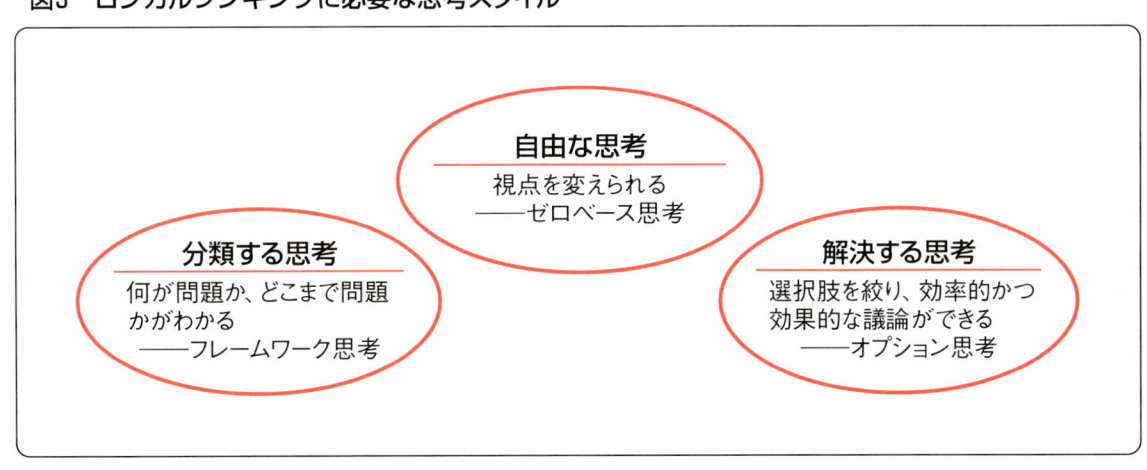

Part1 | ナースのためのThe仕事術
Section2 | ベーシックスキル

4 コミュニケーションスキル

　仕事術第2のスキルは、コミュニケーションスキルです。患者さんの声を聞き、患者さんの権利を守り、医療チームの調整機能を担うナースにとって、不可欠なスキルです。
　自分の考えを、相手の立場を考えながら、その場にふさわしい方法で、率直かつなごやかに伝えるコミュニケーションスキルを、アサーション（assertion）、あるいはアサーティブ（assertive）といいます。

■ アサーションとはなにか

　人間関係の構築の仕方は、大きく分けて3つのタイプがあります。
　第1に、自分のことだけを考えて、他者を踏みにじる「攻撃的」なやり方です。第2に、自分よりも他者を常に優先し、自分のことを後回しにする「非主張的」なやり方です。
　これらに対して、第3の方法は、自分のことをまず考えるけれども、他者を十分に配慮するコミュニケーションです。これがアサーションです。
　アサーションは、自分と他者との関係において、①自分の考えがきちんと伝えられているか、②相手の立場を考えているか、③その場にふさわしい言葉や態度がとれるか、という3つの要素から成り立っています（図1）。

■ 「アサーション」を日本語に訳すと……

　「アサーション」を直訳すると、「自己主張すること」という意味になりますが、これは誤解を生じる表現かもしれません。アサーションとは、「攻撃的」に自分の意見を押し通すことではないからです。
　自分の要求や意見を、相手の権利を侵害することなく、誠実に、率直に、対等に表現するということが、アサーションの本当の意味になります（表1）。

■ 非言語的コミュニケーション

　態度や外見もまた、重要なコミュニケーションの道具です。これらを非言語的コミュニケーションといいます（表2）。

References
1) 平木典子：アサーショントレーニング；さわやかな「自己表現」のために，日本精神技術研究所，1993
2) M・シェネバート著，藤田敬一郎，杉野元子訳：ナースのためのアサーティブ・トレーニング；さわやかに自分を主張する法，医学書院，1994

表2　非言語的コミュニケーション

- 空間をとる（距離を図る）
- 環境を整える
- 外見を整える
- アイコンタクト
- 姿勢
- ジェスチャー
- 表情
- タイミングを図る
- 声音（トーンや大きさなど）

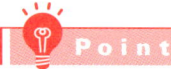

アサーションとは、自分の考えを、相手の立場を考慮しながらその場にふさわしい方法で伝えていくスキル。

図1　アサーションの3つの要素とアサーティブな関係

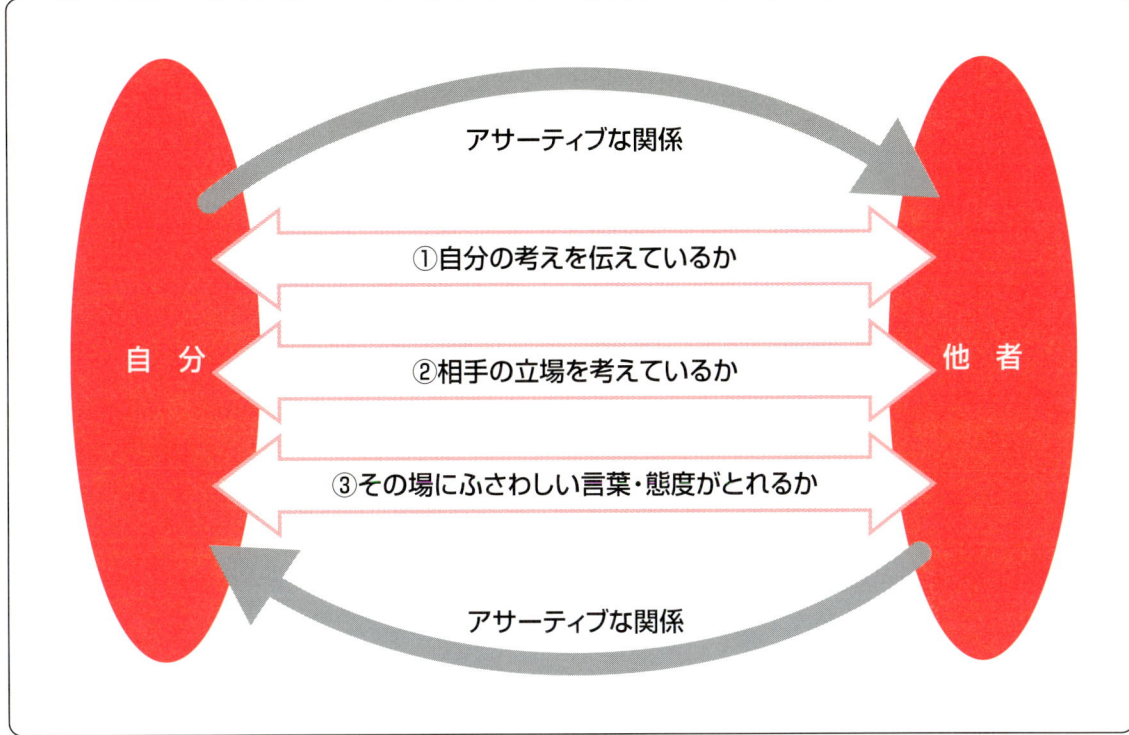

表1　アサーションの例

新人ナースAさんは、同じ病棟の新人と比べて、自分の仕事で精一杯であるせいか、元気がありません。Aさんの指導は、プリセプターである2年目のナースSさんが行っています。ある日のこと、SさんはAさんのケアの指導を、自分の受け持ち患者さんを検査に移送してから行おうと思っていました。しかし、患者さんから検査の理由を突然聞かれ、医師に問い合わせするなどの調整に時間がかかり、予定が大幅に狂ってしまいました。ようやく病棟に戻り、廊下にいたAさんのもとに行き、「もうケアは済んだの？」と聞くと、Aさんは「まだ2人のケアが残っています」と答えます。「え、まだ終ってないの？　もうとっくに終っている時間よね」といいすてると、Sさんは1人でナースステーションに戻ってしまいました。

攻撃的	非主張的	アサーティブ
Aさんは、日ごろからSさんに気をつかい、指導上の不満はあっても押し隠してきたのに、今回はさすがにむっとしました。患者さんのケアが終わり、ステーションに帰ってくると、Sさんに向かって、「どうしてあんな言い方をするのですか？　もうSさんの指導を受けるのは嫌です。私だって気をつかって、がんばってやっているのに」といい、病棟師長に対しても、「Sさんとはもうかかわりたくありませんので、プリセプターを変えてください」といいました。	AさんはSさんに、「ほんとうは受け持ち患者さんの1人の具合が悪くなり、早く主治医に連絡をとったほうがよいと他の先輩からいわれ、処置にあたっていたところでした」といいたかったのに、その言葉を飲み込んでしまいました。	Aさんは患者さんのケアを終えてからナースステーションに戻り、Sさんに、①受け持ち患者さんの1人の具合が悪くなったこと、②先輩から主治医と連絡をとるようにいわれたこと、③その患者さんの処置に時間がかかったことを説明し、時間内にケアが終わらなかった理由を明確に述べました。それを聞いたSさんは、Aさんの行動を理解するとともに、理由も聞かずに腹を立てた自分を反省し、指導に取り組む姿勢を改めました。

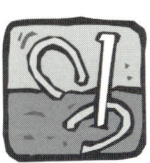

5 表現（プレゼンテーション）のスキル

仕事術第3のスキルは表現のスキルです。「自分の考えがうまく伝わらない」という経験は、誰もがもっていると思います。表現のスキルをもつと、こうしたフラストレーションが解消できます。

表現とは、自分の考えを「表に現す」ことだけではなく、「考えること」そのものにもかかわります。表現することと考えることは、互いに深く結びついています。したがって、ここでいう「表現のスキル」とは、「書く技術」であると同時に、「考える技術」です（図1）。

自分の考えがうまく伝わらない大半の原因は、自分の思考プロセスが相手の理解プロセスとかみ合わないことにあるといわれます。したがって、自分にも相手にも通じる（人間一般に共通する）表現のルールを身につけることが大切です。

■ わかりやすい表現のルール

わかりやすい表現のルールとは、全体の主になる大きな考え方を述べ、それから、その大きな考え方を構成する小さな考えを述べる、というものです。したがって、その構成は、常にピラミッド型になります（図2）。

1）常にピラミッドをつくる

ピラミッド型に考えを配置（大きな考えから小さな考えへ）することは、「考える」という行為に不可欠です。その際の注意点は、以下の通りです。
① ピラミッドはあまり広げすぎない
② ピラミッドの上下の関連性に飛躍がなく、順序づけられている（思考プロセスは常に、i）グループ化、ii）要約という形をとる）
③ 大きな考えから小さな考えへトップダウンに配列し、ピラミッドができたらボトムアップ（逆向き）で考える。

2）ピラミッド型の3つの原則
① 上位のメッセージは常にその下位グループ群を要約している
② 各グループ内のメッセージは、常に同じ種類のものである
③ 各グループ内のメッセージは、常に順序づけられている

3）順序づけの枠組み
① 3段論法（大前提、小前提、結論）
② 時間的な順序（因果関係）
③ 構造的な順序（北から南へ、高いから低いへ、など）
④ 比較の順序（1番目に重要なもの、2番目に重要なもの、など）

References
1）B・ミント著、山崎康治訳：考える技術・書く技術；問題解決力を伸ばすピラミッド原則、新版、ダイヤモンド社、1999

Point

表現のスキルとは、すべての人に通用する「表現のルール」を身につけることから始まる。

図1　表現のスキル＝考えるスキル＋書くスキル

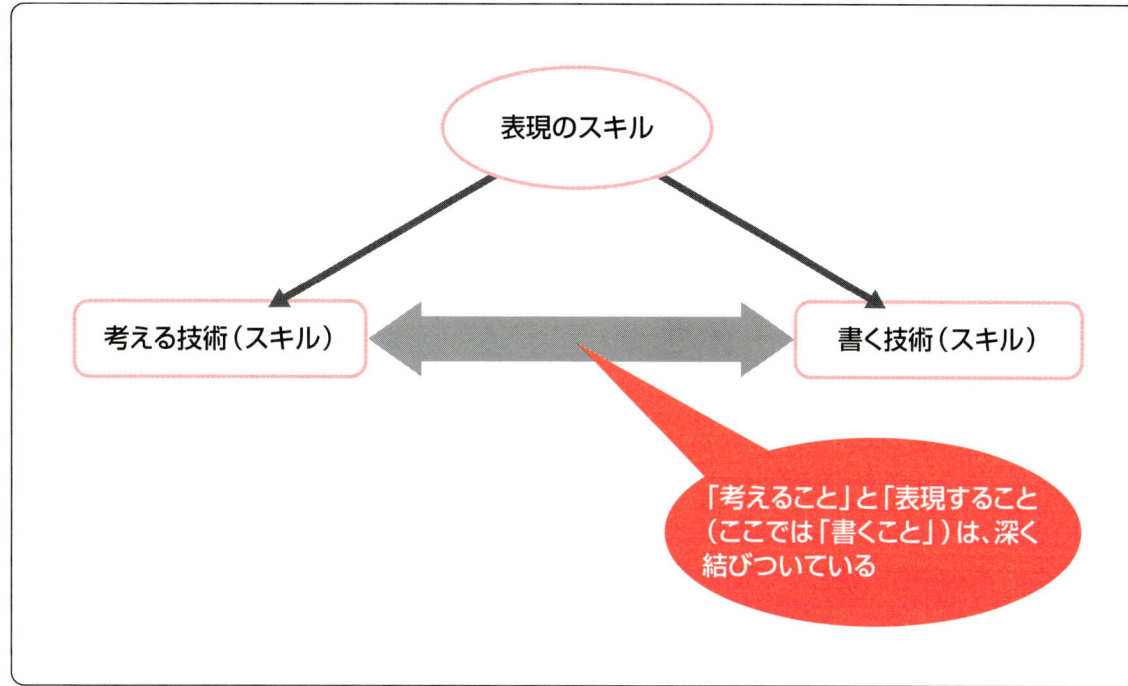

図2　わかりやすい文章のピラミッド型構造

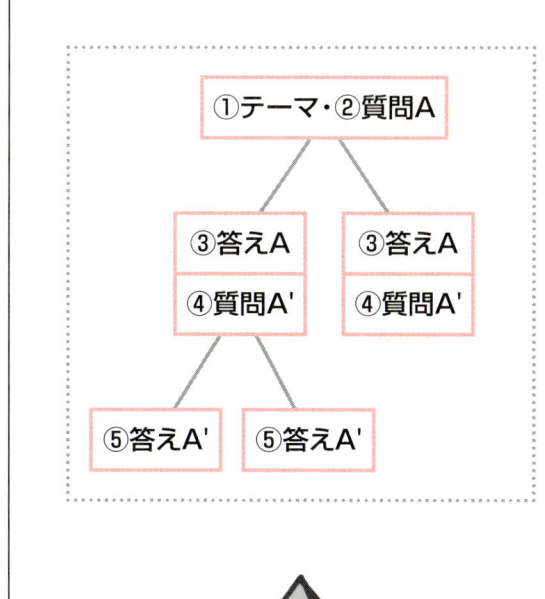

ピラミッド型構造のつくり方
①テーマを設定する
②テーマに関する質問Aをする
③質問Aに対する答えAを回答する（複数の回答が予測される）
④答えAに関連して、さらに質問A'をする
⑤質問A'に対する答えA'を回答する（複数の回答が予測される）

ピラミッド型構造の3つの原則
①上位のメッセージは常にその下位グループ群を要約している
②各グループ内のメッセージは、常に同じ種類のものである
③各グループ内のメッセージは、常に順序づけられている

Part1 | ナースのためのThe仕事術
Section2 | ベーシックスキル

6 クリティカルシンキング

クリティカルシンキングとは、3〜5（p6〜11）で示した3つのスキルを統合したスキルです。

■ 問題の本質を見抜く

クリティカルシンキングとは、「クリティカル（critical、批判的）に思考するスキル」という意味です。「クリティカル」という言葉は、多義的な意味（批評的な、批判的な、あら捜しをする、重大な、決定的な）をもっていますが、大切なことは、「問題の本質を見抜く」というニュアンスです。

つまりクリティカルシンキングとは、「**自分の考えや常識的な考えをチェックして、より深く物事を考える**」ということを意味しています。

■ クリティカルシンキングのプロセス

クリティカルシンキングは、（適正な思考プロセスによって得られた）自分の思考の成果をどのように効果的に伝えるか、つまり、どのようなプレゼンテーションが聞き手にとって説得的かつ信頼的であるか、も含んでいます。

したがって、クリティカルシンキングは、①問題を把握する、②仮説（推論）を立案・検証する、③意思決定を行う、④他者にプレゼンテーションし合意を得る、というプロセスをとります（図1）。

このプロセスを実行するために、クリティカルシンキングでは、①ロジカルシンキング、②コミュニケーションのスキル、③表現（プレゼンテーション）のスキル、の3つが必要になります（図2）。

■ クリティカルシンキングで何が変わるのか

クリティカルシンキングを身につけることによって、私たちは、①説得力のある話ができる、②意思決定が信頼される、③相手の話のポイントがよくわかる、④正しい質問ができる、⑤深い議論ができる、などのメリットを得ることができます（表1）。

References
1）グローバルタスクフォース：通勤大学MBA3 クリティカルシンキング＜通勤大学文庫＞、総合法令出版、2002

表1　クリティカルシンキングの効用

| ①説得力のある話ができる |
| ②意思決定が信頼される |
| ③相手の話のポイントがよくわかる |
| ④正しい質問ができる |
| ⑤深い議論ができる　など |

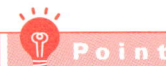
Point

クリティカルシンキングとは、事柄を論理的に考え、結論を相手が理解できるように伝えるスキル。

図1 クリティカルシンキングの思考プロセス

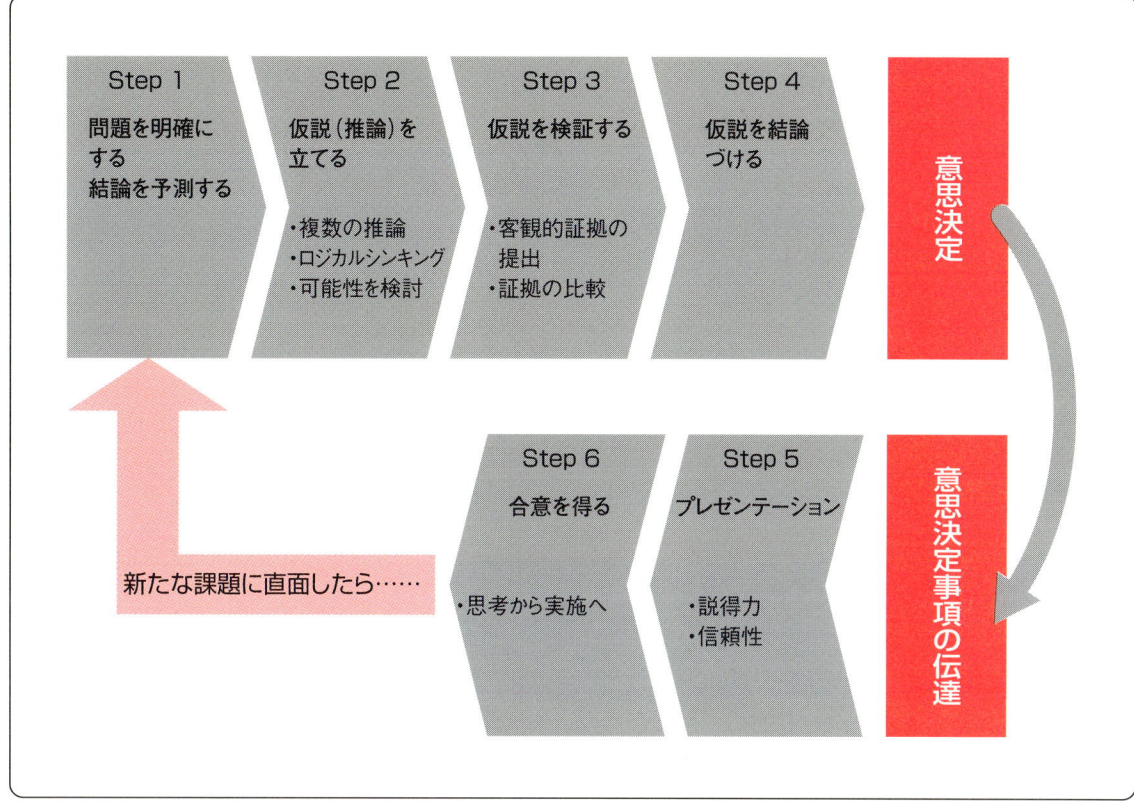

図2 クリティカルシンキングを構成するスキル

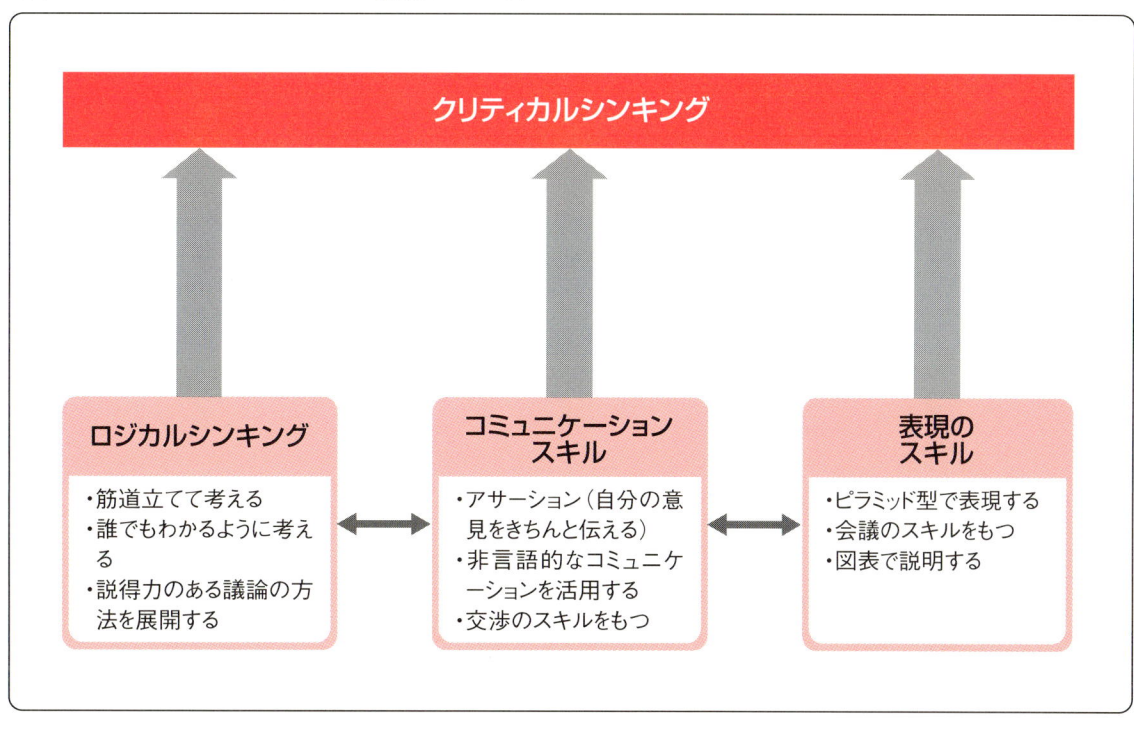

Part1 | ナースのためのThe仕事術
Section2 | ベーシックスキル

7 問題解決スキル その1
問題解決プロセス

7〜10（p14〜21）では、問題解決スキルについて説明します。問題解決スキルとは、問題を効率的・効果的に解決するワザのことです。

問題解決スキルは、3〜6（p6〜13）で示した思考や表現のスキルが基盤になります。

■ 問題解決プロセス

①問題を発見し、②分析を行い、③解決策を実行し、さらに④解決策の評価をする一連の過程を、問題解決プロセスといいます。これは、一般に「マネジメントのサイクル」と呼ばれるPlan-Do-Seeサイクルと、同じサイクルです（図1）。

問題解決プロセスの実行には、適切なマネジメントとリーダーシップが欠かせません。それらを含んで、問題解決プロセスは6つの要素から成り立ちます。

■ 問題解決プロセスの6つの要素

1）問題の発見
問題とは一般に、解決すべきニーズがある事柄、状態のことをいいます（→ 8、p16）。

2）問題の分析
①問題を見通す；問題の構造をとらえ、問題の範囲を明らかにし、構成要素に分解し、解決に向けてチーム（個人）が、「仮説」を立てる
②分析の準備をする；仮説を立証するために、どのような分析方法を用いるか、決定する
③分析を実行する；分析に必要なデータを収集する
④分析結果を解釈する；分析の結果を解釈し、仮説が立証できたかどうか、判断する

3）情報の共有
組織における問題解決には、十分な情報交換が必要です。問題解決プロセスとその結果を他者と共有するために、構造化したプレゼンテーションを行います。

4）解決策の実行
できるかぎり十分な資源（人、時間、お金など）を投入し、どのような障害があっても対応できるようにします。組織としてのバックアップが必要です。

5）マネジメント
問題解決プロセスを成功させるには、各段階でのマネジメントが重要です。問題解決にあたるチーム、個人への動機づけ、育成、チーム編成などを行います。

6）リーダーシップ
解決策の実行に際しては、リーダーシップがポイントとなります。実行が可能になるような戦略（ストラテジー）を示し、徹底します。

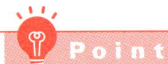

Point

問題解決のプロセスは、Plan-Do-Seeのサイクルである。

図1　問題解決のプロセス

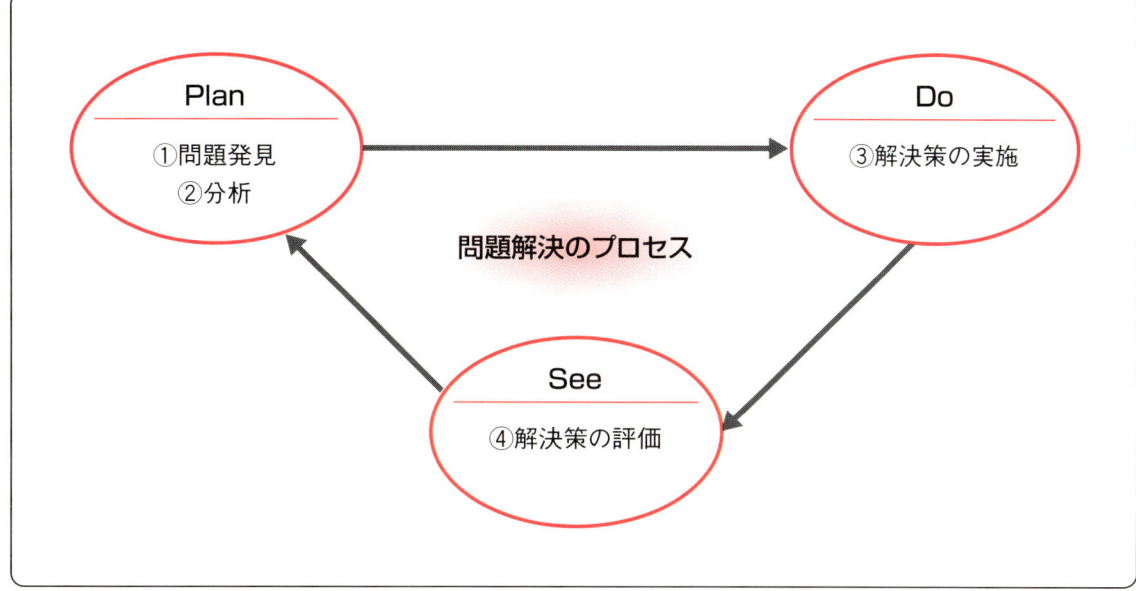

図2　問題解決プロセスの6要素

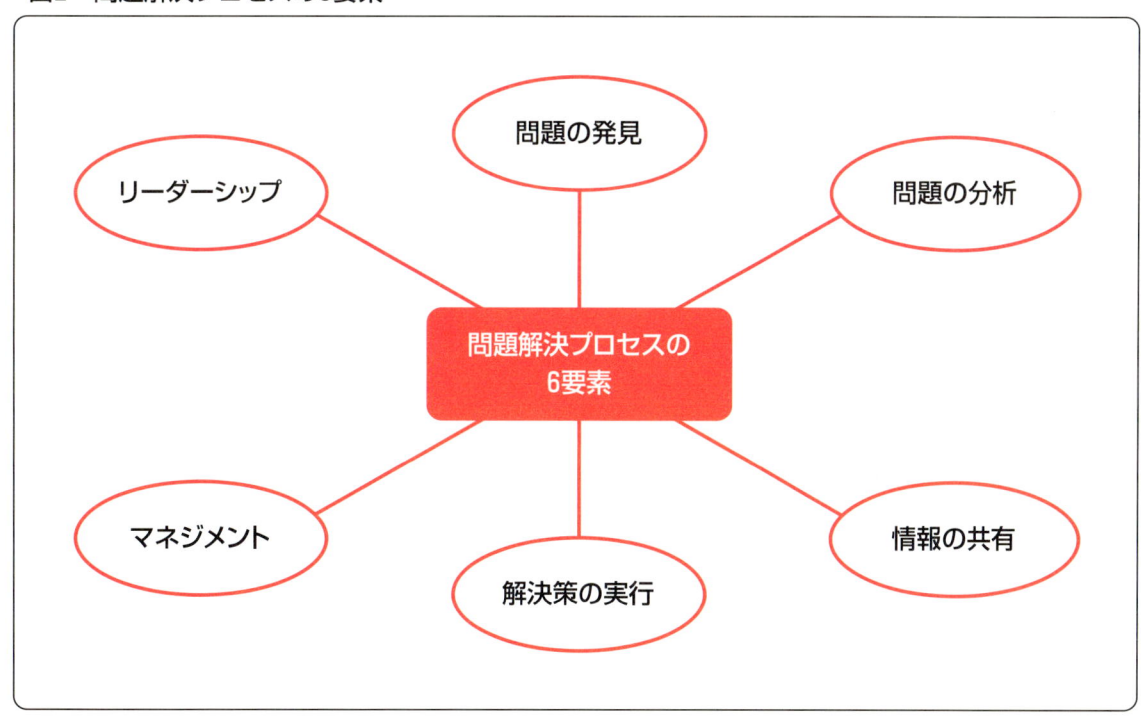

あなたならどうする❓

　問題が発生したとき、あなたは上記の6要素のどこに一番集中しますか？ 問題の分析ですか？ それとも解決策の実行ですか？
　すぐに解決策に飛びついてしまう傾向はありませんか？

Part1 | ナースのためのThe仕事術
Section2 | ベーシックスキル

8 問題解決スキル その2
問題を発見する

■ 問題とは

問題とは一般に、解決すべきニードがある事柄、状態のことをいいます。しかし、これを仕事をする人の立場からとらえなおすと、問題とは、「現状」と「あるべき姿（目標）」との差（ギャップ）である、といえます。この定義によると、目標のない人、目標がみえない人には、「問題」もけっしてみえないということになります（図1）。

■ 問題の種類と原因

「問題」には、①発生型問題（すでに起こっていて早急の対処が必要な問題）、②探索型問題（早急の対処は必要ではないが、改善が必要な問題）、③設定型問題（未来をみすえた問題）の3つがあります（図2）。

■ 問題を発見するコツ

一般的にいえば、問題を発見するためには、人の話を見聞きしたときに、「何かおかしい！」とピンとくる感性と、「何がおかしいのか!?」を探究する知性が必要です。
「何かおかしい→何がおかしいのか」と感じ、考える習慣をつけることが、問題を発見する能力を身につけるコツです（図3）。

■ 問題が起きたらどうする？

まず、問題が生じた状況について、事実に基づく状況判断と意思決定を行います。状況判断とは、現象をとらえ、そこから原因を追及するステップ、抽象化するステップのことです。

一方、意思決定とは、状況判断によって得られた問題分析を、問題解決行動に結びつけることです[1]。

これらのステップを踏むことにより、問題をとらえることができます。その後の具体的な行動としては、問題を分析し、解決策を実行、さらに評価というプロセスをとります（→7、p15）。

References
1) 北尾誠英編：新しい看護管理の技法と展開；システム思考からマトリックス思考へ、医学書院、1994、p67
2) 松下博宣：看護経営学；看護部門改造計画のすすめ、第3版、日本看護協会出版会、2000

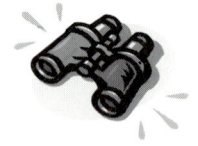

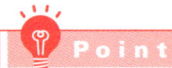 Point

問題とは「現状」と「あるべき姿（目標）」のギャップをさす。

図1　問題＝目標と現状との差

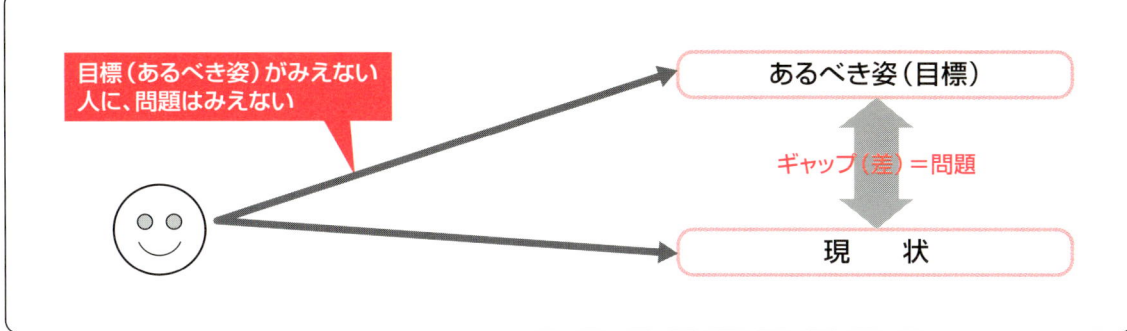

図2　問題の3つのタイプ

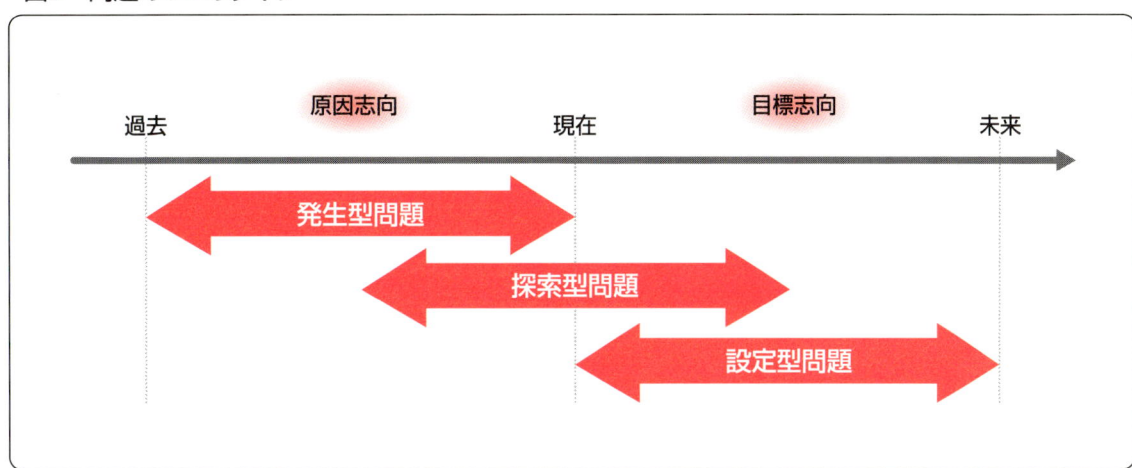

図3　問題発見のための6つのポイント

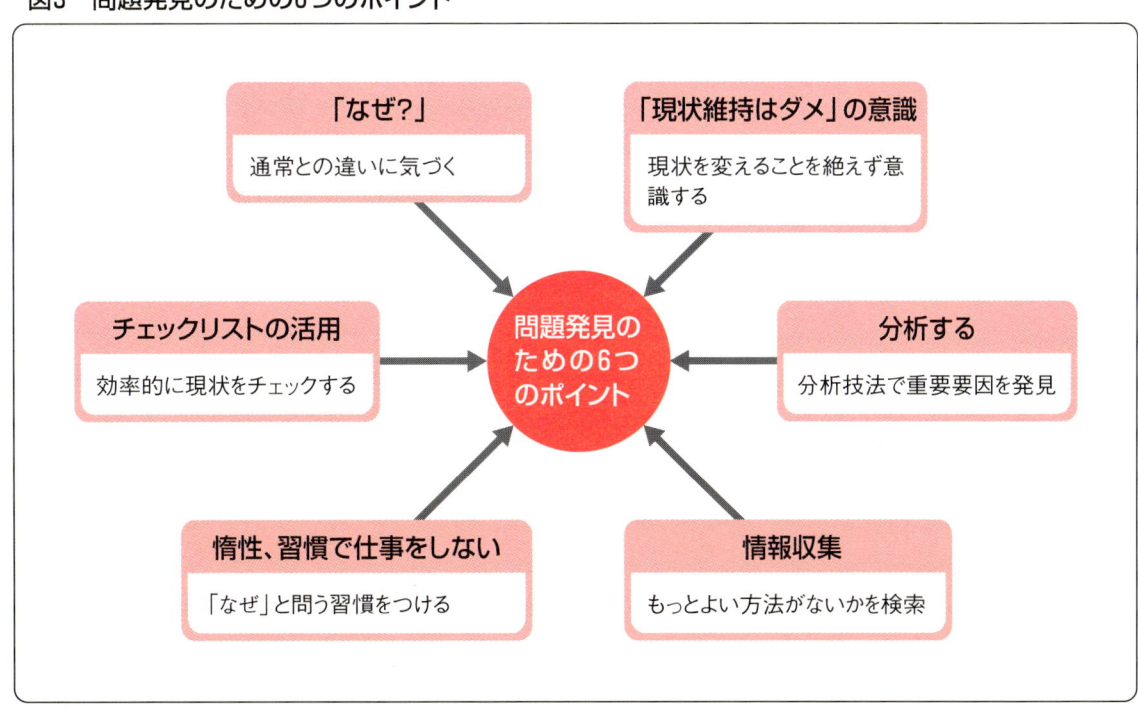

9 問題解決スキル その3
問題を分析する

■ 分析のプロセス

問題の分析は、以下の6つのプロセスを経て行われます（図1）。

1）「事実」の収集・分析

2）問題の構造の把握

構造を把握するとは、問題を構成要素に分解することです。
① 問題は、MECE（mutually exclusive, collectively exhaustive；互いに重ならず、すべてを網羅している）の考え方で、構成要素へと分解する
② 分解した構成要素は、ロジックツリーとして図示するとわかりやすい

3）仮説の作成・検討

事前に解決策（仮説）を立て、分析を通じて、それが有効かどうかを立証します。
① 構成要素を大項目→中項目→小項目と系統化する
② 実施可能な解決策（仮説）を提案する
③ 解決策をチームで検討（テスト）する

4）分析の計画

問題に一番影響する要素を探し、的を絞り、分析の優先順位を決めます。迷ったときは、一歩下がって全体像をみるようにします。

5）分析の実行

データを収集し、解釈します。
① データは重要なものを、手早く集める
② 面接調査ではガイドラインをつくり、均一的な調査ができるようにする
③ 調査結果は図示して考える
④ 結果は一歩下がって考えてみる（有効な結果であるか、自己満足でないか）

6）解決策の提示

当初の仮説が有効かどうかを立証し、解決策を提示します。
① 調査結果は仮説を立証しなければ、仮説は解決策ではない
② 立証できない場合、新たな解決策が必要
③ 実行後すぐに成果が出る解決策を採用する
④ 人やモノなどの資源を考慮する

■ 問題解決技法

問題を分析し、結論へと導く方法を、「問題解決技法」といいます。問題解決技法は、①発散技法、②収束技法、③統合技法、④態度技法の4つに大別されます。実際の問題解決では、これらを組み合わせて行います。

発散技法とはアイデアを出す技法、収束技法は出たアイデアをまとめる技法、統合技法は、発散と収束を統合した技法です。態度技法は、創造的な態度を養成する技法です（表1）。

References
1）イーサン・M・ラジエル著、嶋本恵美、田代泰子訳、マッキンゼー式世界最強の仕事術、英治出版、2001
2）高橋誠：問題解決手法の知識＜日経文庫＞、新版、日本経済新聞社、1999

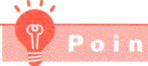

Point

問題の分析は6つのプロセスを経る。問題解決技法を効果的に使うこと。

図1　問題分析のプロセス

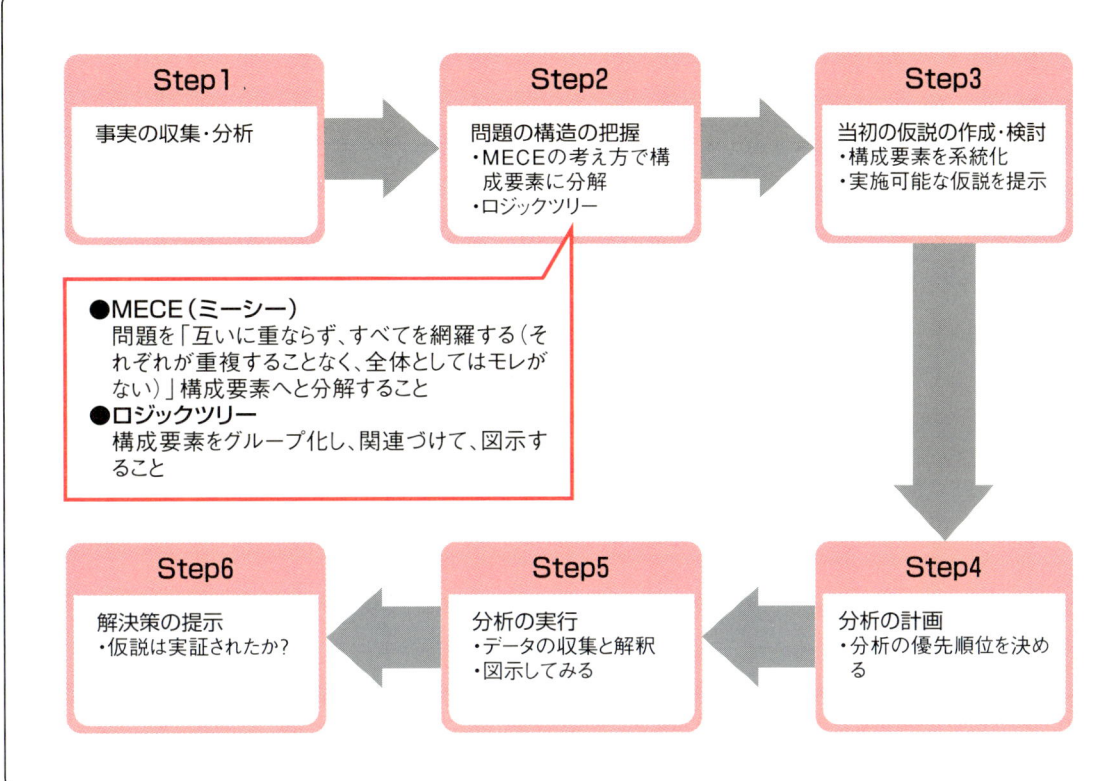

表1　問題解決技法

- ●発散技法：問題解決のアイデアを出す方法
  1. 自由連想法：思いつくままに発想する
     1）ブレインストーミング
     2）列挙法　など
  2. 強制連想法：事柄や考えを強制的に結びつけて発想する
     1）チェックリスト法
     2）マトリックス法　など
  3. 類比発想法：テーマの発想に類比したものをヒントに発想
- ●収束技法：アイデアが解決にあっているか評価し、絞る
  1. 空間型
     1）演繹法：既存の方法で集約する（図書分類など）
     2）帰納法：類似なデータを集め、分類（KJ法、クロス法等）
  2. 系列型
     1）因果法：原因結果でまとめる（特性要因図、因果分析法）
     2）時系列法：時間の流れでまとめる（ストーリー法等）
- ●統合技法：発散と収束を繰り返して技法（ワークデザイン法など）
- ●態度技法：主に創造的態度を身につけるための技法（瞑想法、交流型法、演劇型法等）

Part1 | ナースのためのThe仕事術
Section2 | ベーシックスキル

10 問題解決スキル その4
問題解決プロセスと看護過程の共通性

　問題解決は、問題をとらえ、分析し、解決策を実行し、それを評価するというプロセスをとります。その際、「問題の構造を見抜くこと」「問題を概念的に把握すること」が必要ですが、この考え方は、私たちが普段行っている看護実践とよく似た特徴をもっています。

■ 現象を抽象化・概念化する

　目の前に生じるさまざまな現象に眼を奪われず、そのレベルから一歩踏みこんで、現象を支える骨組み（構造）を見抜き、骨組みの本質的な要素を確定する——こうした作業を「抽象化」といい、一方、それを逆向きに組み立てる作業を、「具体化」といいます（図1）。

　臨床という現場は、常に動いています。患者さん1人1人に対応し、かつその患者さんの状態は、刻々と変わります。こうしたなかで行われる看護実践は、間違いなく、抽象化・具体化という知的な作業ですが、新人のうちはそれに気づく余裕もなく、また、ベテランになると無意識化することが多くなります。

　この看護実践に内在する知的な作業は、専門職としての特徴であり、強みでもあります。この知的な作業こそ、問題解決術、つまり仕事術に生かすことができます。仕事術とは、看護の仕事に本質的である「強み」を再発掘し、それをマネジメントや業務にも適用するという側面をもっているのです。

　図2に示すように、看護過程のサイクルはマネジメントのサイクルと同一の構造をもちますが、このことは、看護実践という知的な作業がマネジメントに適用できること、あるいは逆に、マネジメントのスキルが看護実践に応用できることを、強力に証明します。

■ 仕事を知的にとらえる

　「エキスパートナースの実践」にステップアップしていくためには、さまざまな患者さんと出会い、行った具体的な看護実践を、しっかりとらえなおすことが必要です。実践を抽象化し、また現象へ戻る、という認識の上り下りの活動を通じて、看護実践の意味は明確になります。さらに、その実践が患者さんにどのような変化をもたらし、その結果は自分の看護実践にどんな意味があったのかを明らかにすることによって、実践はさらに意味づけられ、洗練されていくでしょう。

　ケアの時代の今こそ、看護実践を、さらに看護にかかわるあらゆる仕事を、知的にとらえることが必要です。本書でいう「仕事術」とは、効果的・効率的に仕事をすすめるノウハウであると同時に、自分の経験を知的にとらえることで身につく「知恵」であるといえます。

References
1）中木高夫他：看護コストを考える；看護経済学入門、看護の科学社、2000

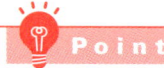

Point

問題解決と看護過程は同じ構造をもつ。知的な実践とは、抽象化と具体化を繰り返すことである。

図1 思考の3段階

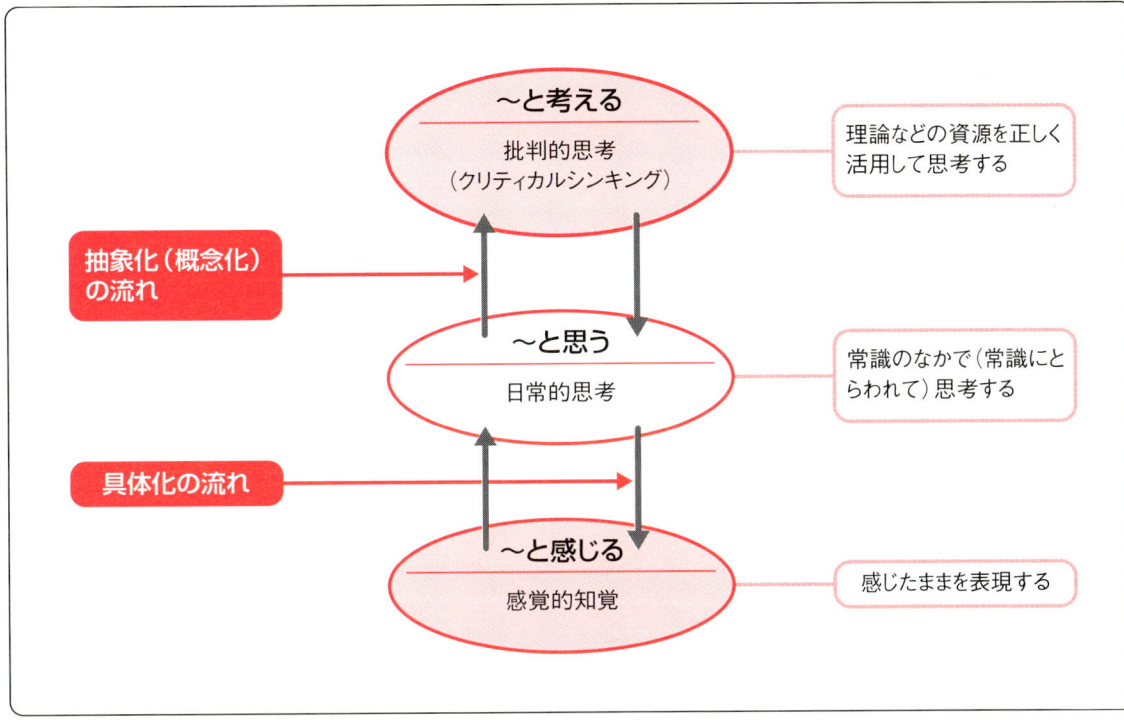

図2 看護過程のサイクル＝マネジメントのサイクル

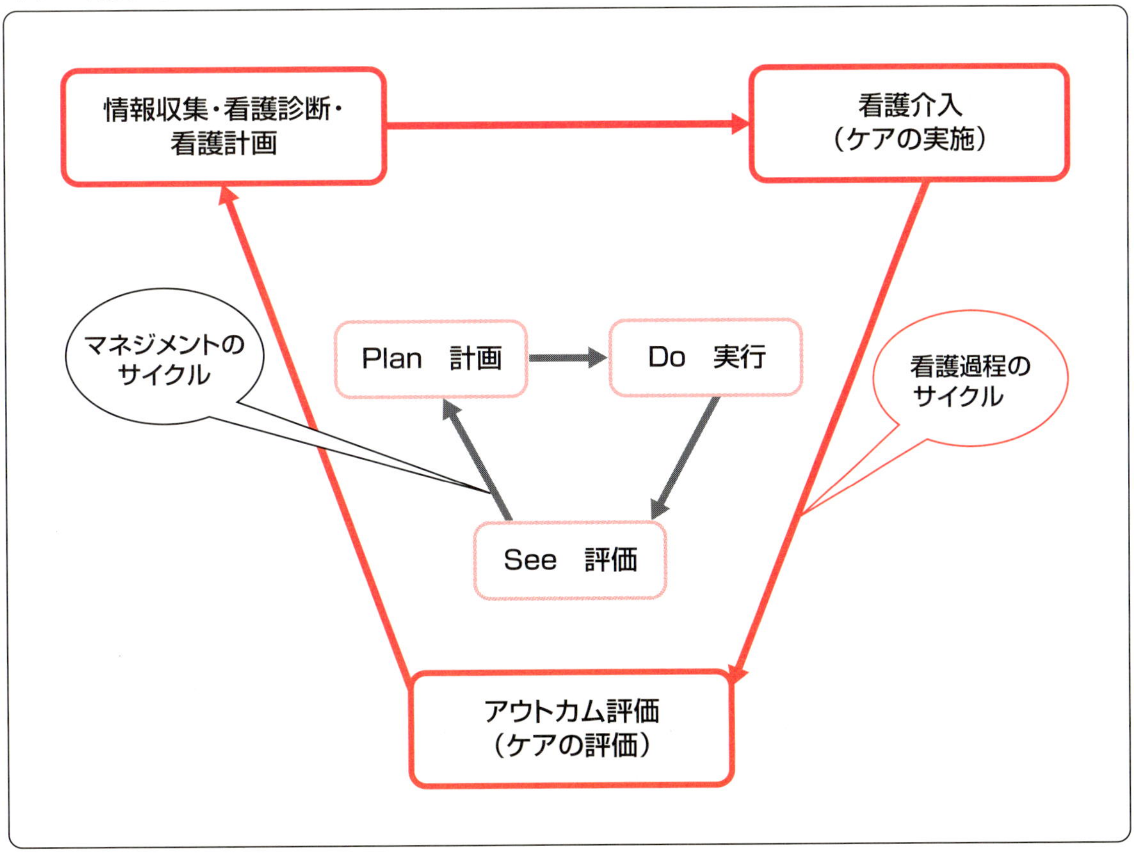

Part1 | ナースのためのThe仕事術
Section2 | ベーシックスキル

11 ナラティブ

　ナラティブ（narrative）とは、「語り」あるいは「語り伝え」という意味の英語で、転じて「語り――語られる言葉と語り口」に焦点をあてるデータ収集・分析の方法です。

　この方法は、社会学や人類学の分野で1980年代から採用されましたが、近年、これを医療に生かす動きが高まっています。

　家族療法における「ナラティブセラピー」、プライマリケアにおける「ナラティブベースドメディスン（語りに基づく医療）」などが代表的なものです。

■ 看護におけるナラティブ

　看護におけるナラティブも、大きな注目を集めています。看護におけるナラティブとは、ケアに関するストーリーを、ナース自身が自ら語り伝えることで（図1、表1、2）、ベナー看護論とともに注目を集めるようになりました（→2、p4）。

　ナースによって語られるケアのストーリーは、①実践内容がみえやすく、②実践の隠された局面が明らかになり、③ナースのもつ臨床知識とケアリングスキルが明らかになる、といった特性をもっています。**ナラティブによって、ナースが普段行っている看護実践が他者にみえやすくなり、理解されやすくなる**――そこにナラティブの意義があります[1]。

■ ナラティブを能力評価に生かす

　ナラティブが有するこのような特性を利用し、ナラティブを臨床実践能力の指標として評価に生かす動きが、米国、そして日本で始まっています。具体的には、ナラティブによる評価をクリニカルラダーに反映し、報奨を与えるといった方法があります（→71、p148）。

References
1) 照林社編集部編：エキスパートナースになるためのキャリア開発；P・ベナー博士のナラティブ法と医療エラー防止、照林社、2003

表1　ナラティブに含める要素

● 自分自身に関する情報
　☐ 自分の名前、部門
　☐ 実践経験年数

● 出来事の背景がわかる情報
　☐ 時間・シフト
　☐ 病棟の特性
　☐ 患者の背景

● 出来事のくわしい記述
　☐ そのとき自分はどんな心配をしていたか　状況の前後で自分の感情や考えはどう変化したか
　☐ もし厳しい状況だったのなら、あなたがいちばん厳しいと感じたところはどこか
　☐ 患者や家族、医療チームのメンバーと自分が交わした重要な会話とその出来事
　☐ その状況がどうして自分に重要か

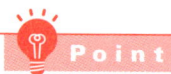

Point

看護におけるナラティブとは看護実践を語ること。ナラティブにより、実践内容がみえやすくなる。

図1　ナラティブの流れ

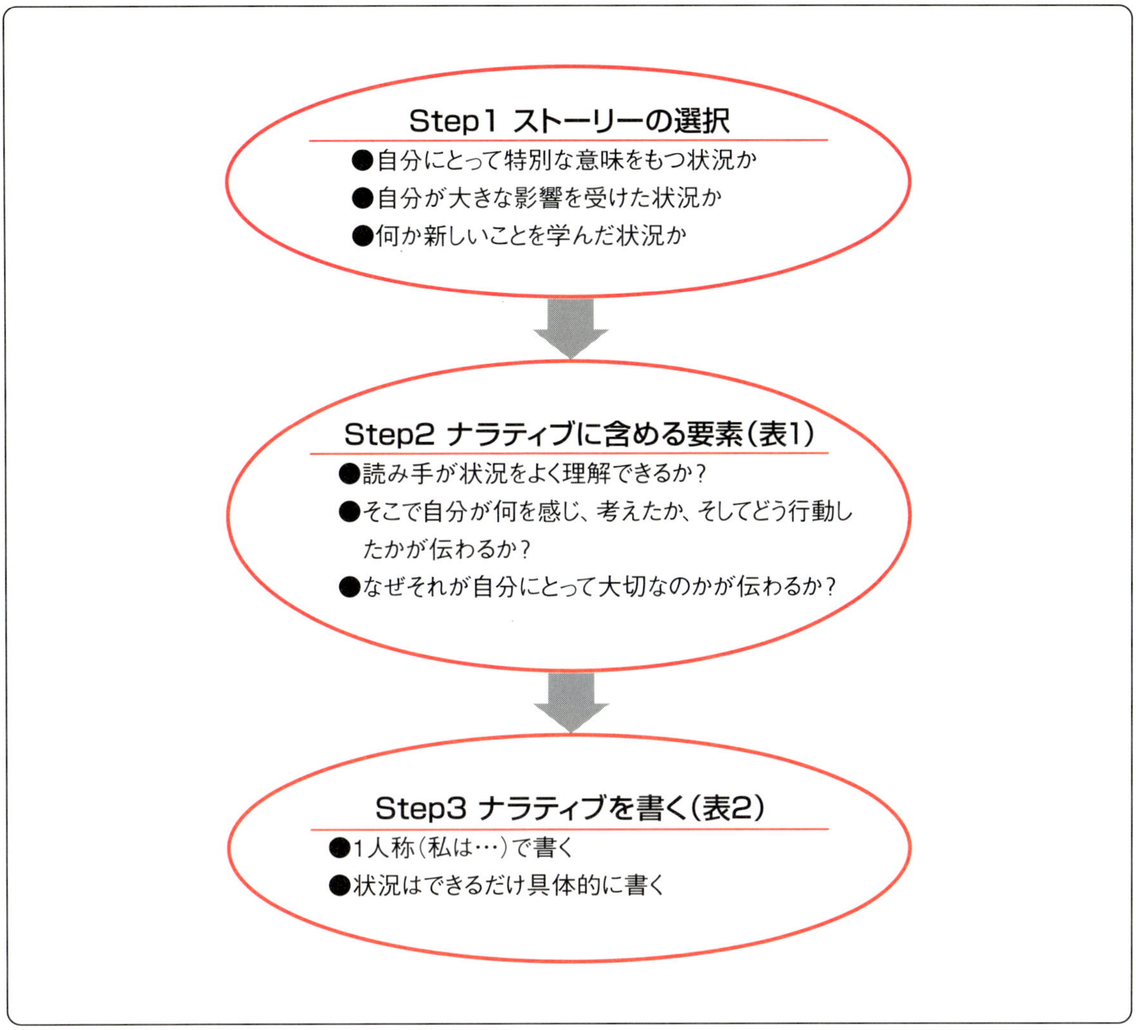

Step1　ストーリーの選択
- 自分にとって特別な意味をもつ状況か
- 自分が大きな影響を受けた状況か
- 何か新しいことを学んだ状況か

Step2　ナラティブに含める要素（表1）
- 読み手が状況をよく理解できるか？
- そこで自分が何を感じ、考えたか、そしてどう行動したかが伝わるか？
- なぜそれが自分にとって大切なのかが伝わるか？

Step3　ナラティブを書く（表2）
- 1人称（私は…）で書く
- 状況はできるだけ具体的に書く

表2　ナラティブを書く方法

①ストーリー全体をテープレコーダーに吹き込む。
②録音内容を筆記して編集し、不要な部分を取り除いたり、不足分を補うなどする。ナラティブの長さは1200〜3600字ぐらいにする。ストーリーは1人称で書く。
③同じ患者をケアした同僚といっしょに、書いたストーリーを検討する。ストーリーに欠かせない情報が抜け落ちている場合もある。
④守秘義務を守るために、患者の名前や特定できるような情報は変更する。
⑤その患者を知らない同僚など、外部の人にナラティブを読んでもらって、情報として不明なこと、疑問なことをチェックしてもらう。自分が当たり前と考えていることに、気づくきっかけになる場合がある。
⑥状況はできるだけ具体的に表現する。

12 プレゼンテーションのスキル その1
レポートや文章をわかりやすく書く

わかりやすいレポートや文章を書くコツは、ロジカルシンキングと表現のスキルがベースになります。

ロジカルシンキングに基づく文章は、①伝えたいことが明確であり、②それを相手の立場に立って考えた結果、③シンプルな表現になっています。

◼ わかりやすい文章を書く

わかりやすい文章を書くコツを、具体的に考えてみます。

まず、「表現のスキル」で述べたように（→5、p10）、思考および文章の構成は、常にピラミッド型であることを心がけます（図1）。

情報の整理は、①3段論法（大前提「AはBである」、小前提「BはCでない」、結論「ゆえにAはCでない」）、②時間の順序（因果関係）、③構造的な順序（上から下、北から南など）、④比較の順序（1番重要なもの、2番目に重要なもの……）、のいずれかの方法で行います。

また、ピラミッドの構造は、上から下に向かって、Q&A形式になるようにします。文書構成をピラミッド型にするには、具体的には次のような方法をとります。
① 書く前にそれぞれのメッセージ（図1の赤字にあたるもの）をピラミッド型に並べて、「ピラミッド型の3つの原則」と照らし合わせる（表1）
② 文章の構造を強調し、目にみえるようにする（表2）
③ 文章の各部分を関連づける（表3）

◼ 問題設定を明確にする

テーマを設定する前に、そのテーマがほんとうに「問題」としてふさわしいかを吟味することが必要です。

答えが得られない問題は単なる疑問であって、「問題」ではありません（図2）。

References
1) B・ミント著、山崎康司訳：考える技術・書く技術；問題解決力を伸ばすピラミッド原則、新版、ダイヤモンド社、1999

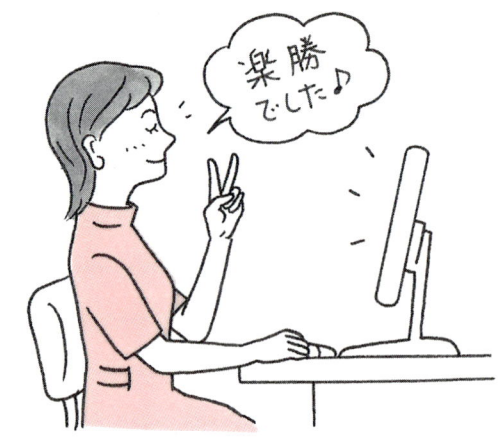

Point
ロジカルシンキングをもとに、文章がピラミッド型構造になるようにする。

図1 「超過勤務の増加」をピラミッド型で考えると……

```
                テーマ:超過勤務時間の増加への対応
         「超過勤務はムダ?」「経験年数に相関していないの
          はなぜ?」「業務改善が反映していない?」
              /                           \
     A:効率よく業務を終える            A:協力体制を整える
     Q:なぜ効率があがらないのか        Q:なぜ協力体制が整わないか
        /         \                      /           \
   業務改善;新たな  コミュニケーショ   継続教育;卒後3    チーム力の強化
   記録時間の短縮  ン不足             年目ナースへの
   の方策                             教育
```

表1 ピラミッド型の3つの原則

①上位のメッセージは常にその下位グループ群を要約している

②各グループ内のメッセージは、常に同じ種類のものである

③各グループ内のメッセージは、常に論理的に順序づけられている

表2 文章の構造を強調する方法

①見出しは構造化する(ヒエラルキー型)

②数字を使って順序づける

③ポイントはアンダーラインで強調する

④インデントによる右寄せを使う

⑤ドット(・)やダッシュ(—)を使用して箇条書きにする

表3 文章の各部分を関連づける

①あらすじを語る

②前を振り返る

③章や節を要約する

④全体を締めくくる

⑤続き(次のステップ)を述べる

図2 問題と疑問は違う

問題 problem
解決できる問いかけ
見通しがある

 ≠

疑問 question
解決できない問いかけ
見通しがない

13 プレゼンテーションのスキル　その2
相手にわかりやすい話をする

　相手にわかりやすい話をするコツも、わかりやすい文章を書くコツと同様、ロジカルシンキングと表現のスキルが基本です。
　「どうも人前で話すのは苦手だ」「緊張して頭が真っ白になってしまう」という人は、まずはぜひロジカルシンキングを学び、実践してみてください（図1 → 3、p6）。
　話をするのが「上手だ」とか「下手だ」という感覚的なレベルでとらえるかぎり、「相手にわかりやすい話をする」レベルに達することは、ほとんど不可能です。感覚的にではなく論理的に、批判的に、あなたの欠点をとらえましょう。

わかりやすさとは何か

　相手にわかりやすい話をするためには、具体的には、話が①事実に基づいている、②根拠が明確である、③話の展開の道筋が明確である、④結論が明確である、ということが必要になります。正式な会議などで自分の発言が求められているときには、発言内容を文章化しておく、あるいは要点だけはメモしておくことが必要です。
　こうしたポイントに加え、さらに、「**相手の立場に立って話をする**」ということがあげられます。
　自分がどのように話をされたら、「わかりやすい！」と思うか、想像してみてください。
　コツは、①相手の立場に立って話をする、②結論から話をする、③3つにまとめて話をする、ということを心がけることにあります。
　また、3つにまとめて話をするためには、①方向性や選択肢を必ず3つ出す、②それぞれのプラス面とマイナス面を話す、③そのなかからよいと思うものを1つ選び、その理由を話す、というプロセスを踏むとよいでしょう（図2）。
　自分の発言が相手に否定されたり正しく伝わらなかった場合は、相手の言葉をしっかりとうけとめて、その言葉の真意をとらえる余裕がほしいものです。軽々しく返答すると、思いもよらない方向に話が展開してしまうこともあります。落ち着いて自分の考えを伝えましょう。

References
1）野口吉昭編：ロジカルシンキングのノウハウ・ドゥハウ、PHP研究所、2002

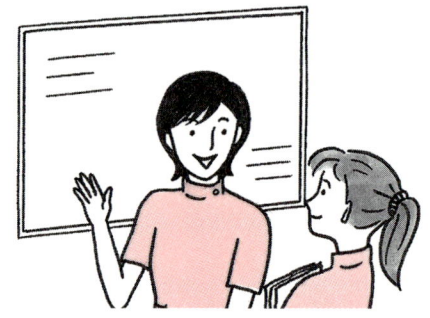

 Point

わかりやすい話をするには、論理的に、相手の立場に立って話すことがポイント。ロジカルシンキングのスキルを身につける。

図1　話が上手であるとは

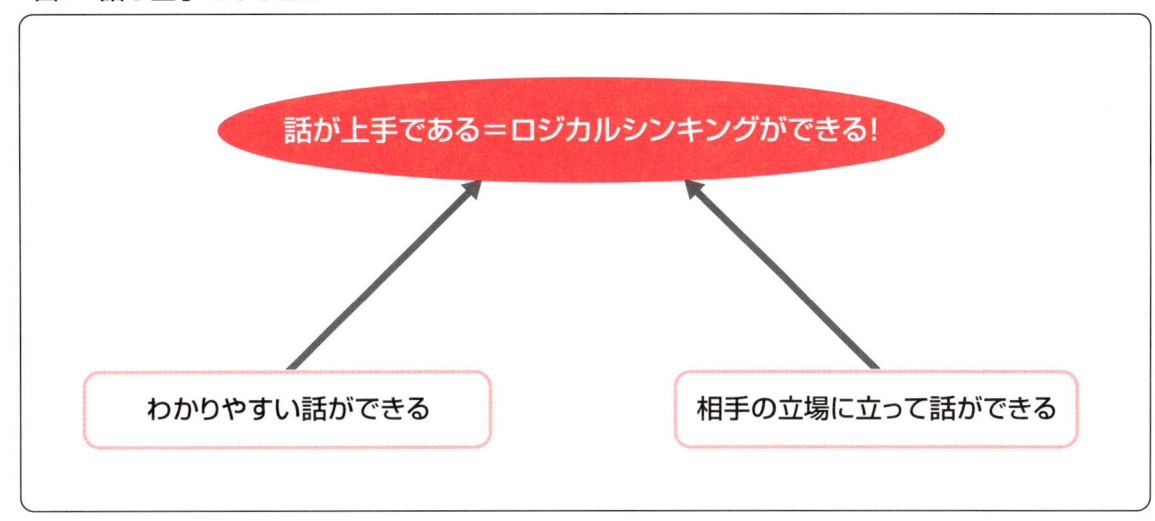

```
        話が上手である＝ロジカルシンキングができる！
              ↑                        ↑
     わかりやすい話ができる      相手の立場に立って話ができる
```

図2　わかりやすい話をするポイント[1]

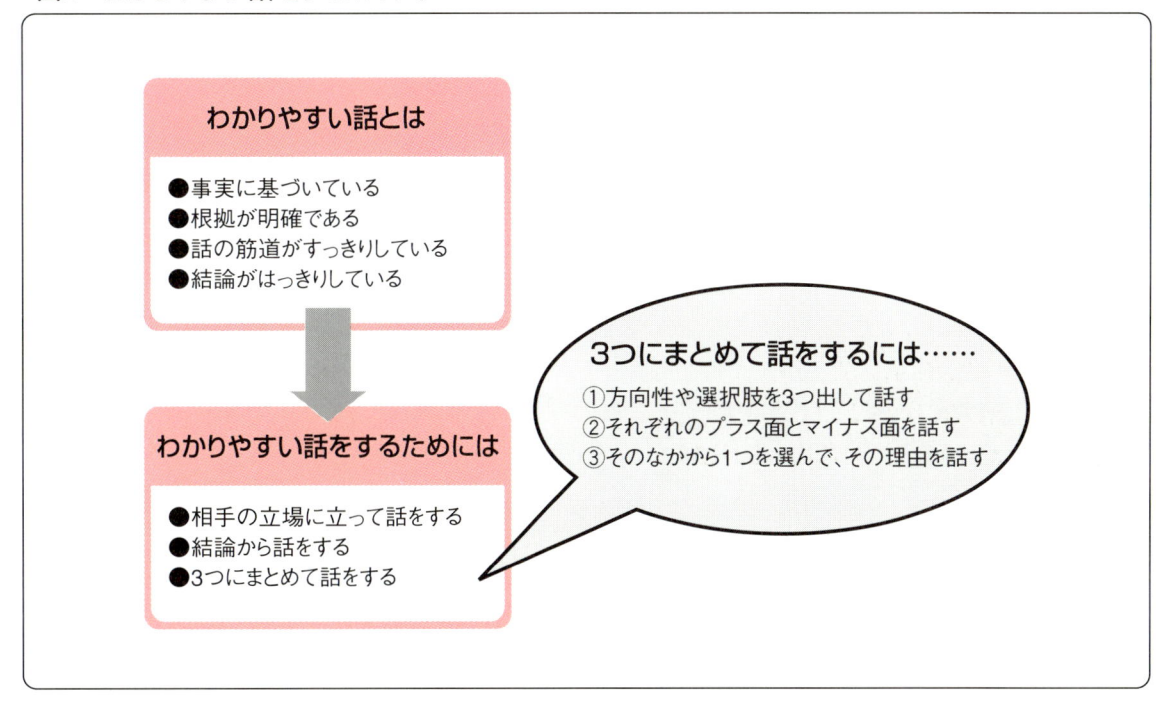

わかりやすい話とは
- 事実に基づいている
- 根拠が明確である
- 話の筋道がすっきりしている
- 結論がはっきりしている

↓

わかりやすい話をするためには
- 相手の立場に立って話をする
- 結論から話をする
- 3つにまとめて話をする

3つにまとめて話をするには……
① 方向性や選択肢を3つ出して話す
② それぞれのプラス面とマイナス面を話す
③ そのなかから1つを選んで、その理由を話す

あなたならどうする？

あなたは「相手にとってわかりやすい話」ができますか？　あなたが最近考えていることを、「1分間で話してください」といわれたら、あなたはどうしますか？

Part1 | ナースのためのThe仕事術
Section2 | ベーシックスキル

14 プレゼンテーションのスキル その3
パワーポイントなどによるプレゼンテーション

パワーポイントやスライドなどを使ってわかりやすいプレゼンテーションを行うには、プレゼンテーションのさまざまなスキル（図示する、会議を上手に行う、など）を活用することが必要です。

このようなプレゼンテーションには、明確な主張（メッセージ）が伴います。したがってそのポイントは、**①相手が気持ちよく理解できる、②正確に伝わる、③行動に移してもらえるようなインパクトがある**、ということになります。

■ プレゼンテーションのスキル

具体的なスキルとしては、①説得力のある議論を行うスキル、②会議（カンファレンス）を行うスキル、③図示のスキル、などが必要です（**図1**）。

①はロジカルシンキングとかかわるスキルです。②については、「会議のスキル」の項を参照してください（→15～17、p30～35）。

③の図示のスキルは、視覚的な効果を上手に使うスキルです。具体的には、
a）議論の方向性や概念の関係を図で説明すること、
b）具体的な説明に図を取り入れること、
c）文章は箇条書きにしてポイントを押さえること、などがあります（**図2**、**表1**、**2**）。

表1 プレゼンテーション用資料のチェックポイント

- ☐ 目的が明確である
- ☐ 他との違いが明確である
- ☐ 知識の裏づけ（根拠）がある
- ☐ 仮説が立てられている
- ☐ 客観的なデータと主観的なデータの両方で、仮説を検証している
- ☐ その他の選択肢も用意されている
- ☐ 聞き手がどうすべきか示されている

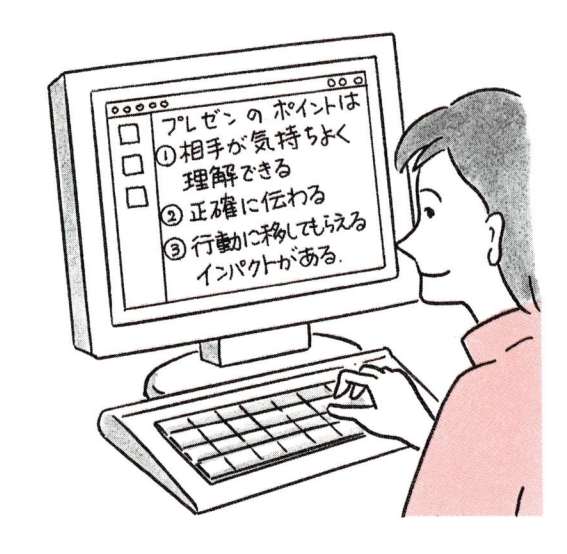

Point

わかりやすいプレゼンテーションには、ロジカルシンキングや会議のスキルとともに、「図示するスキル」が効果的。

図1　プレゼンテーションスキルと図示のスキル

プレゼンテーションスキル

- ①説得力のある議論を行うスキル（ロジカルシンキング）
- ②会議（カンファレンス）のスキル
- ③図示のスキル

図示のスキル
- ●議論の方向性や概念の関係性を図示する
- ●具体的な説明に図を取り入れる
- ●文章は箇条書きにする　など

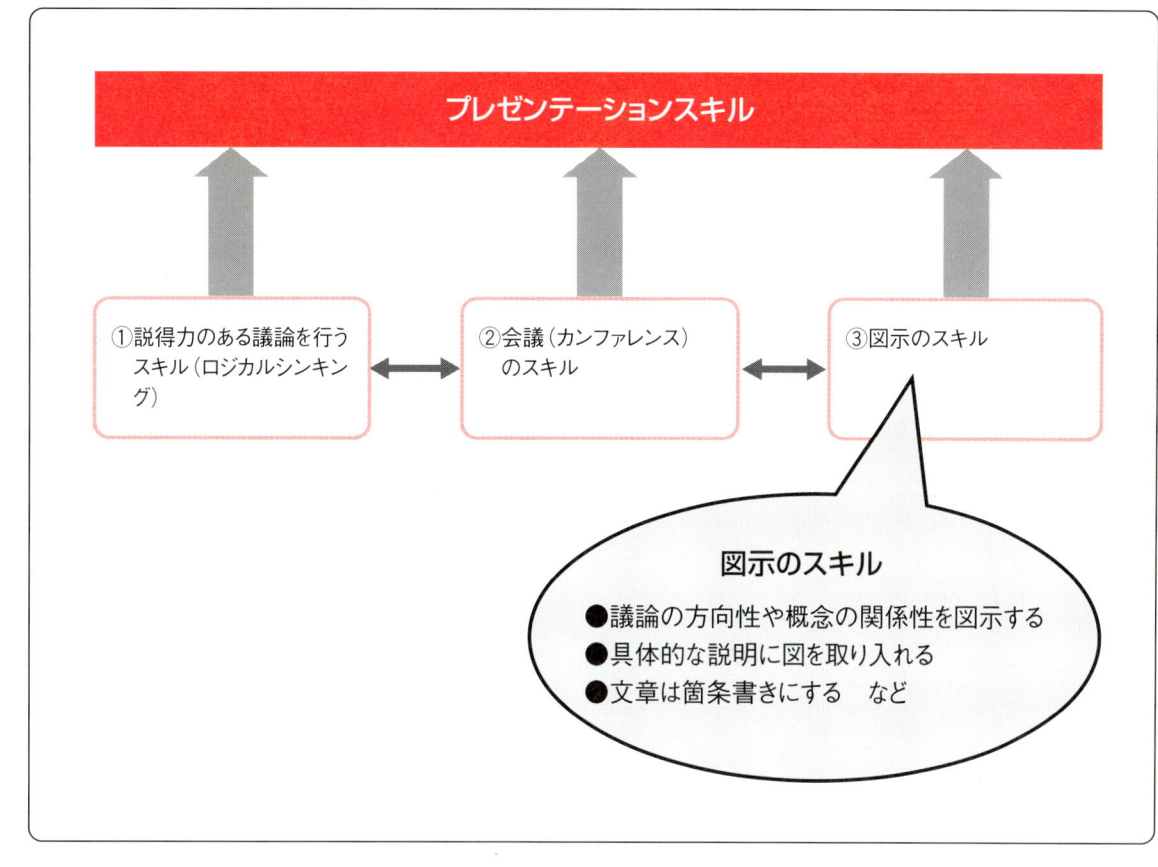

表2　説明のチェックポイント

- ☐ 相手に合わせた話し方をする
- ☐ 単純明快である
- ☐ 表現が具体的である
- ☐ メリットのなかにデメリットも（少々）盛り込む
- ☐ プレゼン中にすべてを話さない
- ☐ コンピュータなどのツールを活用する
- ☐ とにかく自信をもって話す

図2　わかりやすいプレゼンテーションの7段階の構成

1. まず、機会をいただいたお礼を伝える
2. いきなり本題に入る
3. 「いい内容を提案します」と先入観を与える
4. 「ぜひとも承認をお願いします」と先にいう
5. プレゼンテーション全体の構成を話す；「3つのことをお話しします」
6. 「『まずはじめに〜』『次に〜』『最後に〜』の順序でお話しします」
7. 「以上です。ご質問があればどうぞお願いします」

Part1 | ナースのためのThe仕事術
Section2 | ベーシックスキル

15 会議のスキル その1
会議を楽しく開催する

15〜17では、会議のスキルを説明します。

会議はマネジメントに欠かすことのできない機能です。IT技術が進化しコミュニケーションメディアが多様化している状況にあっても、場所と時間を共有する「会議」はなくなることはないでしょう。

会議を効果的に進めていくことは、効率的なマネジメントの大きな要素です。

■ 目的に応じた会議を開こう

会議には目的や規模により、さまざまな種類があります。身の回りで行われている会議を思い浮かべても、病棟などのセクションで行う少人数のミーティングから、部門会議、委員会、プロジェクト会議、役職会議と数多くの会議が行われています。

また、考え方によってはシンポジウムや学会など、交流目的で行われる大きな集団の会合も会議の一種といえます。

話し合いたいことや決定したいことなど、**目的に応じて会議の種類を変えてみることがコツ**だといえるでしょう（表1）。

■ 会議の種類

会議は目的に応じて、次の3つに分けることができます。

1）情報伝達会議（図1）

必要な情報を関係者に伝える会議です。特徴として、①情報伝達者が説明をし、出席者は質問や確認などの発言をする、②コミュニケーションの流れは一方通行である、③情報が出席者に伝えられたという事実が明確になる、などがあります。

2）意思決定会議（図2）

出席者の意見、情報をもち寄り、方針の決定を行う会議です。複数の人数で意思を決定することにより、①意思決定の判断が偏らない、②意思決定の合意が得やすい、③意思決定後に参画意識が高まり効果的な実行が期待される、などの利点があります。

3）意見調整会議（図3）

業務上の役割の異なる人が出席し、互いの業務が円滑に進むように情報交換して、意思の疎通を図る会議です。特徴として、①出し合った意見の調整ができる、②合意事項は出席者が納得し、共通認識することができる、などがあります。

このほか会議には、交流や学習のために行われるシンポジウムやフォーラムが含まれます（表2）。

References
1）斎藤孝：会議革命、PHP研究所、2002
2）千名貴志監：だれでも成功する会議の進め方・開き方、実業之日本社、2001
3）社会経済生産性本部編：ディベートに学ぶ会議の技術；生産性を上げる85の公式、生産性出版、1997

> **Point**
> 一口に会議といっても、会議にはさまざまな種類がある。目的に応じて会議を使い分ける。

表1 こんな会議はダメ!! チェックリスト[1]

- ☐ 何のために集められたのかわからないことがある
- ☐ 「はじめから結論が決まっている」と思うことがある
- ☐ 「いままでの議論は何だったの？」と思うことがある
- ☐ 結論が先送りされ、何も決まらずに終わることがある
- ☐ 無言の時間が多い
- ☐ 「こんな会議はムダ」と思うことがある
- ☐ 意見をいうとそれを実行する責任をとらされる
- ☐ 自分の意見は出さないが、他人の意見には批判的な人がいる
- ☐ 話の長い人がいる
- ☐ 声の大きさで会議が制御されがちである
- ☐ 役職順に座る慣習になっている

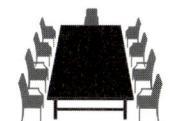

図1 情報伝達会議

伝達情報

質問・確認

情報の共有

意思の統一

図2 意思決定会議

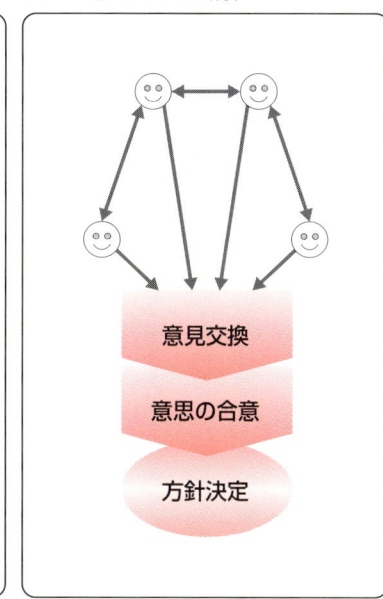

意見交換

意思の合意

方針決定

図3 意見調整会議

情報交換

共通認識

意見の調整
解決策

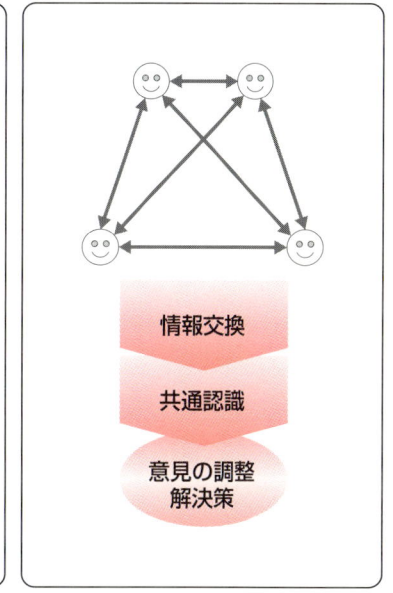

表2 交流や学習を目的とした会議

① 情報伝達会議
② 意思決定会議
③ 意見調整会議
④ その他；交流・学習のための会議・・・○○交流会、○○大会
- シンポジウム：1つのテーマについて、何人かの講演者が意見を述べ、さらに聴衆者からの質問に答える形式の公開討論会
- パネルディスカッション：1つのテーマについて、何人かの講演者が意見を述べ、さらに聴衆と一緒に討論を進める形式の公開討論会
- フォーラム：公開討論会

Part1 | ナースのためのThe仕事術
Section2 | ベーシックスキル

16 会議のスキル その2
会議を活発に行うコツ

■ 事前の準備

　会議の成果は準備で決まるといっても過言ではありません。準備は、①目的の明確化と進行ルールの策定、②配布する資料づくり、③会場の準備と設営、に分けられます。

　会議の目的などは、5W1Hで考えます（図1）。この会議が「何を」議論し、またそれが「なぜ」必要であるのかを明確にします。さらに、会議を「いつ」「だれと」「どのように」「どこで」進めるのかを決定します。

　配布する資料は、できるだけ簡潔なものをつくります。1枚以内で箇条書きにします。図表を使って視覚に訴えると効果的です（表1　→14、p28）。会場準備は直前に行うと見落とすことが少なくありません。チェックリストをつくって、事前にチェックするようにすると便利です（表2）。

■ 進行のルールを決める（図2）

　会議を上手に進行させるには、進行のためのルールが必要です。出席者に事前に資料などをわたして目を通してもらい、話し合いでは必ず発言することなどをルールにします。

　また、会議で決まったことは必ず文書化します。次回の会議のためにも、また出席できなかった人との意思統一にも役立ちます。

■ 進行の役割を決める（図3）

　会議を進行するうえで、中心的な役割を担うのは司会者です。しかし、あくまでも主役はメンバーです。司会者はメンバーの発言を引き出すこと、そして、それらの発言から結論を導くように進行しなければなりません。

　また、司会者や会議招集者のほかに「会議リーダー」を決めるのもよい方法です。会議リーダーの役割は、結果の出るテーマを設定したうえで、議論しやすい場づくりや、必ずアイデアが出る工夫をすることです。

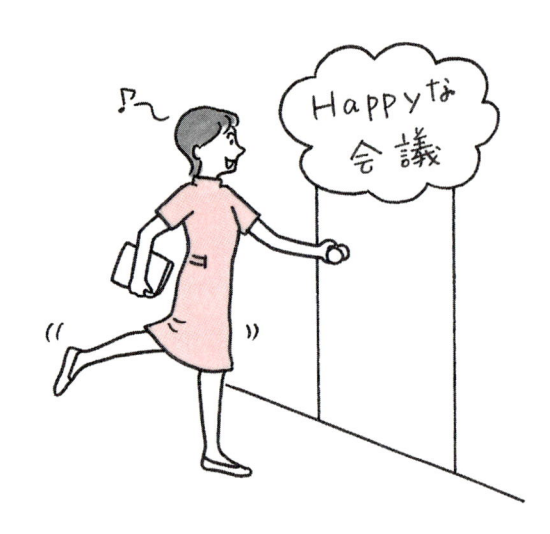

Point

①事前に準備を整えること、②進行のルールをつくること、③進行の役割を確認すること、を忘れずに。

図1　会議準備の5W1H

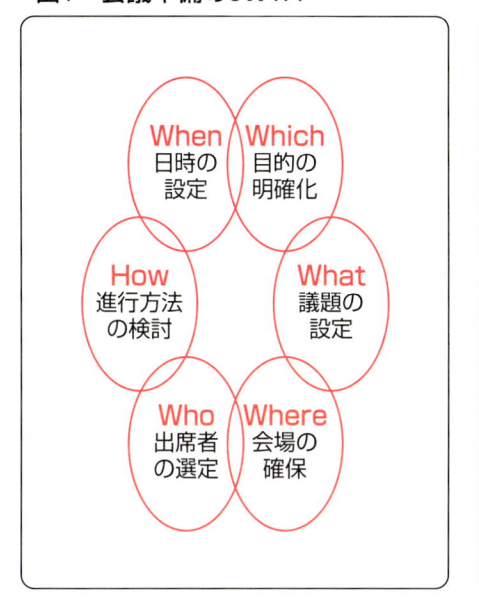

- When　日時の設定
- Which　目的の明確化
- How　進行方法の検討
- What　議題の設定
- Who　出席者の選定
- Where　会場の確保

図2　会議進行のルールを確認する

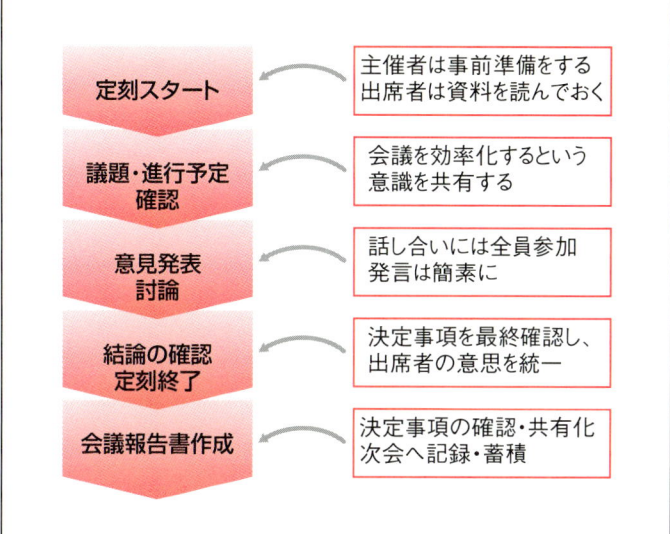

定刻スタート	主催者は事前準備をする／出席者は資料を読んでおく
議題・進行予定確認	会議を効率化するという意識を共有する
意見発表討論	話し合いには全員参加／発言は簡素に
結論の確認 定刻終了	決定事項を最終確認し、出席者の意思を統一
会議報告書作成	決定事項の確認・共有化／次会へ記録・蓄積

表1　配布資料作成の原則

- ☐ 1枚以内にまとめる
- ☐ 箇条書きで簡潔に表現する
- ☐ 強調点を明確にする
- ☐ グラフや図でわかりやすく工夫する
- ☐ 用紙サイズはA4で統一する

表2　会場準備のチェックリスト

- ☐ 机と椅子の数は適当である
- ☐ 机と椅子を置くスペースは十分である
- ☐ 空調の温度・湿度は適当である
- ☐ 照明の明るさは適当である
- ☐ 静寂が保たれている
- ☐ ホワイトボード、指示棒、AV機器の準備をしている
- ☐ コピー機、電話の場所を確認している

図3　進行のための役割を確認する

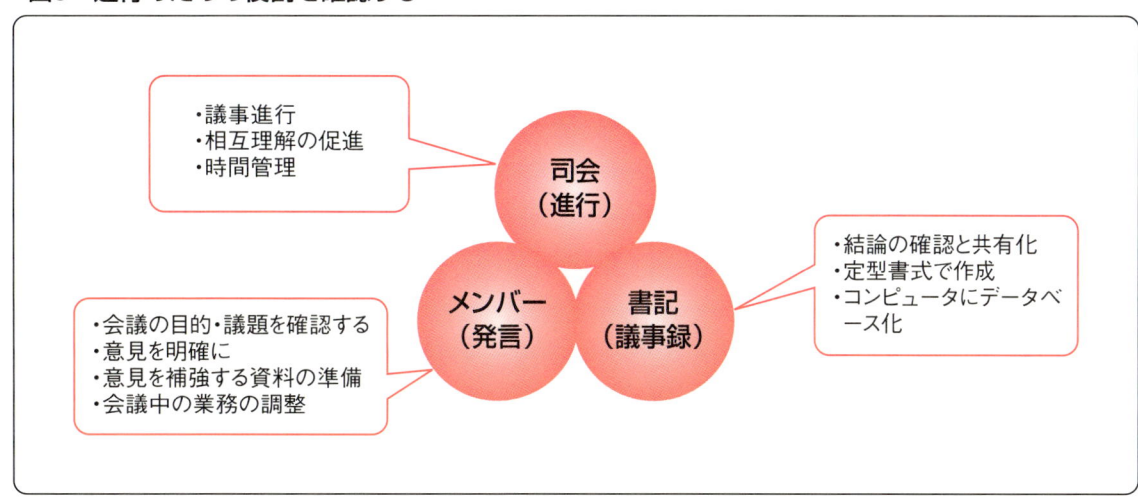

司会（進行）
- 議事進行
- 相互理解の促進
- 時間管理

書記（議事録）
- 結論の確認と共有化
- 定型書式で作成
- コンピュータにデータベース化

メンバー（発言）
- 会議の目的・議題を確認する
- 意見を明確に
- 意見を補強する資料の準備
- 会議中の業務の調整

Part1 | ナースのためのThe仕事術
Section2 | ベーシックスキル

17 会議のスキル その3
スタッフから意見が出てこないとき

■ 会議のルールを確認する

「意見が出ない会議」は珍しくありません。しかし、会議で意見が出なければ、会議そのものが進行しないばかりか、会議を開く意味さえありません。

意見が出ないのは、単に出席メンバー（スタッフ）だけの問題ではありません。どうやらナースは全体として、「カンファレンス」に対して苦手意識をもっているようです。その原因はカンファレンスの原理・原則を知らないことにあると思われます。

まずは、会議に関する認識をスタッフ全員で共有します。

■ 意見の出ない原因を分析する

意見が出ない場合、必ずそこには原因があります。その原因が何か、分析してみましょう。図1として、分析のモデル図を紹介します。

原則として、「発言すること」が参加メンバーの条件です。そのうえで、意見の出ない原因を、司会者、メンバー、環境の3つの側面から分析します。実際に図を書いて、あてはまる要素を書き加えてみてください。

■ 活発に意見が出る会議を行うために

意見が出ない原因がはっきりしたら、それらを取り除くように行動しましょう。できれば、司会、メンバー、環境ごとにチェックシートをつくって、会議の前後で確認していくと、スムーズで活発な会議ができるようになります（表1、2、3）。

2〜4人の小人数のグループディスカッションで、各人のアイデアと結論の方向を出してもらい、それをみんなでプレゼンテーションし合うといったやり方も、活発な会議には効果的です。

表1 司会者の役割チェックリスト

- ☐ 会議の通知は行き渡っているか
- ☐ 会議の目的は周知されているか
- ☐ メンバーの人数は適当か
- ☐ 司会進行表は作成しているか
- ☐ 時間配分はできたか
- ☐ 事前資料は配布したか
- ☐ 会場・備品は準備したか

References
1) 斎藤孝：会議革命、PHP研究所、2002
2) 千名貴志監：だれでも成功する会議の進め方・開き方、実業之日本社、2001
3) 社会経済生産性本部編：ディベートに学ぶ会議の技術；生産性を上げる85の公式、生産性出版、1997

Point

会議の前には、毎回必ず、進行のルールと各人の役割を明確にする。
会議のルールをみんなで共有することが大切。

図1　意見の出ない原因を分析する

会議の原則
発言しなければメンバーの資格なし

意見の出ない原因

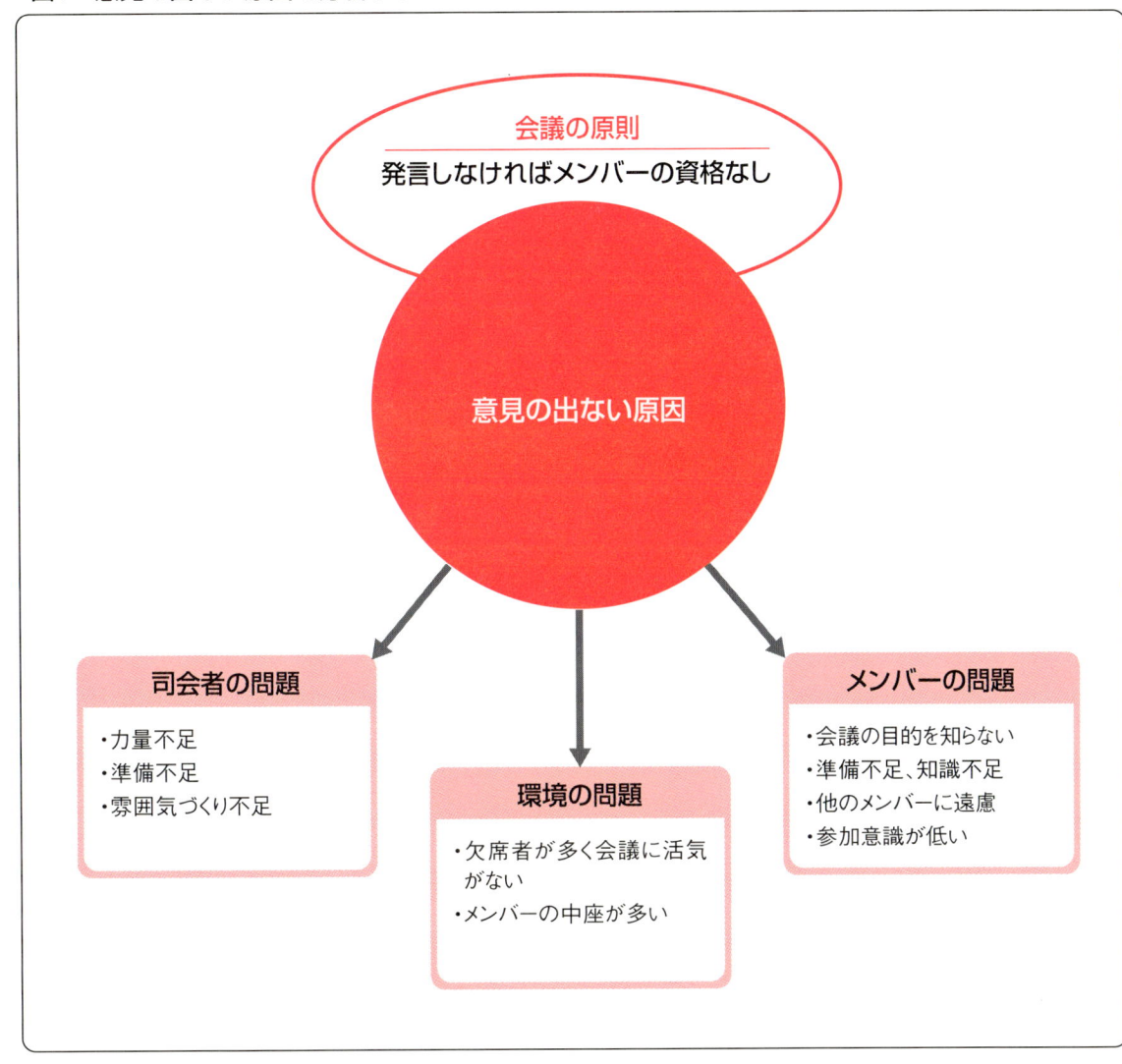

- **司会者の問題**
  - 力量不足
  - 準備不足
  - 雰囲気づくり不足

- **環境の問題**
  - 欠席者が多く会議に活気がない
  - メンバーの中座が多い

- **メンバーの問題**
  - 会議の目的を知らない
  - 準備不足、知識不足
  - 他のメンバーに遠慮
  - 参加意識が低い

表2　メンバーの心構えチェックリスト

- ☐ 会議に参加する目的、議題を確認していたか
- ☐ 事前に資料を読み、意見を組み立てていたか
- ☐ 定刻に着席していたか
- ☐ 参加者として発言したか
- ☐ 進行に協力したか
- ☐ チーム力を高めることに貢献する意識をもっているか

表3　環境整備チェックリスト

- ☐ 勤務表や業務を調整し、多数の参加を配慮したか
- ☐ 会議のための部屋を確保し、メンバーの中座を防止したか
- ☐ ナースステーションで実施した場合、ナースコールや電話対応の係を決めておいたか
- ☐ 欠席者のルールとして、会議当日までに意見を提出させたか
- ☐ 欠席者のルールとして、議事録を確認してもらい、決定事項に責任をもってもらったか

Section2　ベーシックスキル

Part1 | ナースのためのThe仕事術
Section3 | マネジメントスキル

18 マネージャー(管理者)の仕事

セクション3では、マネジメントに必要なスキルを紹介します。マネジメント(management、管理)の本質は、「経営資源を配分・管理すること」です。それらを適切に管理できる能力をもつ人間を、管理者あるいはマネージャーといいます。

「経営資源」とは、ある組織などを運営するために必要な諸要素のことで、①人、②モノ、③金、④情報、⑤時間、⑥組織文化をさし、これらを「**経営資源の6要素**」といいます。

これを看護マネジメントにあてはめると、図1のようになり、看護管理者(主任や師長)はこれらをマネジメントします。

■ マネジメントの階層

一般にマネジメントは、①トップマネジメント(top management)、②ミドルマネジメント(middle management)、③ローワーマネジメント(lower management)に分けられます。それぞれの仕事の内容は、図2に示した通りですが、看護組織ではトップマネジメントは看護部長・副看護部長、ミドルマネジメントは師長、ローワーマネジメントはリーダー・主任にあたります。

■ マネジメントのサイクル

マネジメントは、計画→実行(組織化・指示)→評価というサイクルをとります。

「計画」とは、何を、いつ、どこで、誰が、どのような資源を使って、それを行うかを決定することです。

「実行」のうち「組織化」とは、仕事が効果的に進行するように、細部にわたって調整することです。

「実行」のうち「指示」とは、計画の実行を監督し、仕事の分担、必要な事項を伝え、目的達成に向けて種々の決定をすることです。

「評価」とは、計画が予定通り実行されているか、行為の結果を評価することです。

■ マネジメントのスキル

マネージャーには、3〜5(p6〜11)で示したスキルや問題解決スキルと同時に、現状を正しく把握し、未来への見通しを立てることができるスキル、変化に対応できるスキルも欠かすことができません。

社会の動き、患者さんの声に敏感になることからはじめましょう。

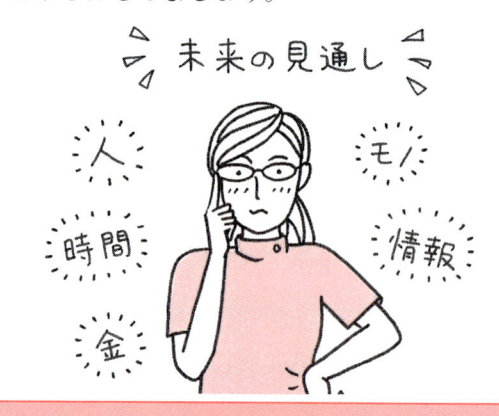

> **Point**
> マネージャーの仕事は、①人、②モノ、③金、④情報、⑤時間、⑥組織文化、の6つの経営資源を管理すること。

図1　看護マネジメントの6要素

看護マネジメントの6要素

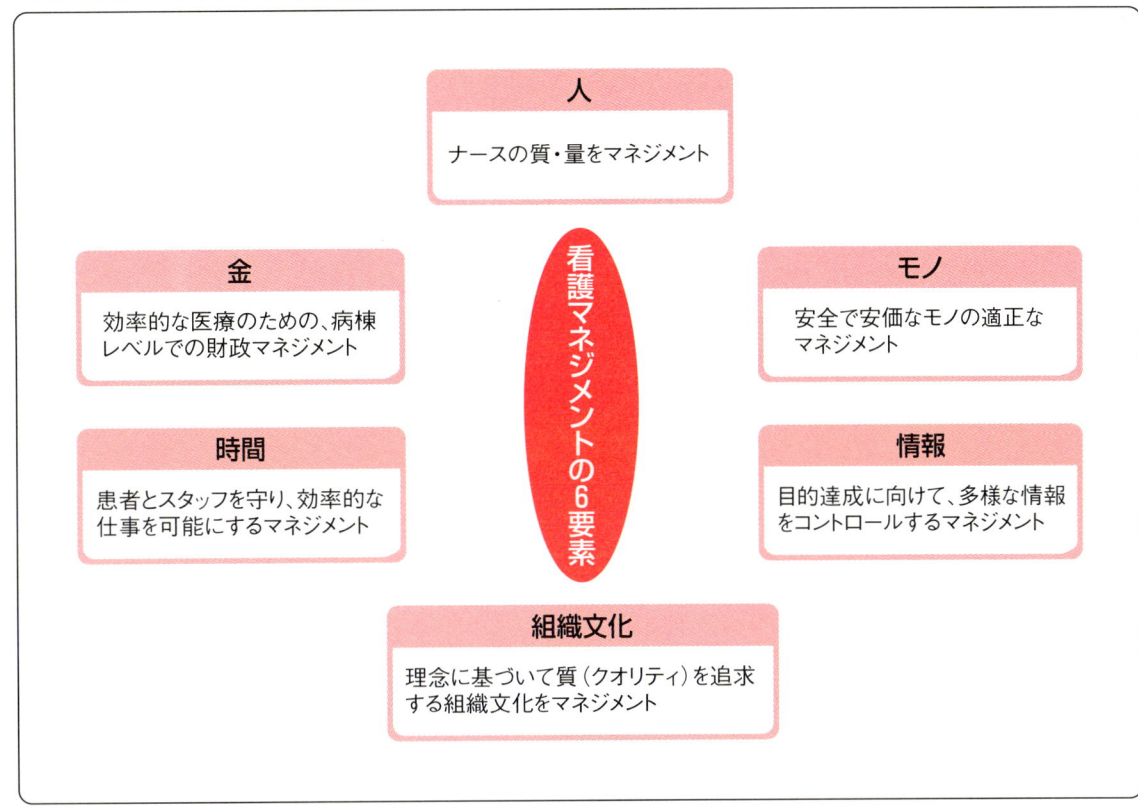

- **人**：ナースの質・量をマネジメント
- **モノ**：安全で安価なモノの適正なマネジメント
- **情報**：目的達成に向けて、多様な情報をコントロールするマネジメント
- **組織文化**：理念に基づいて質（クオリティ）を追求する組織文化をマネジメント
- **時間**：患者とスタッフを守り、効率的な仕事を可能にするマネジメント
- **金**：効率的な医療のための、病棟レベルでの財政マネジメント

図2　マネジメントの3層とその役割

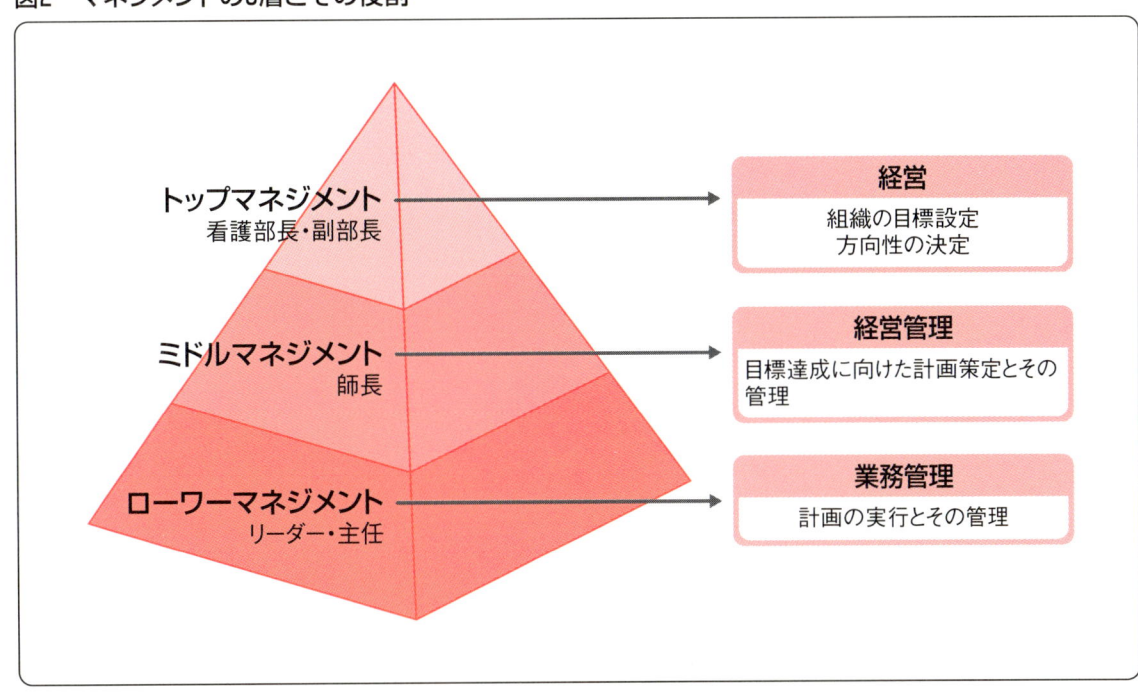

- **トップマネジメント**（看護部長・副部長）→ **経営**：組織の目標設定　方向性の決定
- **ミドルマネジメント**（師長）→ **経営管理**：目標達成に向けた計画策定とその管理
- **ローワーマネジメント**（リーダー・主任）→ **業務管理**：計画の実行とその管理

Section3　マネジメントスキル

Part1 ナースのためのThe仕事術
Section3 マネジメントスキル

19 人を管理するときに気をつけること

■ 組織行動学の視点

人をマネジメントするためには、人の特性について知ることが大切である——このような観点から、マネジメントの理論では「組織行動学」の視点が有用とされています。

組織行動学の視点から、マネジメントの要素を分析してみます。

1）経営資源としての人の特徴（図1）
- 人には意思や感情、欲求がある
- 人の能力は向上し、時には低下する。また、能力の種類も変化する
- 意思・感情・欲求・能力などは、「変えよう」としてもすぐには変えられない。無理に変えようとすると、抵抗が生じることがある
- 意思・感情・欲求・能力などのあり方や変化の程度には、個人差がある。同一人物でも、注目するタイミングによって、異なるように受け取られる可能性がある
- 意思・感情・欲求・能力などの組み合わせによって、人の行動はある程度決定されうる

2）個人の行動と環境
- 人の行動は、「個人」「集団」「組織」のいずれの状況に立脚するかによって異なる
- その人のおかれている状況を考えて、マネジメントすることが重要である

3）個人、組織への働きかけ
- 人や組織への働きかけは、その場の状況を正確に把握することが大切である
- それらの働きかけが他者に与える影響を考慮したうえで、行動する必要がある

■ 人を資源（リソース）と考える視点

組織のマネジメントにおいては、人を単なる労働力とみなす考えは誤りであると考えられています。

1）組織の仕組み
- 組織は、組織の内部環境、外部環境と相互に影響を及ぼし合いながら、システムとして機能している
- 組織の目的とその戦略を考慮して、労務や人事を考えることが重要である

2）人を資源とするうえでの4つの要素（ヒューマンリソース、図2）

3）人を資源として開発する
- スタッフの知識、技術、能力の向上を奨励する
- 体系的かつ継続的な教育活動を行う
- 経営理念、戦略と整合性のある活動を行う

References
1）グロービス・マネジメント・インスティテュート編：新版MBAマネジメントブック、ダイヤモンド社、2002
2）高梨智弘：ビジュアル マネジメントの基本＜日経文庫＞、日本経済新聞社、1995
3）古庄冨美子、小島恭子：看護管理その2；看護管理の実際、第2版、日本看護協会出版会、1999
4）D・A・ギリーズ著、矢野正子訳：看護管理；システムアプローチ、へるす出版、1986

Point
看護では「人」がもっとも重要な経営資源。
さまざまな視点から「人」の特徴を見きわめる。

図1　人を組織行動学からとらえると……

- 個人差がある！
- すぐには変えられない！

意思や感情、欲求、能力は……

- 能力は向上または低下する
- それらの組み合わせで、行動はある程度決定される

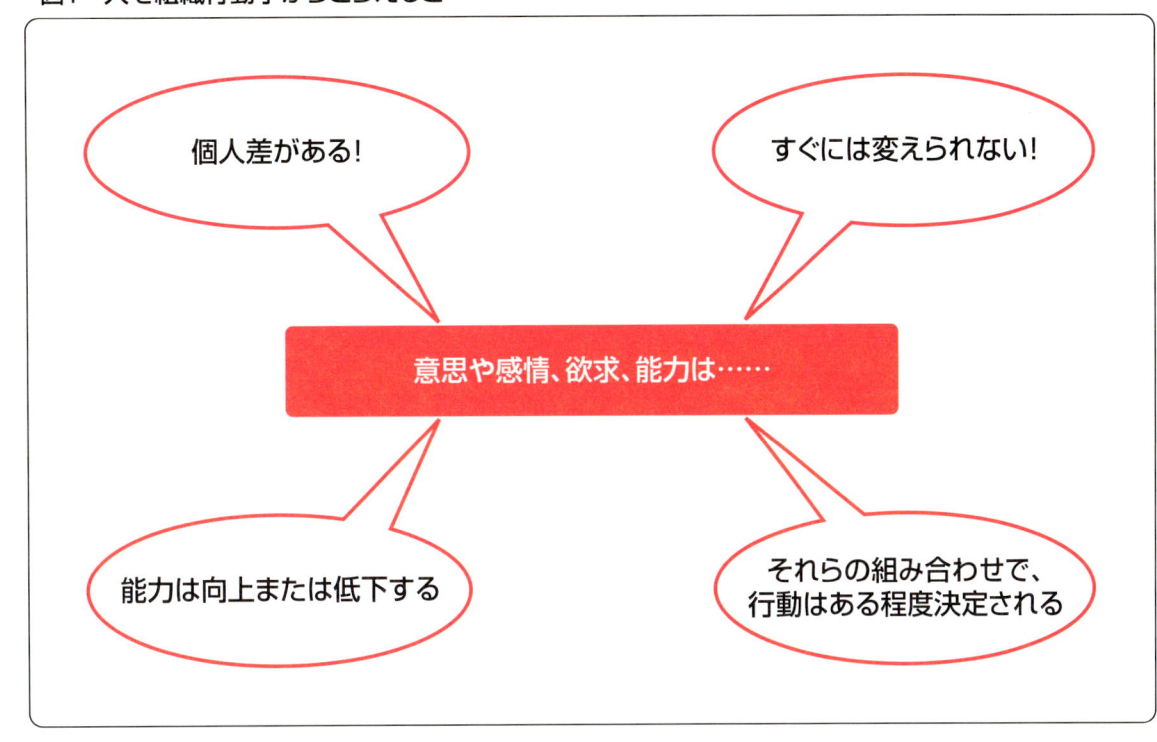

図2　人を資源とするうえでの4つの要素（ヒューマンリソースの4要素）

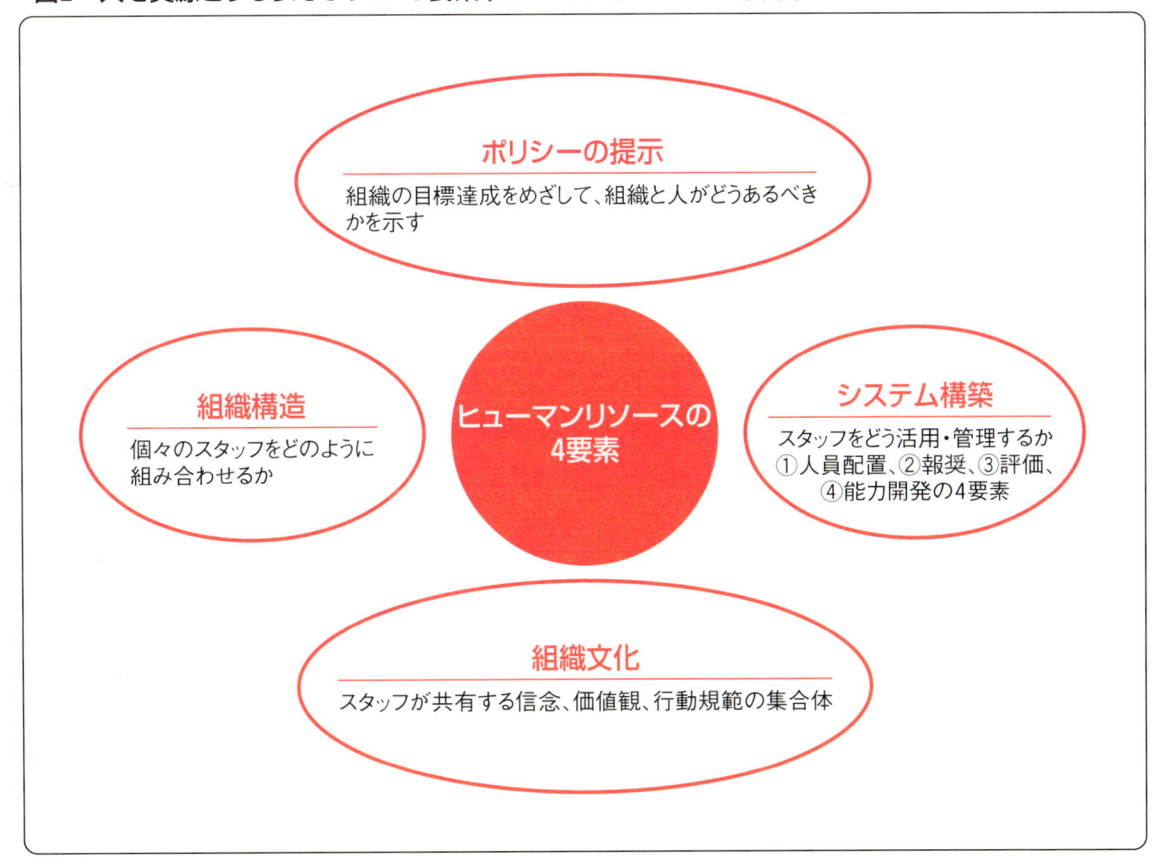

ヒューマンリソースの4要素

- **ポリシーの提示**
  組織の目標達成をめざして、組織と人がどうあるべきかを示す

- **組織構造**
  個々のスタッフをどのように組み合わせるか

- **システム構築**
  スタッフをどう活用・管理するか
  ①人員配置、②報奨、③評価、④能力開発の4要素

- **組織文化**
  スタッフが共有する信念、価値観、行動規範の集合体

Part1 | ナースのためのThe仕事術
Section3 | マネジメントスキル

20 説得力のある意思決定

　意思決定とは、Decision Makingの日本語訳です。そのまま理解すれば、端的に「決定すること」という意味になります。仕事術では、**狭い意味では「問題が生じたときの対処方法の決定」であり、広い意味では「決定事項を上司、同僚、部下などに説明し、その実施に責任をもつこと」までを含む概念**です（図1）。

　意思決定の基本的なプロセスは、さまざまな選択肢のなかから最適なものを選び、それを実行していくというものです。そのプロセスには、大別して3つのパターンがあります。

1）直観的な意思決定パターン
　意思決定にとって直観が大きな役割を果たす場合。

2）論理的な意思決定パターン
　もっとも説得力のある意思決定のスタイル。理性的・体系的アプローチ。

3）目的志向の意思決定パターン
　理念や哲学、価値などを重視するスタイル。
　マネジメント上級者の意思決定では、これら3つのパターンを上手に組み合わせています。

■ 意思決定のプロセス

　意思決定の段階としては、「何をどうするのか」という行動の目標を明確にしたうえで、①決定すべき状況を把握し、②いくつかの案を策定し、③それぞれの案を評価して、④選択・決定する、という4段階があります。

　その詳細なプロセスを、図2に示します。

■ 意思決定のポイント

　意思決定において欠かせないポイントは、それが説得力をもつ決定であるか——上司や同僚、部下に支持されるか——ということです。

　説得力のある決定であるためには、論理的な手順を踏むことが必要です。したがって、とくにマネジメントの初心者は、先にあげた意思決定の3つのパターンのうち、「論理的な意思決定パターン」を心がけるべきです。

　論理的であるためのポイントは、「目標」を基準とすることです。選択肢を絞り込むとき、「目標（の達成）」からみて何が最適かと考えれば、論理的＝説得力のある意思決定が可能です（図3　→ 8、p16）

　最終的な意思決定の前には、最適とされる案のメリット・デメリットをしっかり把握します。ネガティブなことが起きる可能性、そして起こった場合の影響力も考えて、対処方法を練っておけば万全です。

References
1) 飯久保広嗣：問題解決の思考技術；できる管理職の条件＜日経ビジネス文庫＞、日本経済新聞社、2001

> **Point**
> **意思決定とは、複数の選択肢から最適なものを選択すること。マネジメント初心者は、とくに論理的な意思決定を心がける。**

図1　意思決定とは

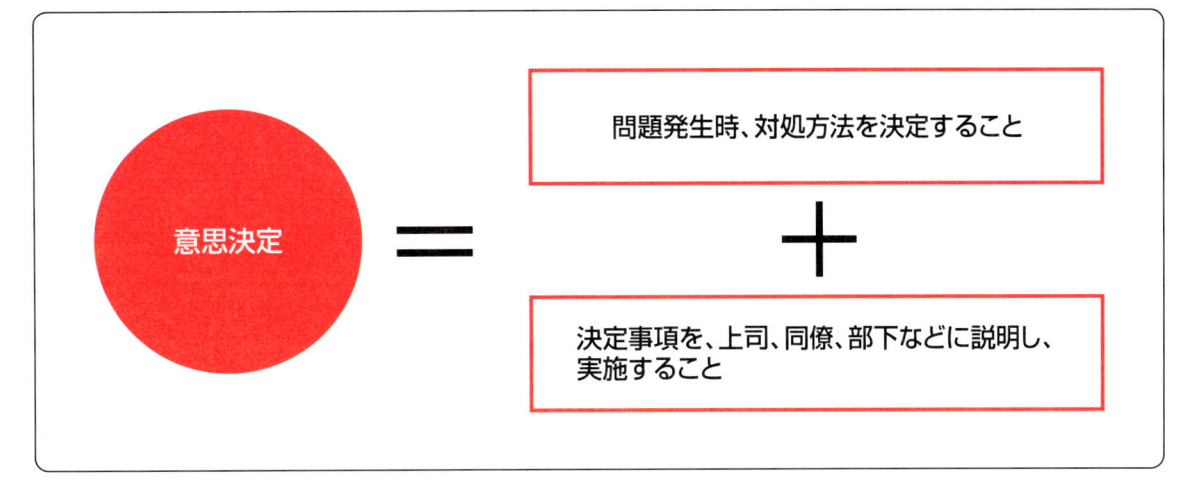

意思決定 ＝ 問題発生時、対処方法を決定すること ＋ 決定事項を、上司、同僚、部下などに説明し、実施すること

図2　意思決定のプロセス

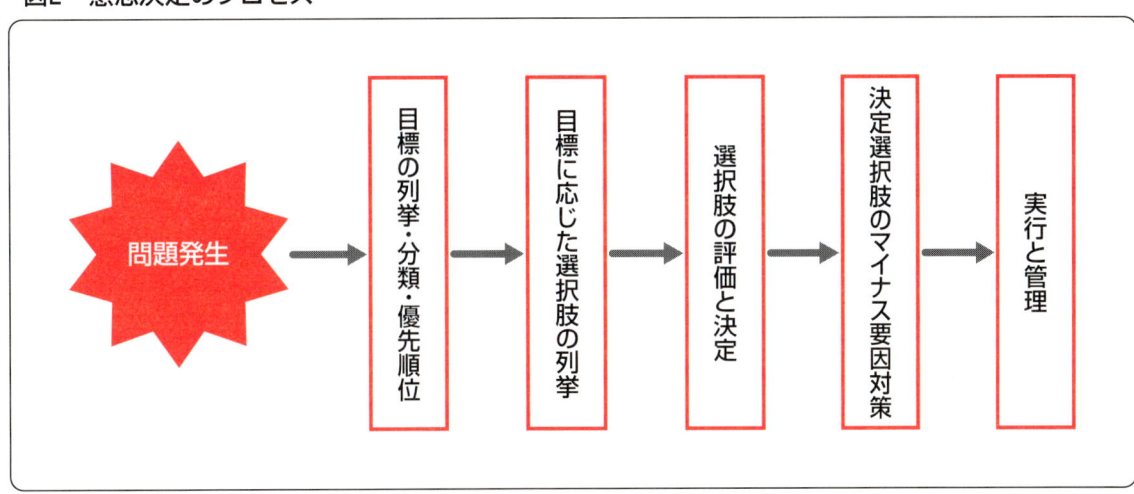

問題発生 → 目標の列挙・分類・優先順位 → 目標に応じた選択肢の列挙 → 選択肢の評価と決定 → 決定選択肢のマイナス要因対策 → 実行と管理

図3　論理的な意思決定を行うポイントは、目標と手段を正しく認識することにある

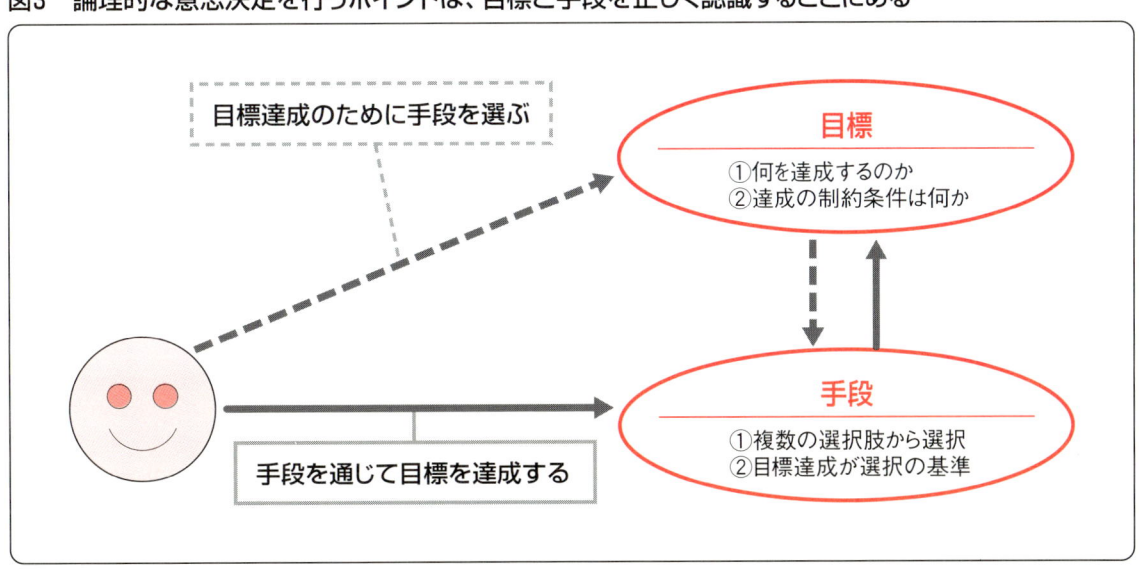

目標達成のために手段を選ぶ

目標
①何を達成するのか
②達成の制約条件は何か

手段
①複数の選択肢から選択
②目標達成が選択の基準

手段を通じて目標を達成する

Section3　マネジメントスキル

21 目標管理 その1
組織の目標管理

　組織には必ず目標があります。組織におけるマネジメントは、その目標を達成することをめざしています。目標達成には、①目標を掲げ、②組織をつくり、③計画的に時間を使い、④役割分担のなかで個々の能力を最大に発揮するマネジメントが必要です。このプロセスが目標管理です（図1）。

■ 目標を立てる

　目標管理の最初の一歩は、目標を立てることにあります。正しく目標を立てることこそ、目標管理の成否を左右します。

1）自己の役割を自覚して仕事をする

　自分たちが担っている役割は何か、どのような仕事の成果を生み出すために存在しているのかを、正確に把握します。

2）組織の現状を認識する

　次に、自分が所属する組織を多角的に現状認識し、分析します。現状分析の方法として、十字形チャート（SWOT分析、図2）などを用います。

　組織（看護部、病棟、グループ）の問題を認識する作業は、できれば複数の人と行って意見交換すると効果的です。

3）目標を立て、問題を明確化する

　現状認識の次は、あるべき姿（期待像、目標）のイメージです。

　「問題」とは、「現状」と「目標」の差（ギャップ）のことです。そのギャップを埋めることが、問題解決につながります。

4）戦略計画を立てる

　目標は、達成可能なものでなければなりません。達成可能な目標を計画的に進めることが大切です。

■ 目標管理の実際

1）具体的な目標を立てる

①病院の目標と連動して、看護部門の目標を立案する。看護部の目標と連動して、各看護単位で目標を立案する
②目標には、ルーチン化しているものや、すでに軌道に乗っている内容を入れない
③目標は、とくに今年度力を入れて取り組みたい内容に絞る
④目標の数は7±2くらいが適当
⑤メンバーが参加し、十分納得できる目標を立てる

2）目標管理を成功に導くカギ

　組織の目標を立てたら、看護部組織では師長、病棟では主任に、それらを実行する責任が求められます。

　評価は、組織で統一した基準を設けます。立案時と同様、メンバー全員が可能な限り参加し、中間評価、年間評価を行い、成果を共有し、次年度のステップにします（図3）。

> **Point**
>
> **目標とは達成可能な「あるべき姿」。目標達成までのプロセスをマネジメントすることを目標管理という。**

図1　目標管理のプロセス

- 目標を立てる
- 目標に応じた組織をつくる／各自の役割を明確にする／タイムスケジュールをつくる
- 組織として、また個人として計画が実行されているか評価する

組織における目標管理のプロセス

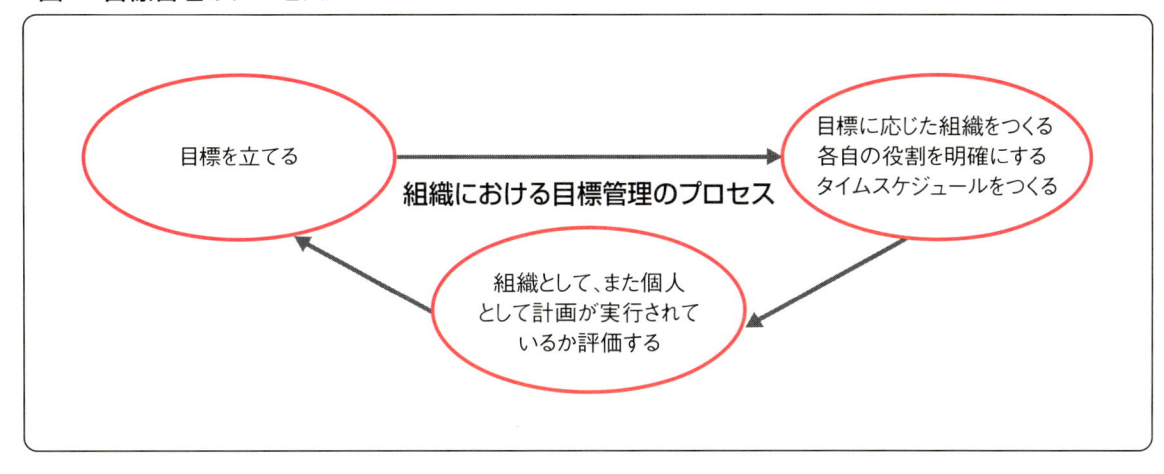

図2　十字形チャート（SWOT分析）の例

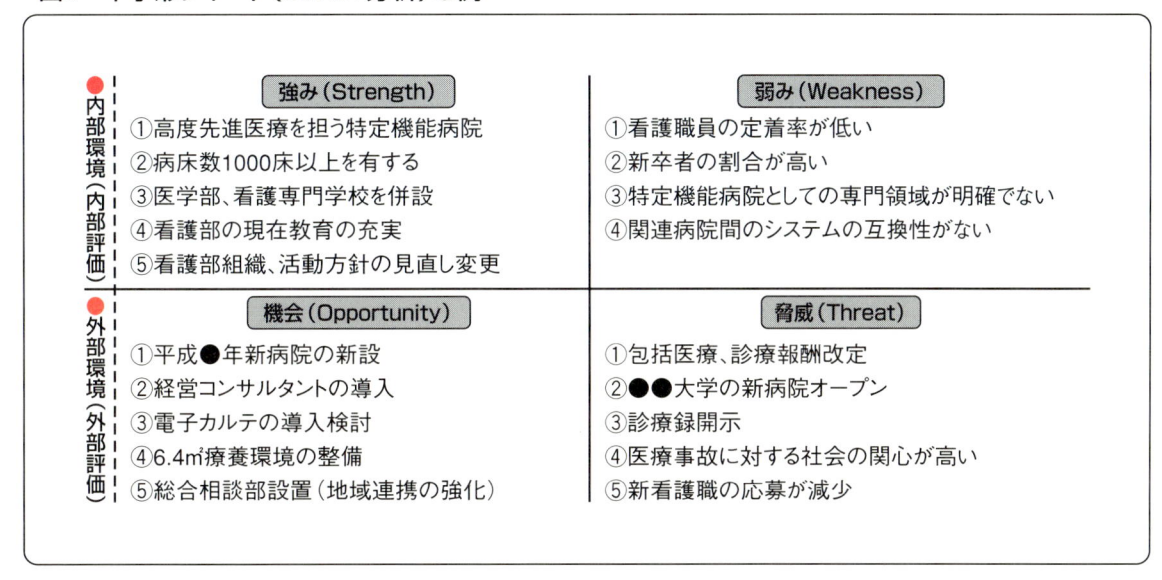

内部環境（内部評価）

強み (Strength)	弱み (Weakness)
①高度先進医療を担う特定機能病院 ②病床数1000床以上を有する ③医学部、看護専門学校を併設 ④看護部の現任教育の充実 ⑤看護部組織、活動方針の見直し変更	①看護職員の定着率が低い ②新卒者の割合が高い ③特定機能病院としての専門領域が明確でない ④関連病院間のシステムの互換性がない

外部環境（外部評価）

機会 (Opportunity)	脅威 (Threat)
①平成●年新病院の新設 ②経営コンサルタントの導入 ③電子カルテの導入検討 ④6.4㎡療養環境の整備 ⑤総合相談部設置（地域連携の強化）	①包括医療、診療報酬改定 ②●●大学の新病院オープン ③診療録開示 ④医療事故に対する社会の関心が高い ⑤新看護職の応募が減少

図3　目標立案と目標達成行動はリンクしなければならない

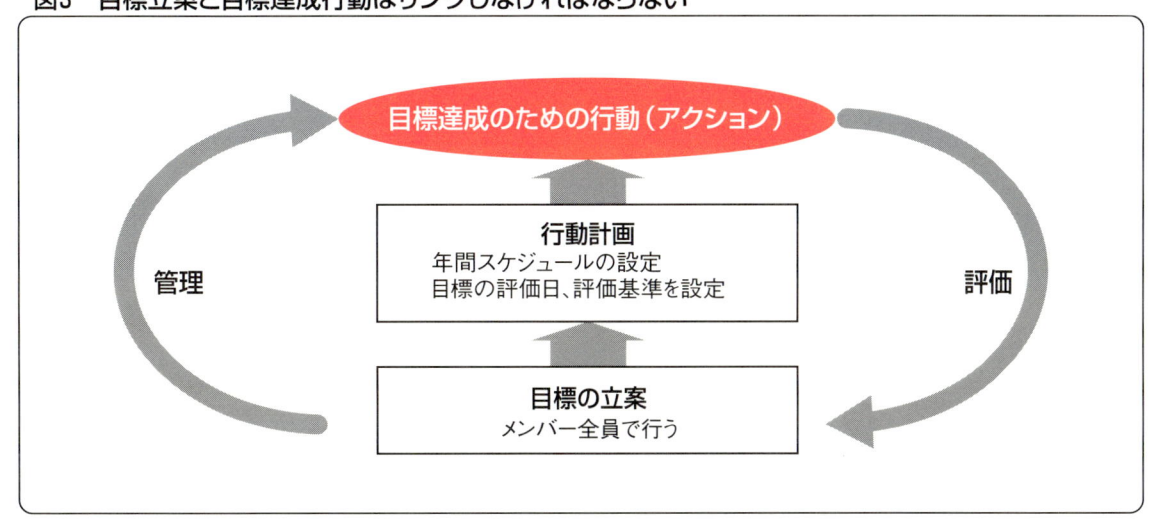

- 目標達成のための行動（アクション）
- 行動計画：年間スケジュールの設定／目標の評価日、評価基準を設定
- 目標の立案：メンバー全員で行う
- 管理／評価

Section3　マネジメントスキル

Part1 ナースのためのThe仕事術
Section3 マネジメントスキル

22 目標管理 その2
個人の目標管理

　組織には、仕事に対して興味をもって楽しく仕事をしている人もいれば、憂鬱な気持ちで、ただなんとなくその日の仕事をしているだけの人もいます。

　個人の行動は、動機づけ(モチベーション)によって変化します。モチベーションを高めるためには、自分で目標を設定し、目標志向になることが効果的です。

　こうした考え方をマネジメントに利用して、仕事への姿勢や業績によい影響を与えることをねらったものが、目標管理です。

■ 成果主義

　近年、企業や組織では、成果主義による評価が増えています。これは個々の仕事のあり方を、成果(アウトカム)中心、つまりどんな成果を生んだかを中心に考えるものです。

　目標管理における目標とは、個人が達成すべき「成果」のことです。もちろん、とくに医療の現場では、成果は常に数値で測れるわけではないので、成果中心主義が常に当てはまるとは限りません。

　しかし、そうしたデメリットを考えても、スタッフの動機を高めることで人材を育て、そうした人材を有効活用することで組織の機能の活性化をめざす考え方は、医療の組織の運営にも十分に生かすことができます(こうした人材育成・活用の考え方を「人的資源管理(ヒューマンリソース・マネジメント)」といいます)。

■ 目標管理の実際(図1)

　目標管理は、人事考課などの制度と組み合わせて使うことで、大きな効果を生み出しますが、ここでは個人の目標管理を上手に進めるポイントを示します。

1)「目標」を文章化する

　目標を文章化するときは、単に「〜をする」という目標だけの表現では不十分です。「手段方法」、「指標」、「水準」、「期日」などを具体的に記すようにします(図2)。

2)目標管理の進め方と面接(表1)

　図3の目標管理シートを使って、上司と面接を行います。面接では、①両者の認識のギャップを埋め、共通認識すること、②明日からの仕事の仕方など、何をどうするかが具体的に明確になること、③モチベーションを高めること、をめざします(表2)。

表1　面接の種類と目的

種類	目　的
目標面接	職務の役割を加味し、本人の考えと上司の期待を一致させる
中間面接	目標期間の中間で、進捗状況を確認しフォローする
育成面接	成果に基づいて目標期間の仕事振りを振り返り、評価と次年度の目標(育成)につなげる

Point
自分で達成すべき目標を設定することで、モチベーションが高まり、それが組織の目標達成にもつながる。

図1 目標管理の流れ

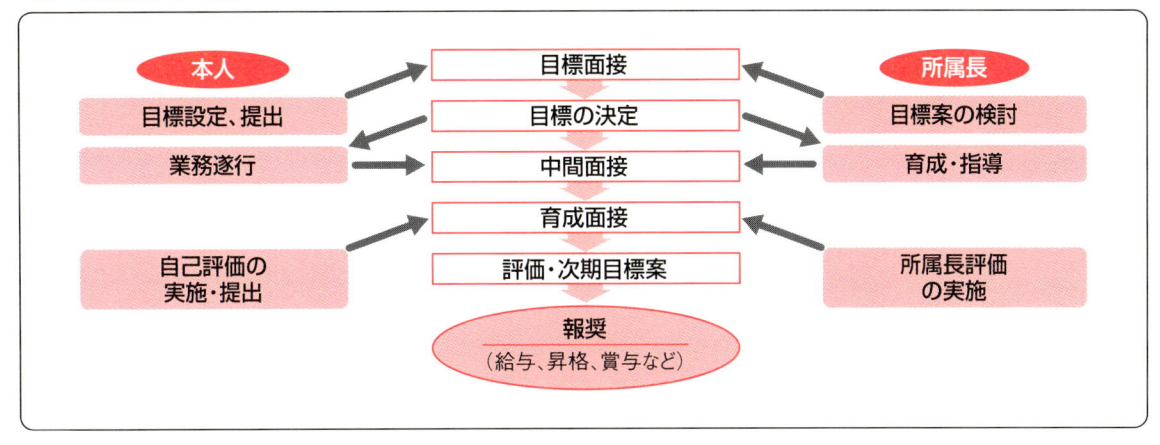

```
        本人                                           所属長
    目標設定、提出   →  目標面接  ←  目標案の検討
                   ←  目標の決定  →
       業務遂行    →  中間面接   ←  育成・指導
                      育成面接
    自己評価の     →              ←  所属長評価
    実施・提出        評価・次期目標案     の実施
                       報奨
                  （給与、昇格、賞与など）
```

図2 目標の文章表現のポイント

〈例〉私は、「いつ」「何を」「どのように」「いつまでに」達成する。

↓

私は、「平成15年度」「胃ポリメクトミーのパスを」「過去100人の入院カルテのデータをもとに」「10月までに」完成する。

文章表現のポイント
① 1つの文章の中に、複数の目標内容を入れ込まない
② 「私は〜を〜する」と簡潔に表現する

図3 目標管理シート

所属＿＿＿＿＿　氏名＿＿＿＿＿

伸ばしたい・開発したい知識、技術、態度	行動を起こすための具体的な手段、方法	自己評価	所属長評価
①		SABCD	SABCD
②		SABCD	SABCD
③		SABCD	SABCD
		SABCD	SABCD
		SABCD	SABCD

評価　S：目標を大きく上回った成果　A：期待以上の成果　B：期待通りの成果
　　　C：期待以下の成果　D：目標を大きく下回った成果

表2 面接のポイント

- 十分な時間をかける
- 伝えるべきことを整理して文書化しておく
- 気楽な雰囲気をつくる
- 自分で選択できるようにサポートする
- 傾聴する
- 感情的にならない
- 本人の評価や意見を聞いてから、上司の意見を伝える
- 発言を妨げない（できるだけ多く話してもらうこと）
- 質問には気軽に応じる
- 小さな変化や努力でも、よい面は積極的に認める
- あら探しをしない
- 批判的な発言や態度はおさえる
- 否定的な表現はしない
- 面接内容は記録する

Section3　マネジメントスキル

Part1 | ナースのためのThe仕事術
Section3 | マネジメントスキル

23 「コスト意識」を高める

　(病院の)利益をあげるには、①収益を増やすこと、②費用を抑制すること、のどちらか、あるいは両方を行うことが必要です。まずは、どうしたら費用を抑制できるか、つまり節約できるかを考えましょう(図1)。

■ ムダ・ムラをチェックする

　小さなこと、できることから、一歩一歩着実に行い、その変化をみんなでわかるようにします(図2)。

1)物品

　物品に価格表示があると、物品を手にするときに価格の確認ができます。価格を知ることは、物を大事にする意識づけになります。
　例えばディスポ(使い捨て)製品では、開封したが未使用のまま廃棄する、といったムダが予防できます。

2)電気

　搬送用のエレベーターは、一般のエレベーターより電力を必要とします。例えば、エレベーターの使用は患者さんを優先とし、職員は上1階、下2階を歩くことをきまりとするとよいでしょう。コストダウンとともに、顧客サービスにも貢献できます。

3)医療事故

　うっかりミスが重大事故やトラブルに発展します。1つの重大事故が発生すると、保証や信用回復などに、億単位のコストが発生するといわれています。

4)時間

　基準となる数字をわりだし、それを使って、考え、判断します。たとえば、会議の出席者全員の1時間あたり賃金を基準とし、会議の概算から生産性に見合った内容であったかどうか、時間延長した場合には、追加コストに見合うかどうかを判断します。

■ コスト意識の落とし穴

　あまりコストを意識すると、日常的に消費するモノの使用を画一的に制限・抑制するような心理的な圧力がかかります。使用するべき物まで使用しないということになると、サービス(患者さんの要望)に応えられなくなります。
　とくに医薬品・診療材料については、適量の供給がなされなければ、医療の質に大きな影響を及ぼします。コスト意識とサービスの質のバランスをとることが大切だといえるでしょう(図3)。

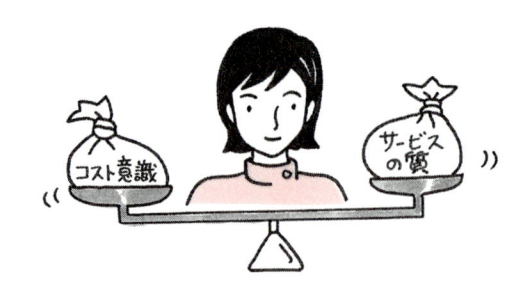

> **Point**
>
> 小さなことでも、「できること」から始める。
> 成果が目にみえるような工夫をすること。

図1　コスト意識を高めるには……

コスト意識を高める ＝ 病院の利益をあげる

収益をあげる
- 多くの患者さんを集める
- 利益率の高い医療を提供する

費用を抑制する
- ムダ・ムラをなくす

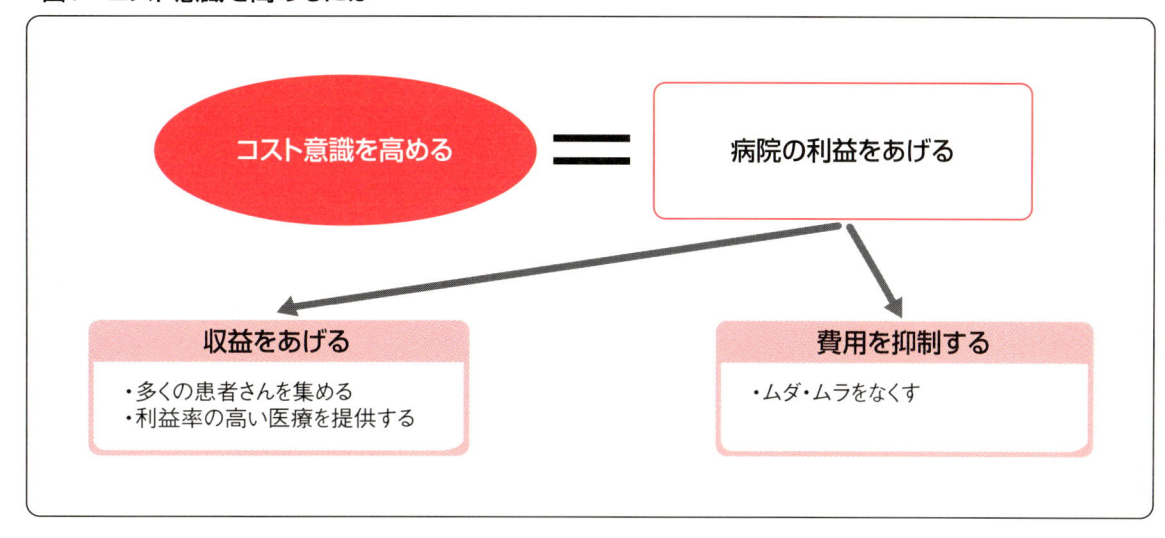

図2　コストダウンのための3要素

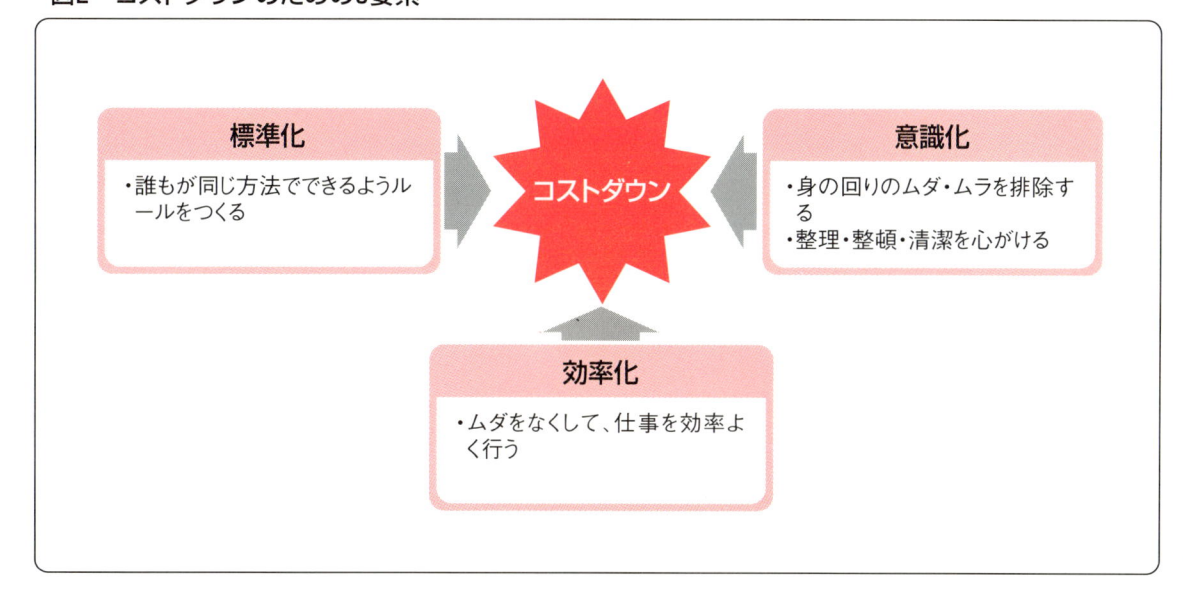

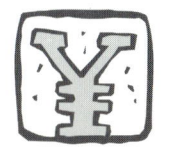

標準化
- 誰もが同じ方法でできるようルールをつくる

意識化
- 身の回りのムダ・ムラを排除する
- 整理・整頓・清潔を心がける

効率化
- ムダをなくして、仕事を効率よく行う

→ コストダウン

あなたならどうする❓

あなたの受け持ちだった患者さんが、あさって退院します。退院後も吸引が必要で、その準備を早急にする必要があります。さて、あなたならどのようなチューブを選択しますか？（ヒント：在宅では、長期間吸引チューブを使用することになります）

Part1 | ナースのためのThe仕事術
Section3 | マネジメントスキル

24 時間管理 その1
時間管理のサイクル

仕事（あるいは問題解決）は、決められた時間や期日内に終了させることが期待されています。そのためには、「時間管理」をすることが大切です。

■ 時間管理のサイクル

時間の管理は、①終了する期日の目標（ゴール）を決める、②終了時間までのスケジュールを立てる、③進捗状況とスケジュールをチェックする、④仕事を評価する、というサイクルで行います。各段階で、効率性を考え、かつ集中して行っていくことが、仕事の成果につながります（図1、表1）。

仕事にかかる時間には、賃金が含まれています。個人で仕事をする、あるいは組織・チームで仕事をするためには、その目的に応じた時間が必要ですが、時にはこうした時間を賃金に換算してみるとよいでしょう。

■ 時間管理はスケジュール管理

時間管理もまた、マネジメントのサイクルで考えることができることができます（図2）。21世紀の時間管理（そして目標管理）におけるマネジメントのキーワードは、①スピード、②組織への浸透、③実行・評価しやすい計画、です。これらをふまえて、仕事や課題のスケジュールを立てていきます。

具体的には、5W1H（いつ・どこで・誰が・何を・なぜ・どのように行うか）を設定します。また、実行が疑われるような計画は控え、実現可能なものを、できるだけ早く結果を出せるようなスケジュールを立てましょう。

決められた仕事や与えられた課題は、予定をオーバーすると価値がなくなることもあります。今日の午後の会議に必要なデータは、2日後に提出されても価値はありません。

表1 時間管理の種類と管理の単位

●時間管理の種類
- ☐ 1日の各シフトの仕事
- ☐ 目標管理（組織・個人）
- ☐ 課題の実行
- ☐ 与えられた問題の解決

●単位
- ☐ ～時間（hour）
- ☐ 1日（あるいは各シフト）
- ☐ 1週間、1か月
- ☐ 四半期または上半期、下半期
- ☐ 1年

Point

**時間管理と目標管理は同じサイクル。
質と効率のバランスを考える。**

図1　時間管理

③進行状況とスケジュールをチェック

④仕事の評価

スタート → 仕事 → ゴール 仕事の成果

スケジュール

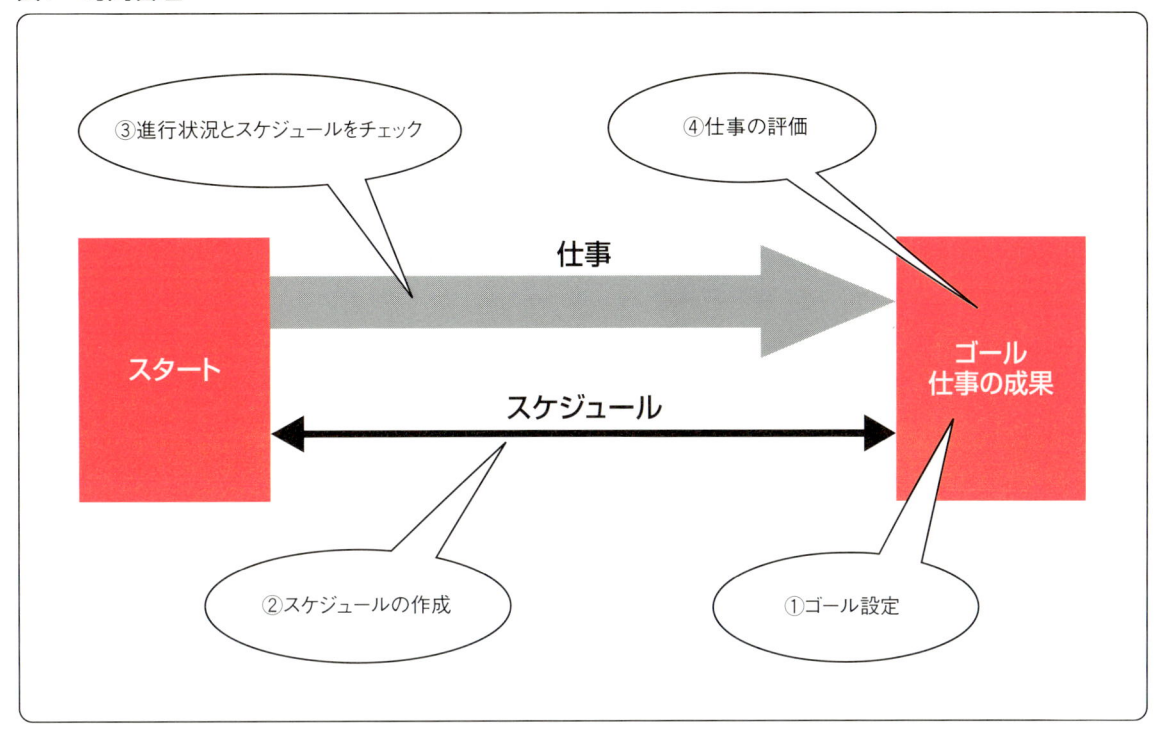

②スケジュールの作成

①ゴール設定

図2　時間管理のサイクル＝目標管理のサイクル

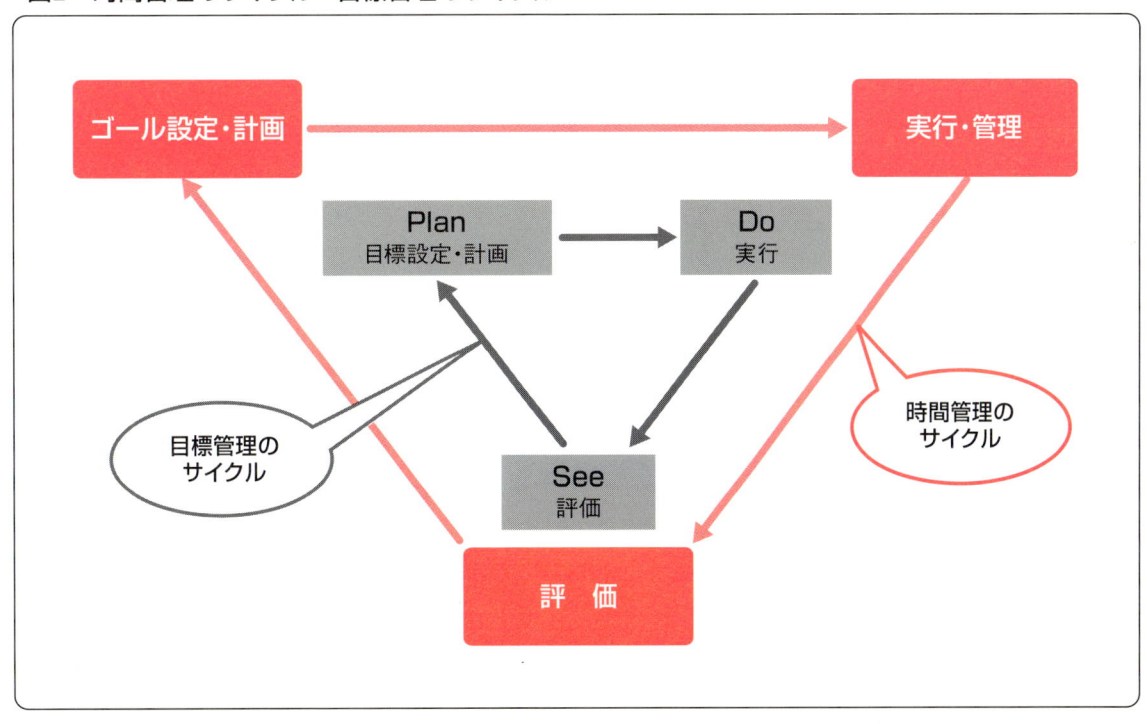

ゴール設定・計画 → 実行・管理

Plan 目標設定・計画 → Do 実行 → See 評価

評価

目標管理のサイクル

時間管理のサイクル

Part1 | ナースのためのThe仕事術
Section3 | マネジメントスキル

25 時間管理 その2
自分との約束の時間

　時間管理をする際の具体的なポイントは、以下の通りです。

■ 1日の時間管理

1）スケジュールは当日立てるのでは遅い

　ゴールの設定に基づいて、行動計画を1週間前、少なくとも前日には立てます。当日は確認、修正だけとし、行動を開始します。

2）「自分」と約束する

　時間を上手に管理するには、仕事や会議など他者との約束だけでなく、**自分との約束の時間もスケジュールの隙間に入れることがポイントです**（図1）。自分と約束する内容としては、自分自身の課題はもちろん、組織やチームの取り組みに関する仕事、自己学習、資料の整理などを入れます。

■ 経過を目にみえるようにする

　行動に現れていることは目にみえますが、その人が頭の中で何を考えているかは、目にみえません。

　仕事（問題解決）にグループで取り組む場合、あるいは与えられた課題に取り組む場合、課題の依頼者、仲間、そして本人が、何をどのように考え、どのようなスケジュールで進めようとしているのかを、みえるようにすることが重要です。

　計画や進行状況がみえることによって、必要な時機に応じて、指導やアドバイスを行うことができます。すばやい対応こそ、不測の事態を防止します。

　また、情報を共有するには、目標管理アクションプランシートが有効です（図2）。アクションプランとは、目標達成のための具体的な行動のことです。これに個別の課題計画・達成シートを組み合わせると、誰が、いつ、何を、どのように計画し実行しようとしているのかなど、具体的なスケジュールがみえてきます。

■ 時間の有効利用はスリム化と標準化から

　仕事の効率化を図る方法としては、業務を整理して標準化することが重要です。組織・チームの誰もが仕事の内容や取り決めを理解できるように、標準化した仕事をフローに表わし、成文化しておきます。

　これには、担当者が替わっても短期間に同様の仕事ができるなどの効果もあります。

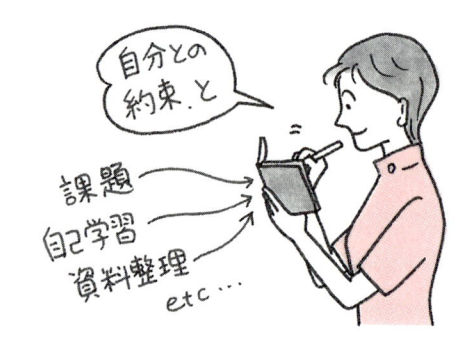

Point

多忙に流されないように、自分との約束の時間をスケジュールに組む。アクションプランシートなどのツールを有効に使う。

図1　スケジュールに「自分との約束の時間」を入れる

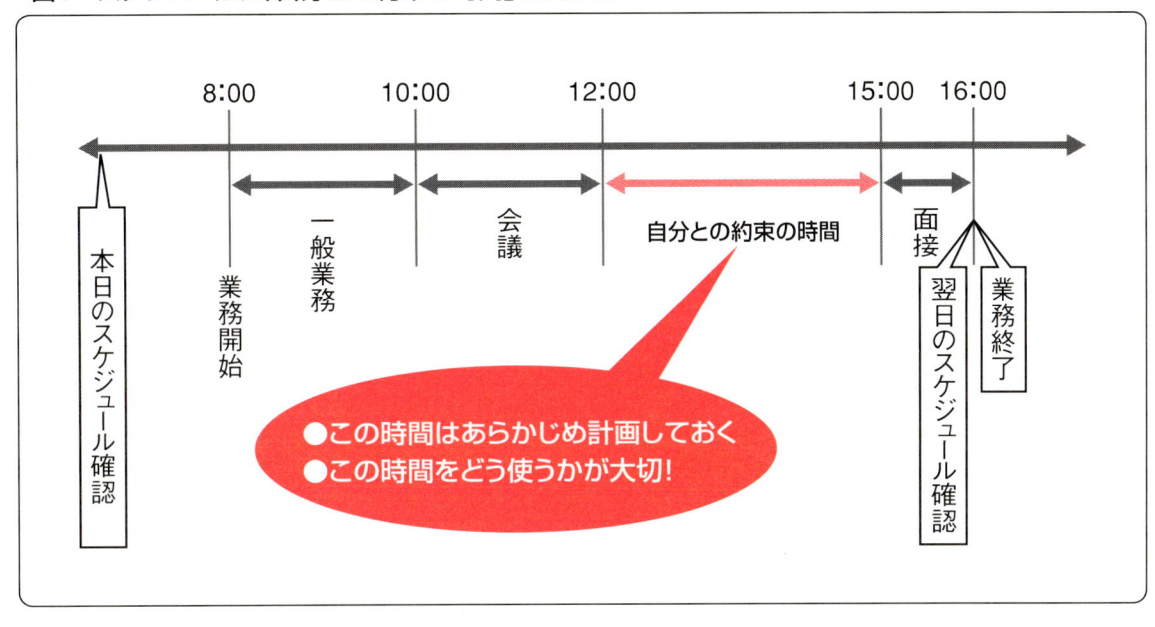

8:00　10:00　12:00　15:00　16:00

本日のスケジュール確認
業務開始
一般業務
会議
自分との約束の時間
面接
翌日のスケジュール確認
業務終了

● この時間はあらかじめ計画しておく
● この時間をどう使うかが大切!

図2　アクションプランシートの例

看護部目標	セクション目標	アクションプラン	4月	5月	8月	9月	中間評価	3月	ゴール
1.	1)	①							
		②							
2.	1)	①							
		②							
		③							
	2)	①							
3.	1)	①							
		②							
	2)	①							

＊　評価基準はS：チャレンジした企画が成功、A：期待以上の成果、C：期待以下の結果
＊　必ずゴールは定量化できるように工夫すること

Section3　マネジメントスキル

26 データの管理

近年注目を集めているEBM（evidence based medicine、証拠に基づく医療）やEBN（evidence based nursing）により、医学・医療の現場でデータを管理する重要性は、ますます高まってきています。

データ管理は、コンピュータを使って行います。コンピュータを使わずに、効率的かつ正確なデータ管理をすることはできません。現在の医療現場で働く管理職にとって、データ管理のためにコンピュータが使えるというのは、最低限のスキルといえます。

効率的かつ正確なデータ管理は、看護マネジメントにも大きなメリットを与えます。質の向上をめざすことを目的とするのであれば、それに適した枠組みを用いてデータを収集、分析評価し、看護実践にフィードバックしていくことが必要だといえます。

■ データとは何か

データとは、数値などで表わされる「事実の定量的な表現」のことです。データはそれ自体では積極的な意味をもちません。何を知りたいか、何を明らかにしたいかなどの「目的」によって、データの性格や重要性は変わります。

■ 仕事における情報的資源

一般に、仕事における重要な情報的資源としては、以下の4つがあります（図1）。

1) データ（data）
   事実の定量的な表現。それ自体は意味や文脈が希薄。
2) 情報（information）
   ある意図や目的のために、データを加工したもの。意味づけられたデータ。
3) 知識（knowledge、ナレッジ）
   ある意図や目的を、効果的に達成するための資源。
4) 知恵（wisdom）
   データ、情報、知識の上に培われる創造的な問題解決策。

■ 看護の質評価とデータ

看護でよく用いられてきた質評価の構造（と指標）は、米国の学者ドナベディアンの枠組みといわれるものです。看護の質評価の構造（と指標）としては、米国看護師協会のものなどもあります（表1）。

References
1) アーサーアンダーセンビジネスコンサルティング：図解ナレッジマネジメント、東洋経済新聞社、1999
2) 高橋美智監：看護の「質評価」をめぐる基礎知識、日本看護協会出版会、1996、p123-126
3) アメリカ看護師協会著、菅田勝也他訳：病院看護の通信簿、日本看護協会出版会、2001、p30
4) T・M・マレリ著、細野容子他訳：実務に生かす看護管理の基本、医学書院、1998

Point

質の高い看護の提供に、効率的かつ正確なデータ管理は欠かせない。

図1　仕事における情報的資源

```
          知恵
         wisdom     ─── データ、情報、知識の上に培われる創造的な問題解決策

         知識
       knowledge    ─── ある意図や目的を、効果的に達成するための資源

         情報
      information   ─── ある意図や目的のために、データを加工したもの。意味づけられたデータ

         データ
          data      ─── 事実の定量的な表現。それ自体は意味や文脈が希薄である
```

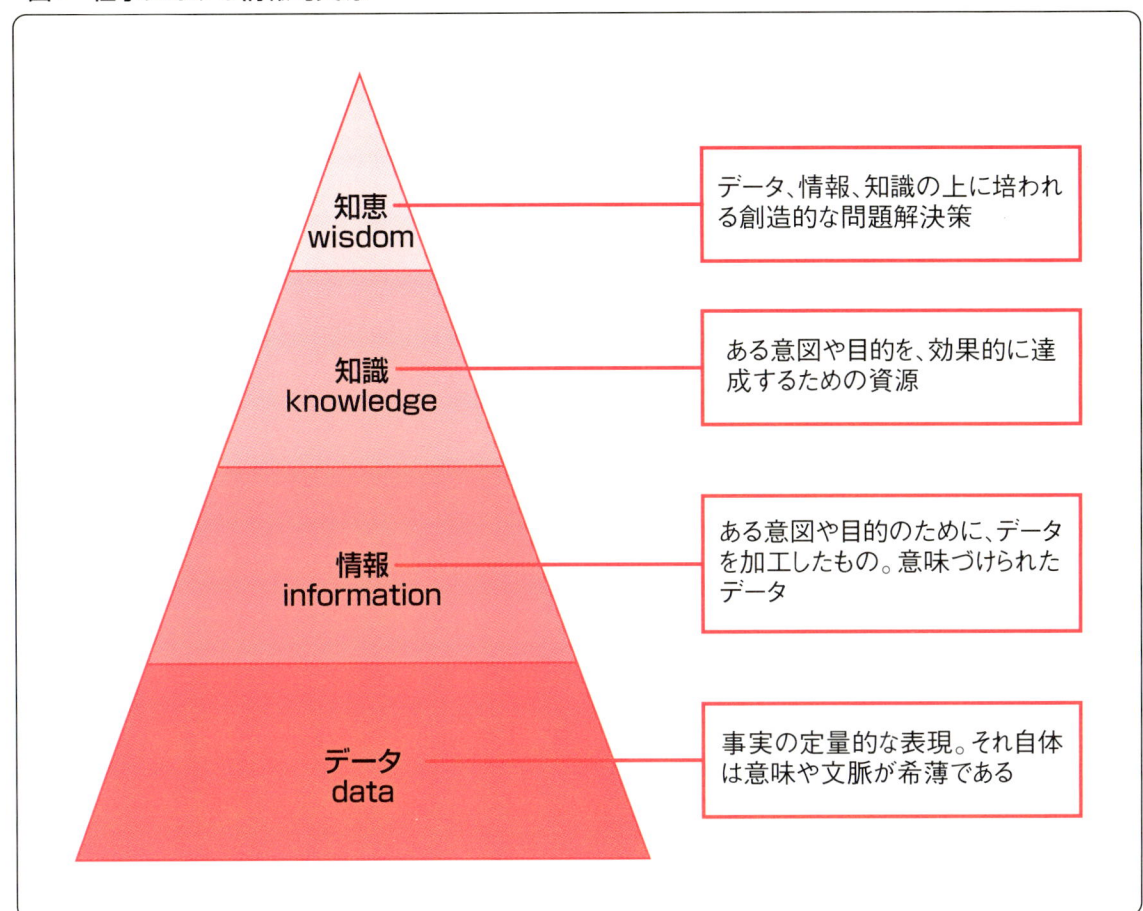

表1　ドナベディアンの「構造－過程－結果」の質評価モデルと看護への適応（例・急性期ケアの場合、米国看護師協会のモデルによる）[3]

構造(structure) 患者、ナース、病棟環境に関する条件的な要素	過程(process) 実際のケアに関する要素	結果(outcome) ケアの結果・成果
●患者対ナースの比率	●ナースの満足度	●患者死亡率
●全看護職員に占めるナースの割合	●ケアのアセスメントと実施	●在院日数
●ナースの資質と資格	●疼痛管理	●インシデント・アクシデント数
●超過勤務	●患者教育	●合併症の発生率
●看護必要度	●退院計画	●患者・家族の満足度
●患者1人あたりのケア時間	●安全なケアの保証	●退院計画　など
●ナースの勤務年数	●ケア・看護手順の標準化	
●ナースの勤務継続性	●患者教育プログラム　など	
●組織におけるナースの位置づけ		
●病院・病棟の文化・雰囲気		
●教育・研修体制　など		

Part1 | ナースのためのThe仕事術
Section3 | マネジメントスキル

27 ナレッジマネジメント

　組織が目標達成し、さらに質の高い仕事をめざすためには、知的な資源をもつことが必要です。知的な資源とは、組織に属する個人がもつ能力・知識であり、さらに、組織で共有された(個人の)能力・知識をさします。マネジメントの用語では、このような資源を「ナレッジ(knowledge)」といい、このマネジメントを「ナレッジマネジメント」といいます。

■ 形式知と暗黙知

　知的な資源としてのナレッジは、①形式知と②暗黙知に分けられます。形式知とは、目にみえ、言葉にできる知識、教科書的な知識です。一方、暗黙知とは、目にみえず、言葉にできない知識、伝承的な知識です。

　看護におきかえると、形式知としては、標準看護手順や看護研究など文書化されたもの、暗黙知としては、エキスパートがもつケアスキルなどがあげられるでしょう。

　知識とは一般に、暗黙知から形式知へと変化します。たとえば、ある作業を行う際、その作業を繰り返すうちに、作業の「コツ(暗黙知)」が何となくわかり、さらにそのコツを繰り返すことで明確化し、最後には言葉で他者に説明できる「知識(形式知)」に変わります。

　ナレッジマネジメントでは、知識がもつこの特性を生かして、個人の、そして組織のナレッジを管理します(図1)。

■ 看護に有効なナレッジマネジメント

　看護はチームとして動くことを基本とします。1人の患者さんへのケア提供には複数のナースがかかわりますが、ケア提供の1つ1つは、多くの場合、ナース個人が行います。こうした特性があるため、看護にはカンファレンスが欠かせません。カンファレンスを通じて情報を交換し、チームとしての共通理解や合意を得ています。これは、ナース個人がキャッチしたさまざまな知識を共有するという意味で、ナレッジマネジメントの実践です。このように、ナレッジマネジメントは、もともと看護になじみ深い概念なのです。

　しかし、これまでこの概念は、看護に十分に生かされてはきませんでした。たとえば、カンファレンスを通じて、エキスパートがもつ卓越した知識(暗黙知)を共有すること、また、病棟の目標を個人が内面化して、患者さんに提供する看護に結びつけること、さらに、ある病棟で行い成果を得た方法にチャレンジすること、などに、もっと積極的になる必要があるでしょう(表1)。それが、今求められているナレッジマネジメントの実践です。

References
1) 紺野登：ナレッジマネジメント入門、日本経済新聞社、2002
2) アーサーアンダーセンビジネスコンサルテイング：図解ナレッジマネジメント、東洋経済新聞社、1999

> **Point**
> ナレッジマネジメントとは、個人の知識や能力を組織で共有し、組織力の向上をめざすマネジメント手法。

図1　ナレッジマネジメント――形式知と暗黙知のサイクル

```
              個人のもつ能力・知識を、
              組織で共有すること
              例：エキスパートのワザを研
              究し、共有する

     ［暗黙知］ ──────────→ ［形式知］
        ↑                        │
さまざまな経験から                  知識と知識を組み
能力・知識を蓄える   ナレッジマネジメントの  合わせること
こと                  サイクル             例：経験にエビデン
例：照林社のセミナ                          スを組み合わせ、より
ーに参加して、漠然                          質の高いケアを提
としていたギモンが                          供する
解ける
        │                        ↓
     ［暗黙知］ ←────────── ［形式知］
              知識を自分なりに解釈し、
              行動に結びつけること
              例：病棟目標を自分の目標
              と結びつける
```

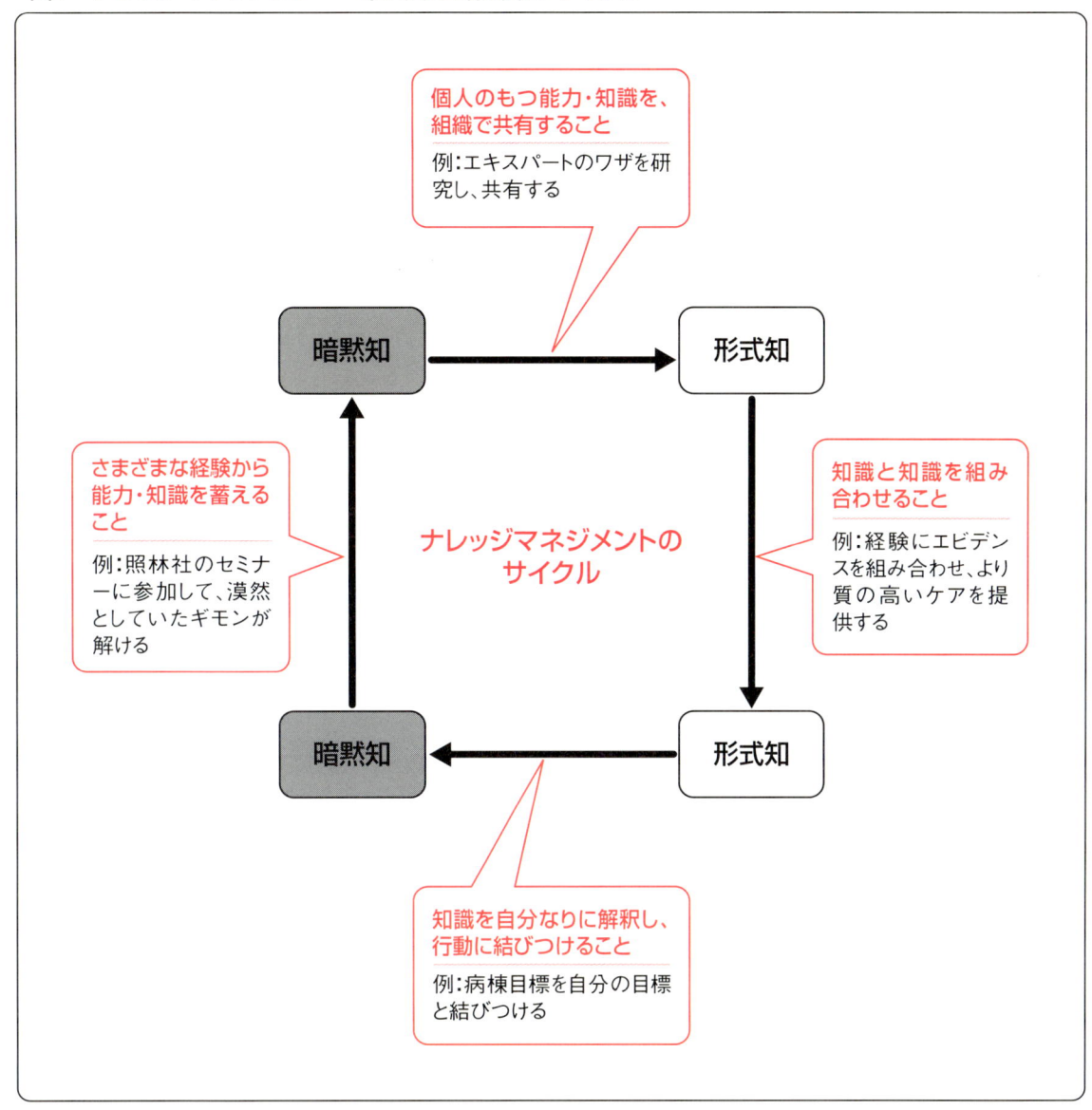

表1　ナレッジマネジメントを問題解決に生かす（例）

- ●解決すべき問題：在院日数の短縮
- ●ナレッジマネジメントの形式：個人のもつ能力・知識を、組織で共有すること（図1）
- ●事例；ある日、A病棟師長のNさんが、B病棟のSさんと会話をしていた。「私の病棟では、在院日数短縮に向けて、外来ナースと連携して、短期入院患者さんを積極的に受け入れるようにしているの。そしたら、在院日数が2日弱短縮できたのよ」。それを横で聞いていた看護副部長は、「意図的にそのようなことをしているとは知らなかったわ。今度師長会でその話をしてね」と依頼した。

　師長会で報告したNさんの方法は、師長会全体の方針として取り決められた。以後、看護部全体で在院日数短縮方法の標準化ができ、平成14年度は、院内全体で約4日間の短縮ができた。

Part1 | ナースのためのThe仕事術
Section3 | マネジメントスキル

28 チームマネジメント

　チームとは、それによって得られる成果が、構成員個々の業績達成能力の総和よりも大きくなる集団のことをいいます。**成果をあげるチームをつくるためには、①メンバーをどう組み合わせるか、②メンバーをどう凝集させるか、がポイント**になります。

　チームの発達段階や状態に応じてチームメンバーに効果的な働きかけをすることを、チームマネジメントといいます。

■ 集団とチーム

　集団とは、特定の目的を達成するために複数の人々が集まった構成体です。集団に所属するメンバーは、互いに影響を与え、依存する関係にあります。

　集団には公式集団と非公式集団があります（**図1**）。公式集団は、組織全体の構造において規定され、承認されたもので、明確な任務が与えられています。個人がとるべき行動は、組織目標によって規定され、それに向かって方向づけられています。非公式集団は、構造的・組織的規定のないもので、連帯の関係にあります。職場では、付き合いの度合いや必要に応じて、こうした集団ができあがります。

　チームとは、それが公式的であれ非公式的であれ、メンバーがより協調的な関係をもち、お互いがプラスの相乗効果をもつ集団のことをいいます。

■ チームのタイプ（図2）

1）問題解決型チーム

　代表的なものとして、業務改善などのアイデアを共有・提案するクオリティサークル（Quality Circle、QC）があります。クオリティサークルとは、業務改善を通してサービスの質の向上を達成するチームです。

2）自己管理型チーム

　問題解決だけでなく、解決策の実行とその結果責任を負う自立的なチームです。10～15名のメンバーで、1人の上司が負っていた責任を引き継ぎます。

3）機能横断型チーム

　異なる分野（組織）のメンバーが、共通の仕事を遂行するために結成するチームです。情報交換がスムーズになり、複雑なプロジェクトを調整することができます。医療組織では、リスクマネジメントチームや感染対策チームなどが、これにあたります。

■ チームマネジメント

　チームマネジメントは、①いかにメンバーを組み合わせるか、②いかにメンバーを結束させるか、という2つの面に分けられます。それぞれのマネジメントのポイントおよび、看護におけるチームマネジメントのポイントは、**表1**のとおりです。

> **Point**
> **チームの特徴を把握して、どのようにメンバーを集め、どのように結束を高めるかを考える。**

図1　公式集団と非公式集団

マネージャーはチームの特徴を把握して、どのようにメンバーを集め、どのように結束を高めるかを考える

集団

公式集団
- 組織全体の構造に規定されている
- 明確な任務が与えられている
- 個人の行動は方向づけられている

非公式集団
- 構造的・組織的規定がない
- 連帯の関係
- 必要に応じてつくられる

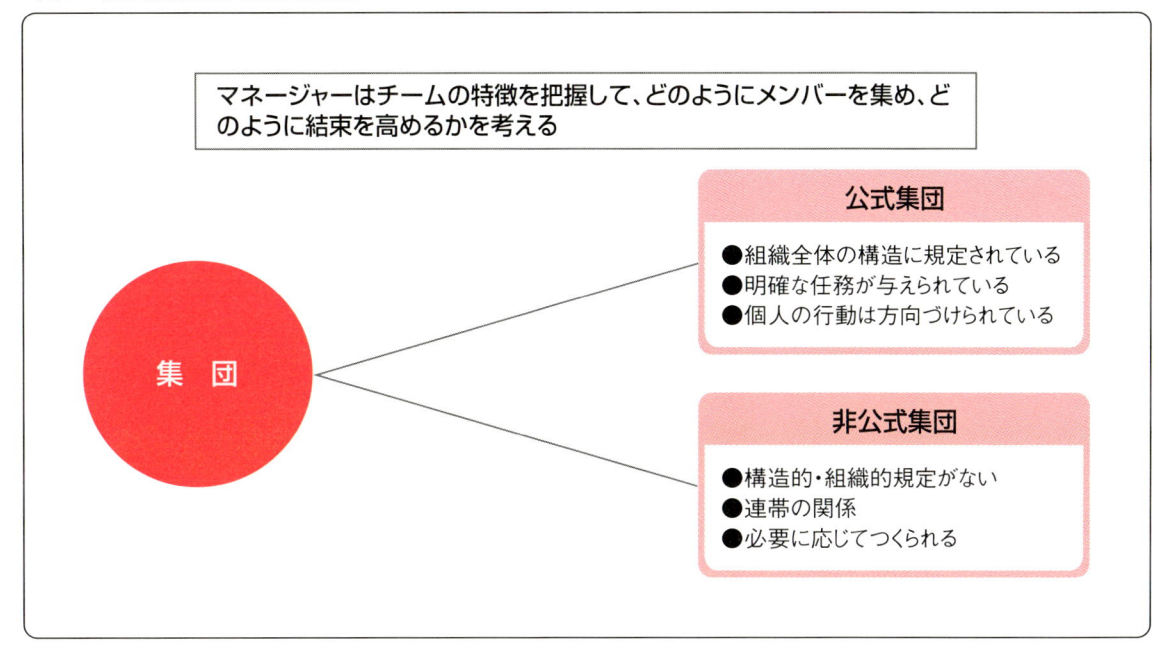

図2　チームの種類

問題解決型チーム
- 特定の問題の解決をめざすチーム
- QCサークルなど

自己管理型チーム
- 問題解決からその実行責任までを負うチーム

機能横断型チーム
- 異なる組織・分野のメンバーによるチーム
- リスクマネジメントチームなど

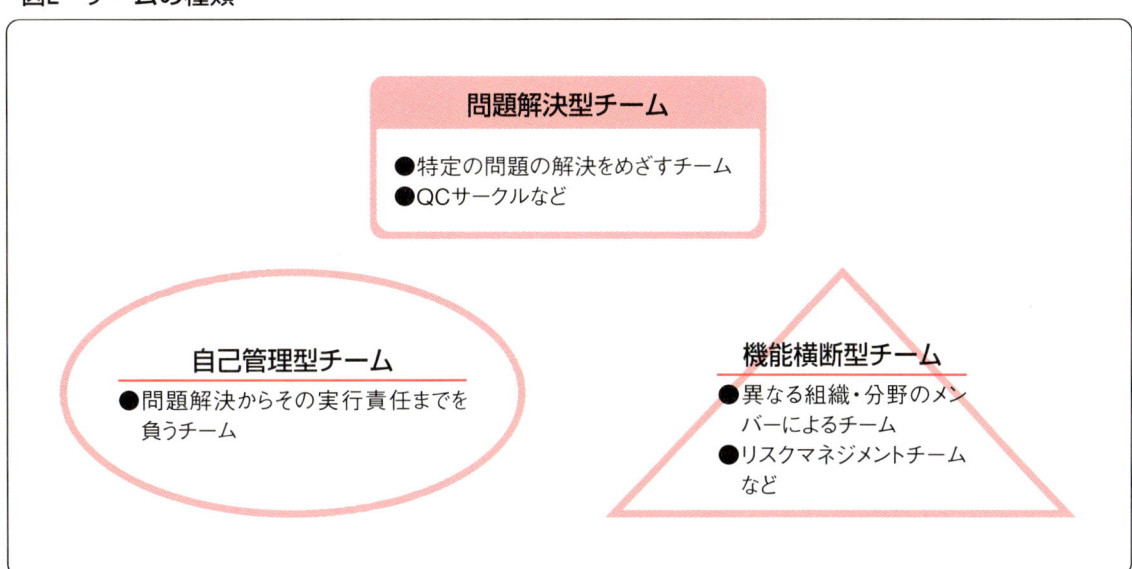

表1　チームマネジメントの要素

要素	項目
メンバーを組み合わせる	●チームマネジメントに必要なスキル（①専門的スキル、②問題解決・意思決定スキル、③対人関係スキル）をもった人材を集める ●チームとして不足するスキルを補える人材を集める
メンバーの結束を高める	●共通の目的、価値観をもつ ●良好なコミュニケーションをもつ ●リーダーに対する有効な働きかけを行う

Section3　マネジメントスキル

Part 1 まとめのQuestion

1	仕事術とは、今生じている、そしてこれから生じるであろう問題の解決術である。	○ ×
2	マネジメントのプロセスは、Plan-Do-Seeである。	○ ×
3	問題解決のプロセスは、マネジメントのプロセスとは異なる。	○ ×
4	問題を発見するコツは、常に問題がないか、注意をはらうことである。	○ ×
5	相手にわかりやすい話をするためには、前提から順序よく話すのがよい。	○ ×
6	自分の考えは図示するとよく伝わる。	○ ×
7	会議でスタッフから意見が出てこないのは、会議のルールが徹底していないからである。	○ ×
8	目標管理のコツは、目標面接にある。	○ ×

A　1.○　2.○　3.×　4.×　5.×　6.○　7.○　8.○

あなたならどうする？

1　あなたは、上司からの推薦があり、任用試験も通り、主任に起用されました。あなたはこれまで、ケアにこだわり、看護実践についてはかなりの自信がありました。しかし、主任となってから、スタッフの前で説明する、あるいは主任会で意見を求められるといった場面が増え、自分の考えをうまく伝えることができず、少し自信を失いかけています。何とか人前でわかりやすく話す方法を身につけなければ、とあせっています。あなたならどうしますか？　ロジカルシンキング、プレゼンテーションスキルを使って、戦略を練ってみましょう。

2　あなたが把握している病棟の「データ」は何ですか？　また、それらのデータは、何のために使えますか？　具体的に考えてみてください。

Part2

パート2は、マネジメントにかかわるナースが必ずふまえるべき知識集です。
セクション1では「看護」という仕事にかかわるトピックスを、
セクション2では看護部という組織をどうとらえるかを紹介します。

ナース必須の基礎知識

Section 1	看護の仕事	60
Section 2	看護部組織	74
Part 2	まとめのQuestion／あなたならどうする？	80

Part2 ナース必須の基礎知識
Section1 看護の仕事

29 看護実践の構造

「看護」をどのように定義するかについては、さまざまな考えがあります。本書では、看護における「仕事」という概念を「問題解決」ととらえていますが（→1、p2）、看護を広く、構造的にとらえることも重要です。

■ 看護実践の構造をとらえる

看護実践を構造的にとらえると、看護実践は5つの要素から成り立ち（図1）、さらに抽象化と具体化という2つの思考の方向性によって深められます（図2 →10、p20）。

1）抽象化（概念化）

抽象化とは、現象レベルでの働きかけや反応をとらえて、本質へ向かうことです。スタッフナースの段階では、個々の状況の現象にとらわれすぎて、本質がみえなくなりがちですが、さまざまな現象を正確にとらえ、共通性や差異性を考えていく抽象化のアプローチ（帰納法的アプローチ）により、看護の本質に向かうことができます。抽象化能力は、マネジメントにも必要な能力です（図3）。

2）具体化

具体化とは、抽象化によって得られたさまざまな概念や既成の概念（法則など）を現象に照らして考えることです。理論化・抽象化された言葉を、日常に即した説明的な言葉に変換させることであり、患者さんへの指導や他職種との連携の際に重要です。

■ ナースにとって大切なことは

人間の知的な活動は、現象（感性による認識）と本質（理性による認識）の間を常に循環しています。図2のようにモデル化してしまうと、現象より本質が、感性より理性が重要であるようにみえるのですが、これは優劣ではありません。「よかった！」「なぜ？悔しい」といった感性を揺さぶるような看護の経験が、本質へと向かうエネルギーであることは間違いありません。

■ 臨床でいかに学ぶか

ナースは臨床の現場で、看護実践についてさまざまな学びをしています。臨床で学ぶということは、自己の体験から出発するということです。現在こうした学習の効果的な方法として、ナラティブが注目されています（→11、p24）。ナラティブとは経験した看護をありのままに語り、書き留める手法です。これにより、言葉にすることが難しい看護のワザ、知恵が表現できます。

臨床で学ぶということは、①実践する行為の意味を自覚し、②自覚と責任をもって看護を行い、③その実践がどんな結果を患者・家族にもたらしたのかを評価することです。

References
1）P・ハーシィ、K・H・ブランチャード著、山本成二他訳：入門から応用へ 行動科学の展開；人的資源の活用、新版、生産性出版、2000、p13

Point

看護実践は、「抽象化の思考」と「具体化の思考」によって深められる。抽象化能力はマネジメント力向上のキーポイント。

図1　看護実践を構成する5つの要素

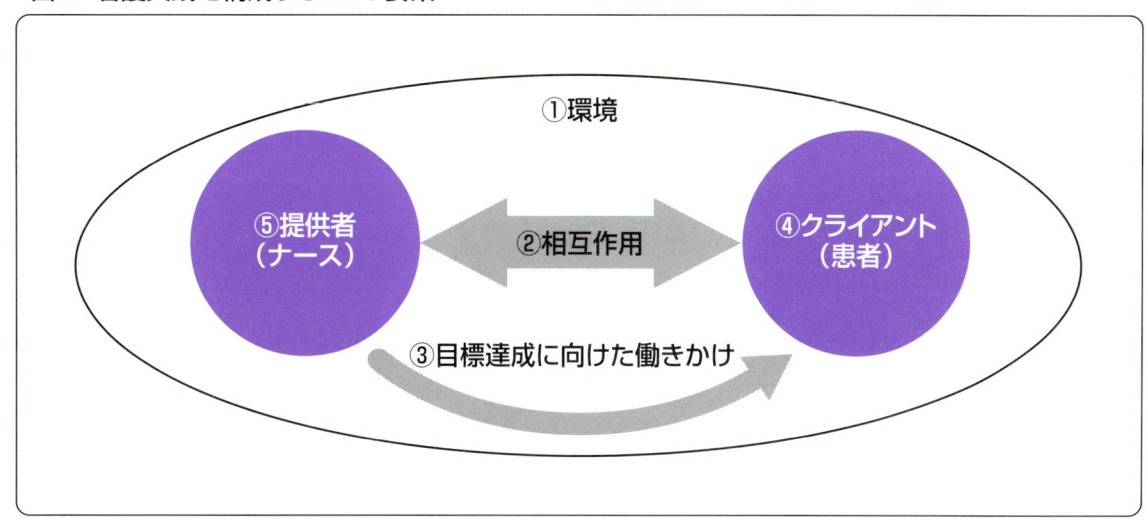

①環境
⑤提供者（ナース） ②相互作用 ④クライアント（患者）
③目標達成に向けた働きかけ

図2　看護実践は抽象化・具体化によって深められる

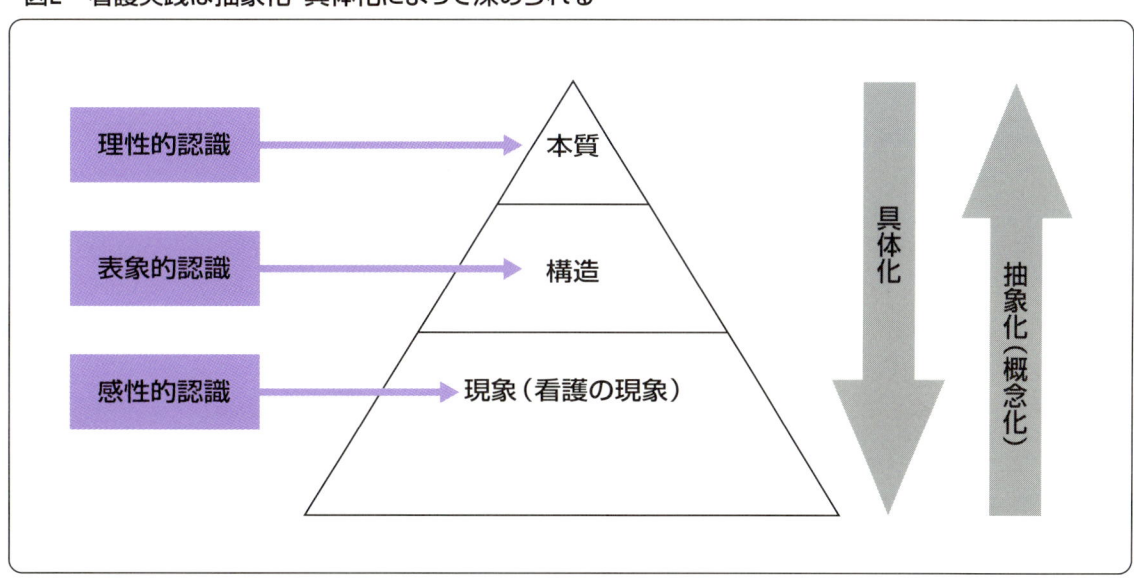

理性的認識　→　本質
表象的認識　→　構造
感性的認識　→　現象（看護の現象）

具体化　　抽象化（概念化）

図3　マネージャーに必要な能力[1]

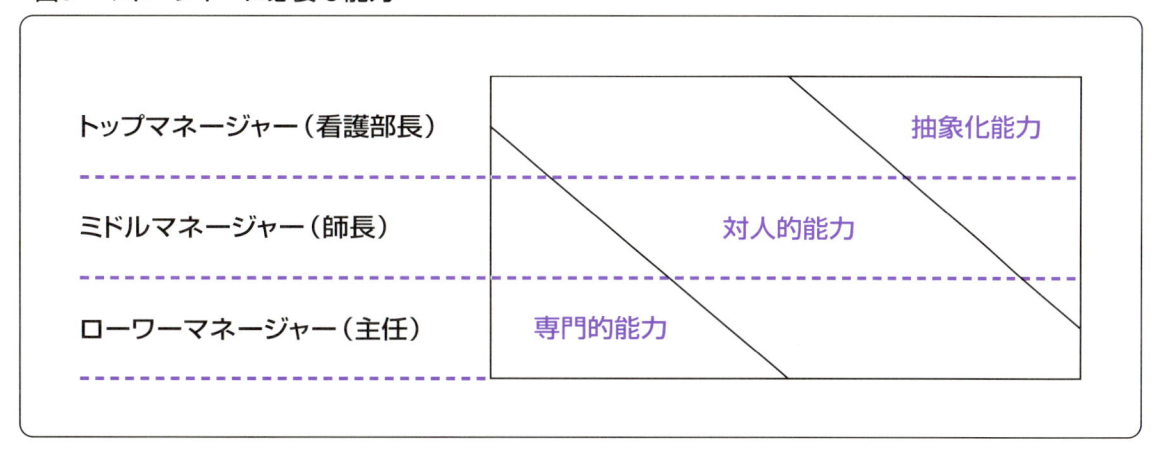

トップマネージャー（看護部長）　　　　　　　　　抽象化能力
ミドルマネージャー（師長）　　　　対人的能力
ローワーマネージャー（主任）　専門的能力

Part2 ナース必須の基礎知識
Section1 看護の仕事

30 専門職としてナースがすべきこと

　nurseという言葉は、nourish（育む）を語源とします。これは、看護が人々の健康、成長、生命の維持に必要なものを与え、世話をする仕事であること、人々を「育む」仕事であることを示しています。

　歴史的には、看護という仕事は、家庭のなかで病人を看病することから始まりましたが、やがて子どもや病人のケアが、専門の女性によって担われるようになり、ナースという専門職（professional、プロフェッショナル）として確立されました（図1）。

■ 専門職とは

　ナースは専門職の1つとして広く認められていますが、「専門職」と呼ばれる職種としてはその他に、医師や弁護士などがあります。デービスは、専門職を①科学的基盤をもっている、②サービス志向（他者のために働く）である、③倫理規定がある、④専門職組織がある、⑤研究を実施する、⑥自律性を有する、という6つの要件を満たす職業である、と定義しています[1]。

　また、ナイチンゲールはナースを、①病気に対する看護；患者が回復するために自己修復過程を用いるのを援助すること、②健康に対する看護；疾病予防、の2つの使命をもつ専門職である、と考えています。

　専門職の語源professは「公言する」という意味です。このことは専門職が、こうした自らの仕事を果たすことを、社会に向けて公言し、実行する職業であることを示しています。

■ 看護と社会

　したがって、専門職としてのナースは、社会と深いかかわりをもちます（図2）。米国看護師協会は看護と社会のかかわりについて、次のように規定しています。

- 看護は他の専門職と同様、社会に欠かすことのできない構成要素であり、社会のニーズを反映している。専門職は、自身が属する文化との関係において、いかに承認され、いかなる意義をもつかが決定される
- 専門職の有する技能や知識は、社会から要求され、決定されている。これら専門的な技能や知識は、（専門職）個人の資産ではあるが、専門職という存在自体は、社会的な資産である
- 専門職に対して社会は権限を与え、業務遂行に際しては相当度の自立性を許している。専門職は、そうした社会からの信頼に応え、責任を果たしうる行動をとらなければならない

References
1) アン・J・デービス、太田勝正：看護とは何か；看護の原点と看護理論、照林社、1999、p12
2) ICN（国際看護師協会）ホームページ：http://www.icn.ch/definition.htm（accessed on 20 May, 2003）
3) 中西睦子編：看護サービス管理、医学書院、1998

Point

ナースは社会と深い結びつきをもつ「専門職」である。
社会の信頼に応えることが、専門職の使命。

図1　ICN（国際看護師協会）で規定される看護師の仕事[2]

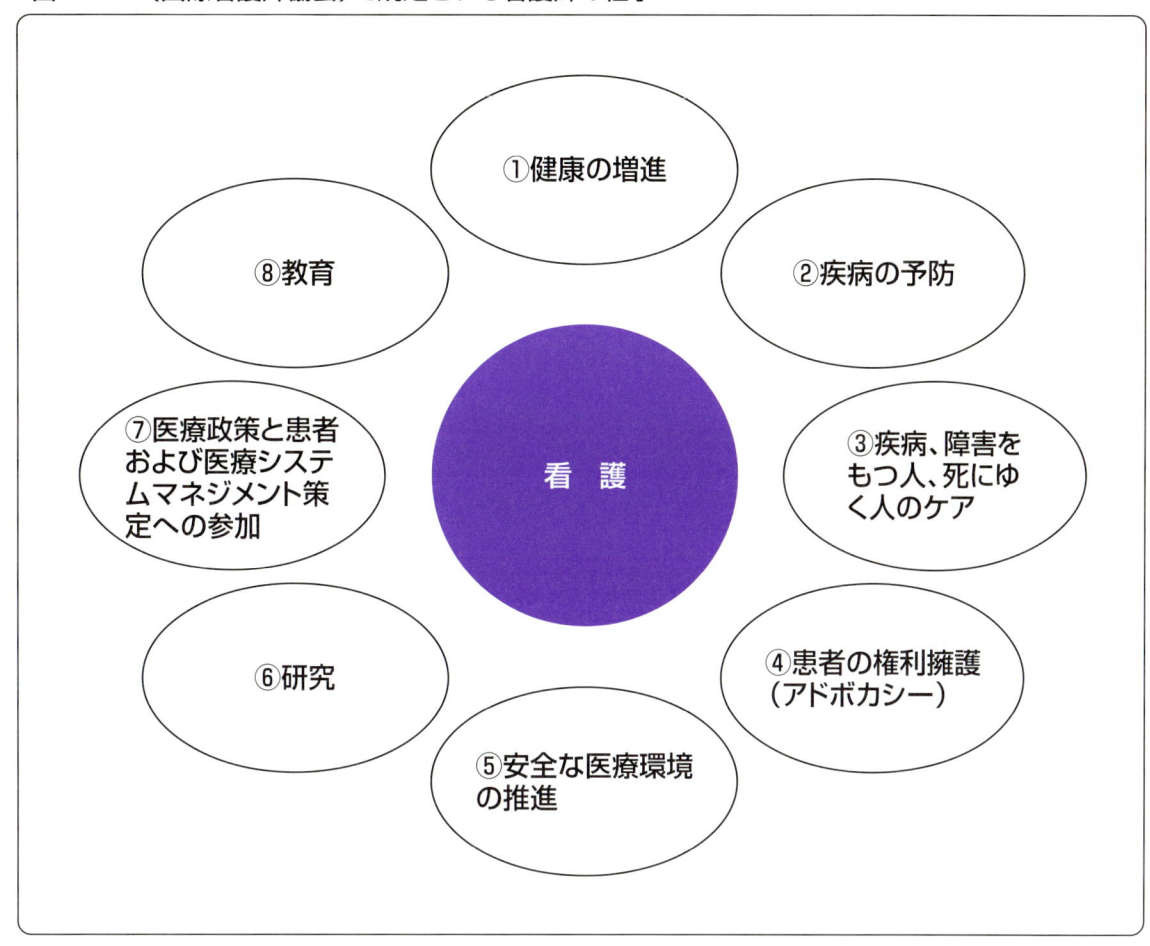

- ①健康の増進
- ②疾病の予防
- ③疾病、障害をもつ人、死にゆく人のケア
- ④患者の権利擁護（アドボカシー）
- ⑤安全な医療環境の推進
- ⑥研究
- ⑦医療政策と患者および医療システムマネジメント策定への参加
- ⑧教育

中心：看護

図2　社会と専門職の関係[1]

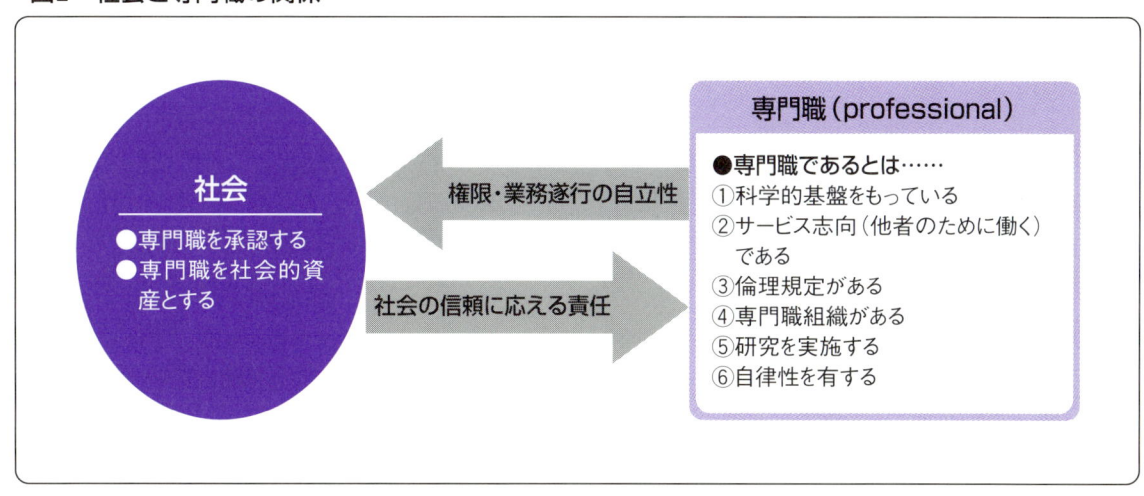

社会
- ●専門職を承認する
- ●専門職を社会的資産とする

←　権限・業務遂行の自立性
→　社会の信頼に応える責任

専門職（professional）
- ●専門職であるとは……
  ①科学的基盤をもっている
  ②サービス志向（他者のために働く）である
  ③倫理規定がある
  ④専門職組織がある
  ⑤研究を実施する
  ⑥自律性を有する

Part2 ナース必須の基礎知識
Section1 看護の仕事

31 労働基準法と夜勤

労働基準法は1947年に定められた法律で、日本国憲法第25条で保障された人間としての生活を営む権利（生存権とその保障義務）を、労働の面から実現することを目的にしたものです。

内容としては、労働契約、労働時間、休憩、有給休暇、就業規則、災害補償、女性や年少者に対する労働条件などがあります。とくにナースにかかわりのある項目としては、①労働時間、②妊産婦の就業、③夜勤があります。

労働時間

労働基準法では、労働時間、休憩時間、休日、時間外労働と時間外勤務手当などの基準が定められています（表1）。

時間外労働とは、法定労働時間を超えた労働のことです（図1）。病院などで定めている所定労働時間を超えた労働であっても、法定労働時間の範囲内であれば、時間外労働にはあたりません。

妊産婦の就業

妊産婦（妊娠中および出産後1年以内の女性）の仕事については、出産前後の休業保証、時間外労働や休日労働の強制の禁止などが定められています（表2）。

夜勤

労働基準法では必ず休憩時間をとること（表1）以外は、夜勤に関する細かい規定はありません。しかし、交替勤務における引継ぎに要する時間は労働時間とすべきこと、シフトの間隔は12時間以上おくべきことが、「ILO（International Labour Organization、国際労働機関）看護職員勧告」に明示されています。

ところで、2交替制を取り入れている病院・病棟では、1回の勤務が12時間と、8時間労働の基準を超えてしまいます。そこで労働基準法では、労働組合（またはそれに準ずる者）との協定で、1か月以内の一定の期間を平均して1週間につき40時間を超えないようにすれば労働させることができる、としています。つまり、2交替制では1週間の労働時間を40時間以内に抑える勤務表をつくらなければなりません（→57、p118）。

深夜勤務を含む交替制勤務は、職場ごとに適切に行われるようなガイドラインを策定することが大切です。厚生労働省も「**深夜業に従事する女性労働者の就業環境等の整備に関する指針**」（表3）を発表しています。

References
1）日本看護協会：看護職の社会経済福祉に関する指針；就業規則編（日本看護協会編：日本看護協会編ガイドライン集、日本看護協会出版会、2002）

Point

労働基準法は、マネージャーは必ず知っておくべき法律。夜勤については、各職場で明確なガイドラインをつくること。

表1　労働時間にかかわる法律の条項

- 休憩時間を除き、1週間につき40時間を超えて労働させてはならない。（32条）
- 休憩時間を除き、1日について8時間を超えて労働させてはならない。（32条2項）
- 労働時間が6時間を超える場合には少なくとも45分、8時間を超える場合には少なくとも1時間の休憩時間を、労働時間の途中に与えなければならない。（34条）
- 毎週少なくとも1回の休日を与えなければならない。（35条）
- 午後10時から午前5時までの間に労働させた場合、その時間の労働については、通常の労働時間の賃金の計算額の5割以上の率で計算した割増料金を支払わなければならない。（37条）

図1　時間外労働とは法定労働時間を超えた労働のこと

法定労働時間（計8時間）		時　間　外　労　働
所定労働時間	所定外労働時間	三六協定（労働基準法36条）
・A病院：7時間 →	1時間	・残業手当を支払う
・B病院：6時間 →	2時間	・時間外労働の限度などが定められている

表2　妊産婦の就業にかかわる法律の条項

- 6週間以内に出産する予定の女性が休業を請求した場合、その者を就業させてはならない。（65条）
- 産後8週間を経過しない女性を就業させてはならない。ただし産後6週間を経過した女性が請求した場合、その者について医師が支障がないと認めた業務に就かせることはさしつかえない。（65条）
- 妊産婦が請求した場合、1週間40時間以上、1日8時間以上の労働をさせてはならない。（66条）
- 妊産婦が請求した場合、時間外労働をさせてはならず、また休日に労働させてはならない。（66条）
- 妊産婦が請求した場合、深夜業をさせてはならない。（66条）
- 生後1年に達しない生児を育てる女性は34条の休憩時間のほか、1日2回各々少なくとも30分、その生児を育てるための時間を請求することができる。（67条）

表3　「深夜業に従事する女性労働者の就業環境等の整備に関する指針」から事業主が配慮すべきこと

- 通勤および業務遂行における安全を確保する（例：送迎バスの運行、公共交通機関の運行時間に配慮した勤務時間の設定、従業員駐車場の防犯灯整備、防犯ベルの貸与など）。事業主は防犯上の観点から、深夜業に従事する女性労働者が1人で作業することを避けるように努めなければならない。
- 子どもの養育または家族の介護等の事情に関して配慮する。
- 仮眠室、休養室等の整備を整備する（男性用と女性用に区別して、適当な睡眠・仮眠の場所、お手洗い、休養室を設ける）。
- 健康診断等

Part2 | ナース必須の基礎知識
Section1 | 看護の仕事

32 超過勤務はどこまで認められる？

1日の仕事は決められたシフト内で終了することが原則です。超過勤務は、①通常の仕事量を超える仕事が予定されている場合、②臨時に仕事が飛び込んだ場合、のいずれかで発生するものであり、原則として、①本人が前もって申告するような場合、②上司から超過勤務で仕事をするよう依頼（指示）があった場合に認められます。

自分の計画の悪さや仕事の未熟さによる超過勤務は、認められないのが原則です。

■ 医療従事者と超過勤務

ただし、医療は時間でスパッと区切った仕事ができません。その要因としては、①人が人にかかわる仕事（ヒューマンサービス）である、②病棟は24時間連続営業である、③サービスの受け手は健康に障害をもっている、④病気は変化する、ということがあります。

患者に行うべきことを明日に回す、日勤業務終了と同時に病棟のシャッターを閉める、留守番電話に切り替える、といったことができないわけで、時間外労働も発生しやすい特性をもつのです。

また、サービスを提供する医療者側の特徴として、①知識や技術は経験年数や実践能力によって個人差がある、②個人によって仕事への時間のかけ方などに差がある、③医療はチームで行うため、他職種の仕事の状況も考慮せざるをえない、④24時間体制では上司が部下の仕事を管理することはできない、などの要素があり、これらも考慮しなければなりません。

■ 超過勤務とマネジメント

超過勤務時間を削減できるかどうかは、看護単位のマネジメント力に左右されるといわれます。いかに業務を効率よく行い、超過勤務の発生を防ぐことができるかが、管理職の腕の見せどころです。

適正なマネジメントの視点をもつとともに（表1）、例えば超過勤務の取り決め（表2）を作成するなど、仕事を標準化していくことがポイントです（図1）。

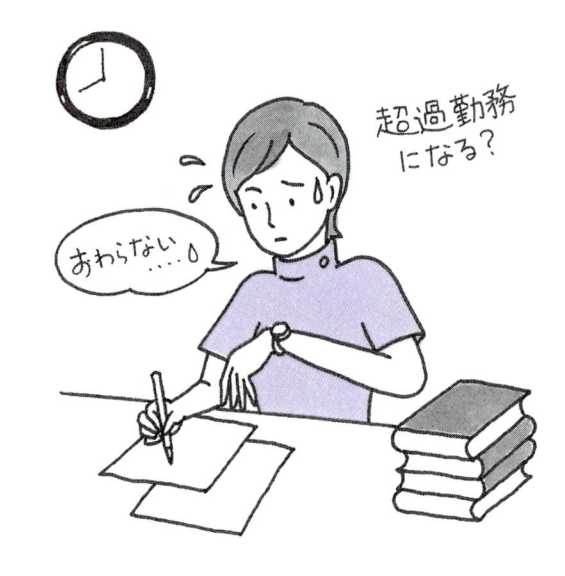

> **Point**
>
> 超過勤務は行わないのが原則。
> 仕事を標準化することが超過勤務を減らすポイント。

表1 超過勤務のチェックポイント

調査のポイント

- ☐ 業務量が同程度の部署と比較して、超過勤務に差がある
- ☐ 各シフトで超過勤務に差がある
- ☐ 曜日や月、季節で超過勤務に差がある
- ☐ 極端に超過勤務時間の多いスタッフがいる
- ☐ 時間外労働が発生しても、超過勤務手当てに反映していないことがある
- ☐ 同程度のスタッフの能力で、超過勤務に差がある

改善のポイント

- ☐ 超過勤務の業務内容を明確にする
- ☐ 標準化できる業務は標準化する
- ☐ メンバーの仕事配分を改める
- ☐ リーダーの業務調整、采配を徹底する
- ☐ 業務量に応じた適正な職員配置を行う

表2 超過勤務の原則(例)

① 新卒者は原則として3か月を指導期間とし、申告しない

② 指導中の業務は申告しない

③ 記録による超過勤務は、最大30分を目安とする

④ 看護計画等に要する超過勤務は、最大60分を目安とする

⑤ 病棟会は、1時間／月まで申告できる

⑥ 委員会活動は、2時間／月まで申告できる

＊超過勤務の申告は、管理者が認めた場合に行う
＊勤務できない場合は、必ずタイムカードに打刻する

図1 超過勤務の具体的な対策

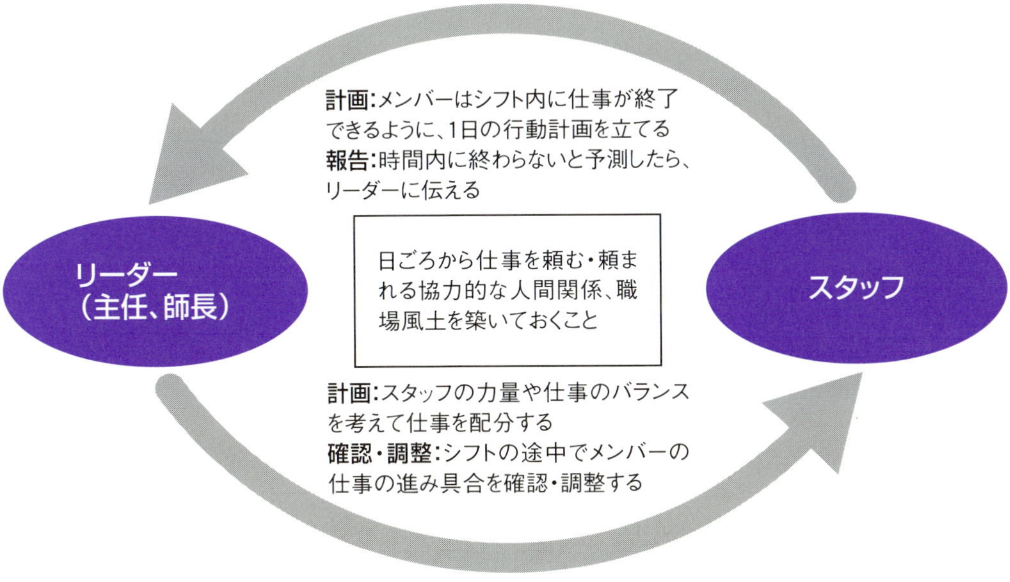

リーダー(主任、師長) → スタッフ
計画：メンバーはシフト内に仕事が終了できるように、1日の行動計画を立てる
報告：時間内に終わらないと予測したら、リーダーに伝える

日ごろから仕事を頼む・頼まれる協力的な人間関係、職場風土を築いておくこと

スタッフ → リーダー
計画：スタッフの力量や仕事のバランスを考えて仕事を配分する
確認・調整：シフトの途中でメンバーの仕事の進み具合を確認・調整する

33 ジェネラリスト？それともスペシャリスト？

■ キャリアアップとスペシャリスト教育

従来わが国では、どのような臨床看護分野においても、ある一定水準を満たした看護実践が行える「ジェネラリスト」の育成が行われてきました。しかし、保健医療が高度化し、利用者のニーズも多様になっていくなか、さまざまなニーズに対応したサービスを提供できる特定のスキルをもったナース、すなわち「スペシャリスト」を教育・認定しようという機運が高まりました（→58、p120）。

その代表的なものが、日本看護協会が認定する専門看護師・認定看護師制度、認定看護管理者制度です。これらの制度は、ナースのキャリア開発が臨床から離れて、管理者や教育者になるなどの選択肢しかなかった現状を変え、ベッドサイドでの看護実践によるキャリア開発の可能性をひらくものとして、大きな期待とともに受け入れられました。

■ 専門・認定看護師、その他のスペシャリスト

1995年、看護の質の向上とともに、すぐれた看護実践を現場で行うことを望む看護師のキャリア開発を視野に入れた「専門看護師（CNS; clinical nurse specialist）資格認定制度」が始まりました（表1）。

加えて1996年からは、臨床の現場で熟練した看護技術をもって優れた看護実践を行っている看護師を認定し、さらに特別な知識や技術を修得する機会をつくることをめざした「認定看護師（CEN; certified expert nurse）資格認定制度」が始まりました（表2）。

現在、看護師が取得できる資格は、ケアマネジャー、呼吸療法認定士、透析技術認定士、救急救命士、日本糖尿病療養指導士、認定心理士など多岐にわたります（表3）。スペシャリストとしてナースを認定する制度の拡充は、ますます広がっています。

■ ローテーションを見直す必要性も

わが国ではこれまで、「ジェネラリスト」養成をめざした職場のローテーションが行われてきましたが、今後は、一定期間のローテーションの後には複数の選択ができるようなキャリア開発制度が必要といわれています。今後の研究・開発が望まれています。

また、専門・認定看護師など6か月以上の長期の研修が必要となる場合には、研修中の身分保証や賃金をどうするか（派遣、休職、退職のいずれとするか）などが問題になっています。各施設でその対処は異なりますが、事前の確認・交渉は必須です。

References
1) 日本看護協会ホームページ：http://www.nurse.or.jp (accessed on 20 May, 2003)

Point
スペシャリストをキャリア選択するナースが増えている。さまざまなキャリア開発を可能にする研究が進んでいる。

表1 専門看護師の分野

専門分野	認定者数 （2003年4月現在）
精神看護	11
がん看護	18
地域看護	2
老人看護	3
小児看護	6
母性看護	3
成人看護（慢性）	0*
家族看護	0*
クリティカルケア看護	0*
感染看護	0*

＊　まだ教育が始まっていない分野

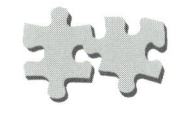

表2 認定看護師の分野と教育施設

専門分野	認定者数 （2002年11月現在）	教育施設
救急看護	96	日本看護協会看護研修学校（清瀬）
創傷・オストミー・失禁看護（WOC）	254	日本看護協会看護研修学校（清瀬）
重症集中ケア	153	日本看護協会看護研修学校（清瀬） 神奈川県立保健福祉大学　実践教育センター**
ホスピスケア	59	日本看護協会看護研修学校（清瀬）
がん性疼痛看護	92	神奈川県立保健福祉大学　実践教育センター**
がん化学療法看護	25	日本看護協会神戸研修センター（神戸）
感染管理	59	日本看護協会看護研修学校（清瀬） 国立看護大学校研修部
糖尿病看護	15	日本看護協会看護研修学校（清瀬）
不妊看護	0	日本看護協会神戸研修センター（神戸）
訪問看護	0*	未定
新生児集中ケア	0*	未定

＊　まだ教育が始まっていない分野
＊＊　旧神奈川県立看護教育大学校　2003年4月より名称変更

表3 ナースが取得できる資格の代表的なもの

- 救急救命士
- 日本糖尿病療養指導士
- ケアマネジャー（介護支援専門員）
- 呼吸療法認定士
- 透析技術認定士
- 健康運動指導士
- 福祉住環境コーディネーター
- 診療情報管理士
- 福祉用具専門相談員
- 産業看護師
- 精神保健福祉士
- 認定心理士
- グループカウンセラー
- 不妊カウンセラー
- 体外受精コーディネーター
- 体外循環技術認定士
- 家族相談士
- 臨床工学技士
- 臓器移植コーディネーター

Section1　看護の仕事

34 専門看護師になる方法

専門看護師とは

専門看護師とは、日本看護協会によってある特定の専門看護分野において卓越した看護実践能力を有することが認められた、看護師の資格です。

専門看護師の受験資格

専門看護師の受験資格は、日本国の保健師・助産師・看護師のいずれかの免許を有すること、専門看護師に必要な教育を修了していること、免許取得後の実務経験が5年以上であり、さらにそのうち1年以上は専門看護師に必要な所定の教育を修了した後の経験であること、となっています。

なお、5年間の実務経験は、大学院教育の前後いずれでもよいとされています(図1)。

専門看護師の教育課程と更新制度

専門看護師の役割は、「実践」「教育」「相談」「調整」「研究」の5つです。こうした役割を果たすためには、専門分野における深い知識と的確な判断力、援助技術、対人的能力、管理的能力などが必要とされます(表1)。

専門看護師の受験資格が大学院修士課程修了となっているのは、こうした社会的・人間的熟達には大学院レベルの高等教育が必要であるとの考えに基づいています。

1995年の教育課程の開始以来、「専門看護師教育課程」には10分野が特定されていますが、現在は6分野しか実施されていません。「専門看護分野」としての特定には、教育課程を修了し、専門看護師の受験資格を有する者が3名以上実践していること、という規定があるからです。なお、2003年4月1日の時点で合計43名の専門看護師が承認されています。

教育課程終了後の認定審査は、教育課程終了後の実践についての書類審査(1次試験)と筆記試験・口頭試問(2次試験)によって行われます。

また、専門看護師のレベルを維持するために、5年毎の更新制度があります。更新基準としては、臨床現場で専門看護師の役割を遂行していることが重視されますが、専門職としての自己能力開発に努力することが課され、学会参加や研究成果の発表などで5年間で50ポイントを取得することも課されます。2002年に第1回専門看護師認定更新審査が実施され、6名が更新申請されています

それぞれの教育施設に関しては、看護協会ニュースや各大学院の要綱を参照ください。

References
1) 日本看護協会ホームページ：http://www.nurse.or.jp (accessed on 20 May, 2003)

Point

専門看護師教育課程の基準に従って認定された、「大学院修士課程」を卒業する必要がある。

図1　専門看護師への道

保健師、助産師、看護師
※通算5年以上（大学院修了後の期間も含む）の実務経験が必要。
　そのうち、通算3年以上（大学院修了後の期間も含む）は、特定の看護分野の経験を有すること。

↓

看護系大学院（修士課程）修了
(1) 特定の専門看護分野の所定単位を取得。なお、特定の専門看護分野の所定単位に満たない者は、必要単位をさらに取得するものとする。あるいは、
(2) 看護学以外の関連領域の大学院などを修了した者で、看護系大学大学院修士課程において必要単位をさらに取得。
(3) 外国において(1)〜(2)と同等以上と認められる教育を修了。

↓

特定分野の実務経験（1年以上）

↓

審査*
第一次　書類審査
第二次　筆記試験、口頭試問

＊認定審査申請に必要な書類を、審査料とともに日本看護協会に提出する。認定審査要領は、「協会ニュース」に掲載。

↓

合格　資格取得

↓

更新審査
5年ごと

表1　専門看護師の役割

役割	内容
実践	専門看護分野において、個人・家族または集団に対して卓越した看護を実践する
教育	専門看護分野において、看護職者に対してケアを向上させるための教育的機能を果たす
相談	専門看護分野において、看護職者を含むケア提供者に対してコンサルテーションを行う
調整	専門看護分野において、必要なケアが円滑に行われるために、保健医療福祉に携わる人々の間でコーディネーションを行う
研究	専門看護分野において、専門知識・技術の向上・開発を図るために、実践の場における研究活動を行う

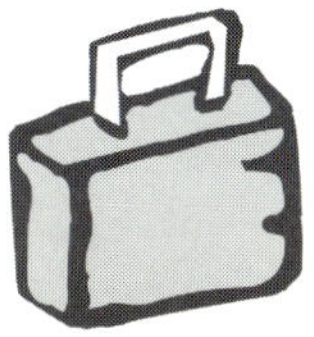

Part2 | ナース必須の基礎知識
Section1 | 看護の仕事

35 認定看護師になる方法

■ 認定看護師とは

　認定看護師とは、日本看護協会によって特定看護分野において、熟練した看護技術と知識を有することが認められた看護師に与えられる資格です。

■ 認定看護師の受験資格

　教育課程の受験資格は、日本国の保健師・助産師・看護師のいずれかの免許を有し、実務経験5年以上、そのうち通算3年以上は特定の看護分野の経験を有することとなっています。教育課程修了後、日本看護協会の認定審査に合格することが必要です(図1)。

■ 認定看護師の教育課程と更新制度

　認定看護師は1996年より教育課程が始まり、現在11の特定分野が認定され、そのうち9つの教育課程が実施されています。2002年11月1日現在、合計753名の認定看護師が承認されています。

　認定看護師の役割は、「実践」「指導」「相談」の3つです(表1)。これに基づき、教育カリキュラムは総時間数600時間以上で、内訳はどの認定看護分野でも履修する必要がある共通科目が90時間以上、演習および臨地実習が200時間以上、その他専門基礎科目と専門科目で構成されています。教育期間は6か月以上で連続した(集中した)昼間の教育、と定められています。

　コース修了後の認定審査は、書類審査および筆記試験によって行われ、認定看護師としてのレベル保持のため、5年ごとの更新制度があります。更新基準としては、臨床現場において熟練した知識と技術を用いて確実な看護実践を行っていることが重視されますが、専門職としての自己能力開発に努力することが課され、学会参加や研究成果の発表などで5年間で50ポイントを取得することも課されます。

　2002年には第1回の更新審査が行われ、救急看護20名とWOC看護34名の認定が更新されています。

　教育のねらい、教育施設の連絡先、募集人数　他詳細に関しては、それぞれの教育課程から発行されている資料を参照してください。

References

1) 日本看護協会ホームページ：http://www.nurse.or.jp
(accessed on 20 May, 2003)

Point

日本看護協会の認定看護師教育機関、または認定看護師の教育が認められた教育機関で、教育課程を修了する。

図1　認定看護師への道

保健師、助産師、看護師

※通算5年以上の実務経験が必要。
　そのうち通算3年以上は、特定の看護分野の経験を有すること。

↓

教育課程（6か月・600時間以上）修了

日本看護協会の認定看護師教育課程または認定看護師の教育に適切であると認められた教育機関にて、6か月または同等以上の教育課程を修了。
＊または、外国において、上記と同等と認められる教育を修了。

↓

審査

第一次　書類審査
第二次　筆記試験

↓

合格　資格取得

↓

更新審査

5年ごと

表1　認定看護師の役割

役割	内容
実践	特定の看護分野において、個人・家族または集団に対して、熟練した看護技術と知識を用いて水準の高い看護を実践する
指導	特定の看護分野において、看護実践を通して他の看護職者に対し指導を行う
相談	特定の看護分野において、看護職者に対し、コンサルテーションを行う

あなたならどうする？

　Aさんは内科病棟に勤務して3年目の看護師です。彼女は将来、重症集中ケア認定看護師になりたいと考えています。今後どのようにキャリアを形成すれば目標を達成できるか、Aさんの立場で、そしてAさんを指導する立場で、考えてみてください。また、あなた自身のキャリアプランを立ててみてください。

Part2 ナース必須の基礎知識
Section2 看護部組織

36 組織のカタチ

　仕事において「組織」とは、「個人」では達成できない事柄を成し遂げる仕組み、ととらえられます。看護における理想的な組織とは、表1に示したようなものです。

■ 組織の形態

　一般に組織には、さまざまな形があります。伝統的に多く取り入れられている組織形態としては、「ライン」と「ライン・スタッフ」がありますが、現在では目的に応じた柔軟な組織形態も取り入れられつつあります。

■ ラインとスタッフ

　ラインとは、直接的に収益を生み出す部門・機能のことです(図1)。

　このライン部門に対して、支援やチェック機能を行う部門をスタッフと呼びます。従来の看護部組織が「ライン」だとすると、リエゾンナースやがん専門ナースなど、スタッフナースが必要なときに、部門を超えて必要な支援を行うナースが「スタッフ」にあたります。(図2)

■ 柔軟な組織

　伝統的な「ライン」「ライン・スタッフ」組織に対して、現在では多様な組織形態が提案・実行されています。

　「マトリックス型組織」(図3)は、機能別組織と事業部制組織を組み合わせたものです。さまざまな形態の組織のメリットを同時に達成するために、多数の組み合わせが検討されています。

　「ネットワーク型組織」(図4)は、コンピュータを利用することで、大きな組織での情報交換・共有を可能にします。

　医療における組織は、医師を頂点とする強固な階級的組織形態でしたが、チーム医療が進むなかで、その形も少しずつ変わりつつあります。

図4　ネットワーク型組織

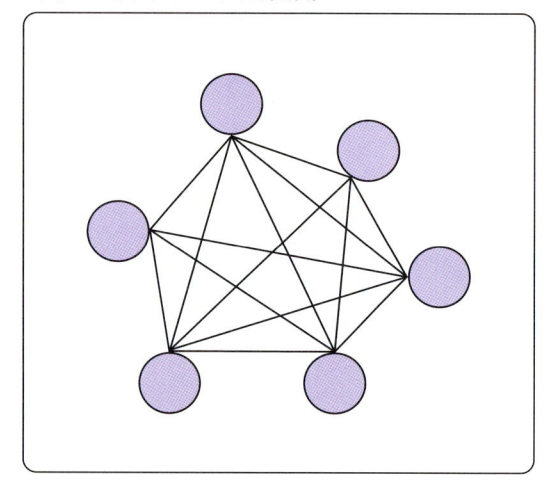

> **Point**
>
> **組織にはいろいろな形がある。チーム医療が進むなかで、医療における新しい組織像が模索されている。**

表1　看護の理想的な組織

明確な方向性	● 病院の理念（目的）達成に向けた方向性が明確に示されている ● あらゆる部署のすべてのナースがわかるようになっている
スタッフを支援する仕組み	● ケア提供の最前線にいるスタッフナースに敬意を払っている ● 教育システムなど、個人の成長を支援するシステムがある
コミュニケーションの質	● ケアの質にこだわっている ● 意見が衝突しても、ケア提供については妥協しないようなコミュニケーションができる

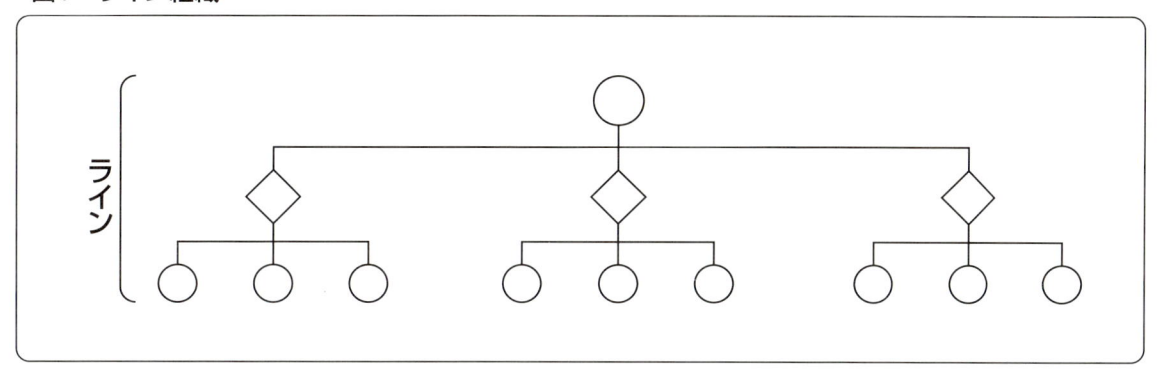

図1　ライン組織

図2　ライン・スタッフ組織

スタッフは部門を超えて支援する

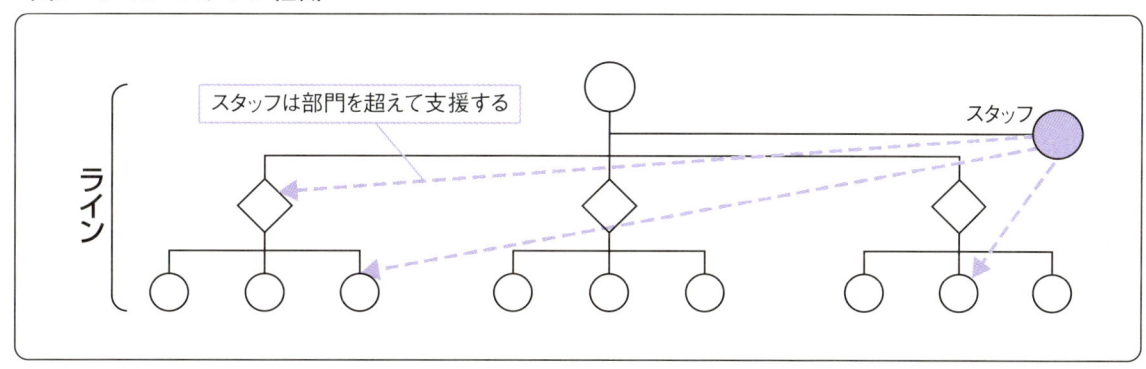

スタッフ

図3　マトリックス型組織

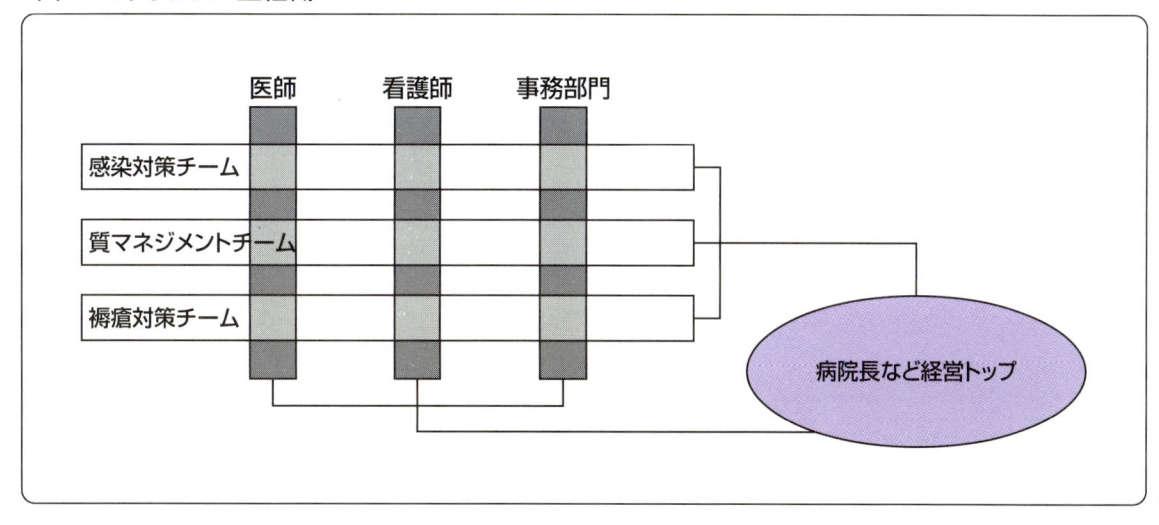

医師　看護師　事務部門

感染対策チーム

質マネジメントチーム

褥瘡対策チーム

病院長など経営トップ

Part2 ナース必須の基礎知識
Section2 看護部組織

37 師長と主任、ほんとうの役割

　師長や主任は、臨床での実践能力、スタッフへの教育能力などの特性が評価され、管理者へと昇進した人です。看護組織において両者が果たすべき役割は、「スタッフと協力して組織の目標を達成すること」にあります。

■ マネジメントの階層

　師長も主任も、多くのスタッフのなかから実力を認められてその任につきます。実力を認める方法としては、推薦、昇任試験などがあります。マネジメントの階層は「トップマネジメント」「ミドルマネジメント」「ローワーマネジメント」の3層に分けられます。これを看護のマネジメントにあてはめると、トップマネジメント＝看護部長、ミドルマネジメント＝師長、ローワーマネジメント＝主任、ということになります（→18、p36）。

■ 師長・主任の役割

　この階層からいうと、師長（ミドルマネージャー）の重要な役割は、担当部署（病棟）の業務計画を策定し、管理を行うことで、業務を効果的かつ効率的に行うことにあります。主任（ローワーマネージャー）の役割は、業務管理、すなわち策定された計画の実行です。
　しかし、昨今の医療変革の流れのなかで、現場では病棟再編成等の変化が起こっています。このようななか、従来と異なる役割分担、機能分担もありえます。師長と主任が話し合って、現状にもっともふさわしい方法をつくりだしていくことも必要です。

■ 認定看護管理者

　現在、日本看護協会では「認定看護管理者制度」を行っています。これは①ファーストレベル、②セカンドレベル、③サードレベルに分かれ、それぞれ主任、師長、看護部長を主な対象としています（図1）。
　主任はかつて「師長の補佐」と位置づけられていましたが、平成14年からは「看護管理者のスタートラインに立った者」として、単なる補佐役ではない看護管理者と位置づけられています。

References
1) 古庄冨美子、小島恭子：看護管理その2；看護管理の実際、第2版、日本看護協会、1999
2) 日本看護協会ホームページ：http://www.nurse.or.jp/（accessed on 20 May, 2003）

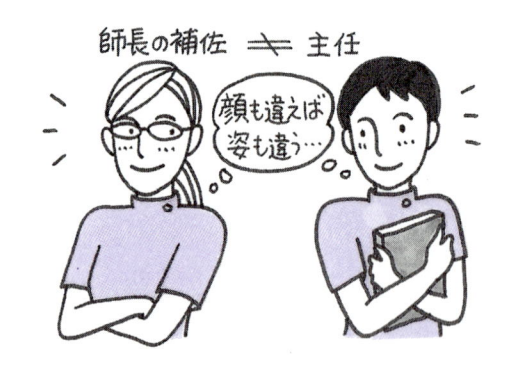

> **Point**
> 主任は看護管理者の最初のステップにいる人のことであり、師長の単なる補佐ではない。

図1　マネジメントの階層と認定看護管理者の教育概要

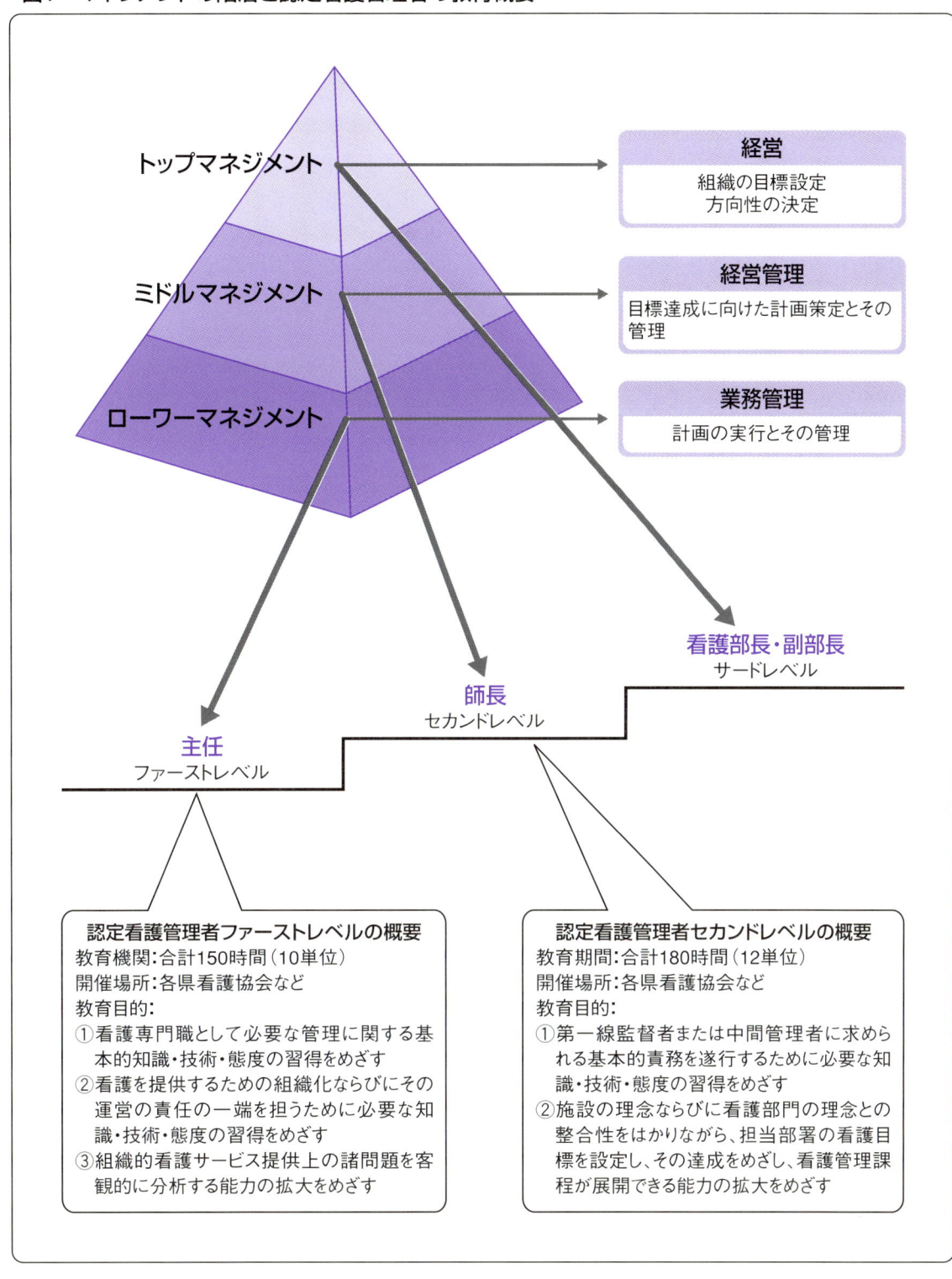

トップマネジメント → **経営**
組織の目標設定
方向性の決定

ミドルマネジメント → **経営管理**
目標達成に向けた計画策定とその管理

ローワーマネジメント → **業務管理**
計画の実行とその管理

看護部長・副部長
サードレベル

師長
セカンドレベル

主任
ファーストレベル

認定看護管理者ファーストレベルの概要
教育機関：合計150時間（10単位）
開催場所：各県看護協会など
教育目的：
① 看護専門職として必要な管理に関する基本的知識・技術・態度の習得をめざす
② 看護を提供するための組織化ならびにその運営の責任の一端を担うために必要な知識・技術・態度の習得をめざす
③ 組織的看護サービス提供上の諸問題を客観的に分析する能力の拡大をめざす

認定看護管理者セカンドレベルの概要
教育期間：合計180時間（12単位）
開催場所：各県看護協会など
教育目的：
① 第一線監督者または中間管理者に求められる基本的責務を遂行するために必要な知識・技術・態度の習得をめざす
② 施設の理念ならびに看護部門の理念との整合性をはかりながら、担当部署の看護目標を設定し、その達成をめざし、看護管理課程が展開できる能力の拡大をめざす

Part2 | ナース必須の基礎知識
Section2 | 看護部組織

38 上司と考え方に相違があったらどうする?

あなたの考えを上司にしっかり伝えることが重要です。まずは、問題の本質は何か、相違点はどこなのか、など、自分なりの考えを明確にしたうえで、上司と話し合いましょう。

合意が必要な場合は、納得するまで話し合わなければなりません。もちろん、相違があってもよい場合もあります。**一番大切なことは、１つの意見に「同意するか反対するか」ではなく、あなた自身の意見をどうとらえ、どんな根拠をもって、説得力のある議論をするか、ということなのです**（→13、p30）。

■ 意見の対立は意思決定の重要な要素

ドラッカーは、意思決定における第一の原則は「意見の対立がないときには、決定を行わないことである」といっています[1]。意見の対立は、むしろ必要なことであり、その問題について十分に考えている人が存在することの証拠にもなります。

■ 要約する力がポイント

意見が対立する際に必要なことは、ロジカルシンキングです（→3、p8）。論理的思考を、斎藤は「要約力」といいかえています[2]。つまり、①相手の意見を要約でき、②自分の考えを要約でき、③問題となっている資料などを要約できる、といった能力こそ、コミュニケーションの基本です（表１）。

事態や状況を要約できるとは、問題の本質がわかることを意味します。現象レベルに目を奪われると、事の本質を見失います。要約する力とは、枝葉末節ではなく、本質を見抜く力であり、何を議論すべきかがわかることです。

反対意見とは、そうして見抜いた本質に対して、意見を述べることです。何も遠慮は要りません。あとは、誠実に伝えましょう。

■ 上司はあなたの反対意見に注目している

あなたの上司は、あなたに対して、いつも意見に賛成するように望んでいるでしょうか？　もしそうだとしたら、その上司はあまり大した人物ではありません。いつでも反対というのも困りますが、必要なときには反対意見をきちんといえる部下を、じつは上司は待っているのです。そして、じっくり見ています。あなたの成長度がわかるからです。

その際重要なことは、反対意見は「建設的に」「生産的に」いうことです。話し合いとは、現在の制約条件のなかで最大の生産物を生み出すために行うべきです。"反対意見を建設的にいえる"——こうなったら、あなたは一歩ステップアップしたこと、間違いなしです。

References
1) P・F・ドラッカー著、上田惇生訳：マネジメント；基本と原則、ダイヤモンド社、2001、p152-153
2) 斎藤孝：会議革命、PHP研究所、2002、p32

💡 **Point**

問題の本質、相違点（上司の考えと自分の考えがどう違うか）を論理的にとらえて、自分の考えをしっかり伝える。

図1　上司と考え方や意見の対立があったら

上司 ⇅ スタッフ

考え方に相違がある！
意見の対立がある！

自分の考えをしっかり伝えること！

- ☐ 問題の本質、相違点を論理的にとらえる
- ☐ 自分の考えを論理的に表現する
- ☐ 意見対立は必要なこと
- ☐ 常に合意が条件ではない
- ☐ どのように意見を伝えられるかが問われている
- ☐ 状況や意見を「要約」できる力をもつ
- ☐ 上司はあなたの意見を待っている！

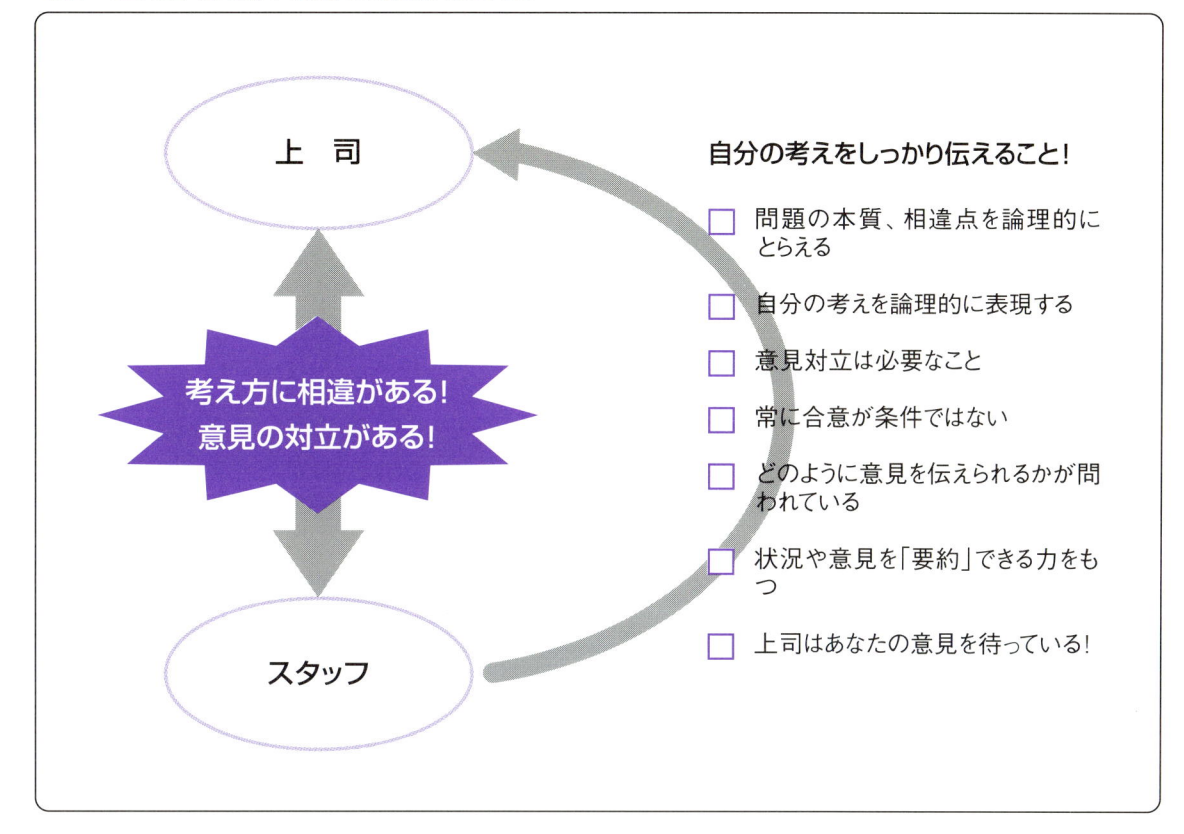

表1　要約力とは[2]

- ☐ 相手の意見を要約できる
- ☐ 自分の考えを要約できる
- ☐ 資料を要約できる

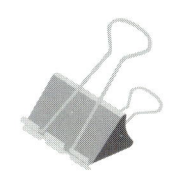

あなたならどうする？

あなたの上司である師長は、病棟目標や物品の管理方法など、病棟管理にかかわるあらゆることを部下に相談せず、自分で決めてしまいます。主任であるあなたは、そんな上司にどのように対応しますか？

Part 2 | まとめのQuestion

1	看護実践には、抽象化と具体化の2方向の思考が必要である。	○	×
2	ナースは専門職であるから、社会とのかかわりは考慮する必要がない。	○	×
3	自分の計画の悪さや仕事の未熟さによる超過勤務は、認められないのが原則である	○	×
4	超過勤務時間を削減できるかどうかは、看護単位のマネージャーの力にかかっている。	○	×
5	「何でもできる」ことをめざすジェネラリスト教育は、徐々に見直されている。	○	×
6	組織とは、個人では達成できない事柄を成し遂げるためのものである。	○	×
7	主任のほんとうの仕事とは、師長の補佐である。	○	×
8	上司との話し合いでは、いかに根拠をもって説得力のある議論ができるかが問われる。	○	×

A 1.○ 2.× 3.○ 4.○ 5.○ 6.○ 7.× 8.○

あなたならどうする？

1. あなたは心臓外科病棟に勤務するスタッフナースです。看護度の高い患者さんが多く入院し、日勤の仕事は連日18時を過ぎ、時には19時、20時を過ぎることもあります。「超過勤務はできるだけ少なく」といわれていますが、とても時間内に帰ることはできそうもありません。あなたならどうしますか？ また、あなたが主任だったら、あるいは師長だったら、どうしますか？

2. あなたは病棟のリーダーです。病棟内の患者さんに関する「管理」をどのような方針で行っているのか、あなたならスタッフにどのように説明しますか？ 患者さんに関すること、物品に関すること、時間、情報などのそれぞれについて、管理に関する自分の考え方は明確ですか？

Part3

パート3は、臨床で遭遇しがちな問題への具体的な対処方法です。
セクション1ではスタッフナースに、
セクション2ではリーダー・主任に、
セクション3では師長に役立つ仕事術を紹介します。

実践!
マネジメントスキル

Section 1	for スタッフナース	82
Section 2	for リーダー・主任	92
Section 3	for 師長	108
Part 3	まとめのQuestion／あなたならどうする？	138

Part3 | 実践！マネジメントスキル
Section1 | for スタッフナース

39 看護記録を書くポイント

　看護記録は看護業務のなかで、もっとも時間がかかる業務といわれます。業務の効率化に記録の効率化は欠かせませんが、医療事故や訴訟が増えるなか、看護記録は詳細に書くべきとの意見もあります。看護記録を効果的・効率的に書くポイントをおさえましょう。

■ 看護記録の流れ

　効果的・効率的な看護記録をめざして、さまざまな看護記録方式が開発されていますが、1990年代後半より導入されたクリニカルパスは、効率的な記録の方向性を明確に示しました。

　クリニカルパスは、項目をチェックする、あるいはデータを書き入れるだけで、記録の基本的な枠組みが成り立つ仕組みになっていて、それまでの「看護記録は、詳細に書くべきである」という観念を、大きく変えるきっかけになりました。

■ 看護記録のポイント

　一方、医療事故や訴訟が増えるなか、看護記録が訴訟時の重要な証拠として取り上げられ、弁護士などからは、「記録はできるだけ詳細に、経時的に書くべき」といわれるようにもなっています。しかし、経時的に書くことは、看護業務を増やすことにつながり、「ムダを省いて効果的・効率的なケアを提供する」という医療の流れに逆行しかねません。この矛盾を乗り越えるためにも、看護記録には何を書き、何を書かなくてもよいのかを確認する必要があるといえます。看護記録を書くポイントは、以下のとおりです。

1）状況に応じてチェック式、あるいは記述式など、記録の方式を選択する

　急変のリスクがない患者さんに、経時的に詳細な記録をつける必要はありません。パスやフローシートなどのチェック方式を活用することで、記録の簡略化が可能です。逆に、急変のリスクがある患者さんに対しては、必要に応じて、経時的な記録を行います。

2）記録にはアセスメントとケア内容を残す

　1）の場合、急変のリスクを判断することが、アセスメントにあたります。記録にはそのアセスメントとともに、アセスメントに応じてどんなケアを選択・実施したかを残す必要があります。「アセスメントが書けない」という声は、スタッフからよく聞きますが、アセスメントは患者さんに特有の病態生理などの知識なしには、けっして書けないものです。アセスメントが書けないと嘆く前に、確実な知識を身につけましょう。

3）記録のルールを守る（表1）

References
1）市川幾恵、阿部俊子編：看護記録の新しい展開、照林社、2001
2）日本看護協会ホームページ：http://www.nurse.or.jp/（accessed on 20 May, 2003）

Point

看護記録は、①状況に応じた形式で、②アセスメントとケア内容を、③ルールを守って、記載する。

図1 看護記録を書くポイントをおさえる

効果的・効率的な医療提供
- 看護業務の効率化に伴う看護記録の効率化
- クリニカルパスなど、記録ツールの開発と浸透

医療事故と訴訟の増加
- 訴訟で看護記録が証拠として採用される
- 「記録は詳細に、経時的に」という要求

↓

看護記録を書くポイントをおさえる
①状況に応じて記録方式を変更する
②記録にはアセスメントとケア内容を残す
③記録のルールを守る

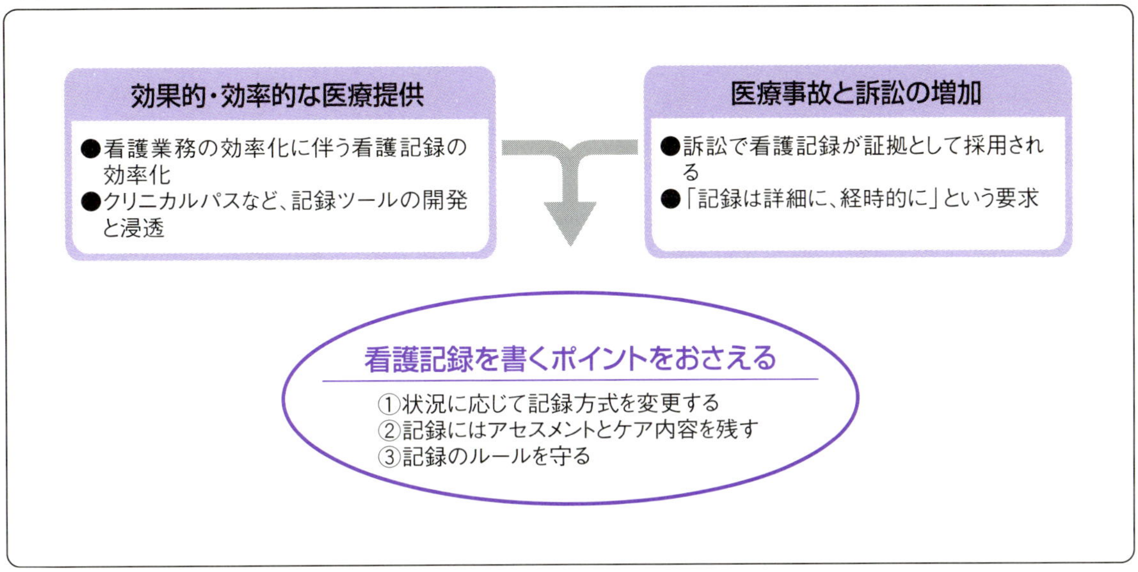

表1 記録で行うべきこと、行ってはならないこと（日本看護協会、「看護記録のガイドライン」より）[2]

●**行うべきこと**
①ケアを行う前、行ったケアを記録する前に、他のケア提供者が何を書いているかをよく読む
②問題点としてあげられたものが、ケアされずに放置されていないかどうか、確認する
③ケアを行った後は、できるだけ早い時点で記録するようにする
④患者の行動や言葉を直接引用し、患者に何が起こったか、どのようなケアをだれがいつ実施したのか、またその反応等の事実を正しく記録する。必要に応じて、関連図や絵（例：褥瘡など）、写真を貼付するなどして具体的に示すようにする
⑤読みやすいように書く。決められた記録の様式で記入する
⑥略語を用いるときは、各施設のマニュアルに記載され認められている略語のみを用いる
⑦すべての記載に日付と時刻を記入する
⑧記載者は定められた形式で署名を行う
⑨訂正するときには2本線を引き、署名と日時を記載する
⑩どのページも記入されているか、もし両面用紙なら両面ともに記入されているか確認する

●**行ってはいけないこと**
①前もって、これから行う処置やケアを書いてはいけない
②自分が実際にみていない患者の記録をしない
③意味のない語句や、患者のケアおよび観察に関係のない攻撃的な表現をしない
④患者にレッテルをはったり、偏見による内容を記録してはならない
⑤「〜と思われる」「〜のようにみえる」といったあいまいな表現はしない
⑥施設において認められていない略語を使わない
⑦イニシャルや簡略化した署名は用いない
⑧記述間違いを修正液で消したり、消しゴムを使ってはならない。間違った箇所を記録から除いてはならない
⑨消されるおそれのある鉛筆や、コピーでよく写らない青インクでの記載はしない
⑩記録の途中で行を空けない

●**注意深く行うこと**
①患者の態度や性格などについて、否定的な内容の記述をすること
②病状や診断、治療など、医師の領域に踏み込んだ書き方をするとき
③その他患者との信頼関係を損なうおそれのある事項を記載するとき

Part3 | 実践！マネジメントスキル
Section1 | for スタッフナース

40 患者さんから クレームがきたときの対処

　クレームとは「苦情」のことです。クレームは、事実に対する不足感、不満感から発するものであって、事実それ自体よりも、事実に対するイメージや関係者の態度などが、クレームの要因になるといわれています。

　クレームが発生したとき、もっとも大切なことは、治療を受けている患者さんと家族の気持ちを尊重する言動を心がけることです。

　具体的な対応としては、①相手の話をじっくり聞き、②相手が怒っている原因を明確にして、③その原因に対して謝罪し、④それを二度と起こさないように対策を練る、の4つのステップを踏みます（図1）。

■ クレームは突然に……

　患者さんからのクレームは、突然「降ってくる」ものです。「クレームが来そうだ」と予感できていれば、すでに何らかの対応がとられているはずだからです（クレームが来そうだと感じていながら、対応せずに出てきたクレームは論外です！）。

　クレームの内容は、医療者の技術的なことから表情・態度・言葉まで、さまざまです。技術的なことであれば比較的予測が可能であり、技術水準をあげることで解決できます。しかし、態度や言葉については予測が難しく、突然の訴えとなることがしばしばです。

　クレームが来たら、けっして感情的に反応せずに、じっくり耳を傾けて相手の言い分を受け止めましょう。相手のクレームの原因を正確に把握し、原因となる事実があった場合には、率直に謝罪しましょう。

■ クレームをなくすためにできること

　クレームはないほうがいいに決まっています。しかし、クレームとは、患者さんの期待と私たちが提供する医療・看護に不一致があり、患者さんはそこに不満を感じているということの表われです。

　期待があればこそ、不満が生まれるという意味では、クレームは私たちの医療・看護の質を向上させるために「不可欠な情報である」ともいえるのです。ある病棟では、クレームから、「患者さんや家族には、わかっているだろうと思っていたことが、意外と理解されていないのでは」と、病棟全体で業務の改善を行いました。その病棟の師長は、「クレームはまだ磨いていないダイヤモンドのようなものです」といい、クレームをチャンスへと変えました。

　いずれにしても、普段から患者さんや家族とコミュニケーションをよくとっておくことが大切です。患者さんや家族がフラストレーションをためてしまわないように、いまの気持ちを正確にとらえ、ニードに応えられるようにすることが大切です（図2）。

> **Point**
>
> **相手の話を聞き、怒っている原因を把握し、その原因に対して謝罪する。クレームは重要な情報であることを忘れずに。**

図1 クレームに対処するための4つのステップ

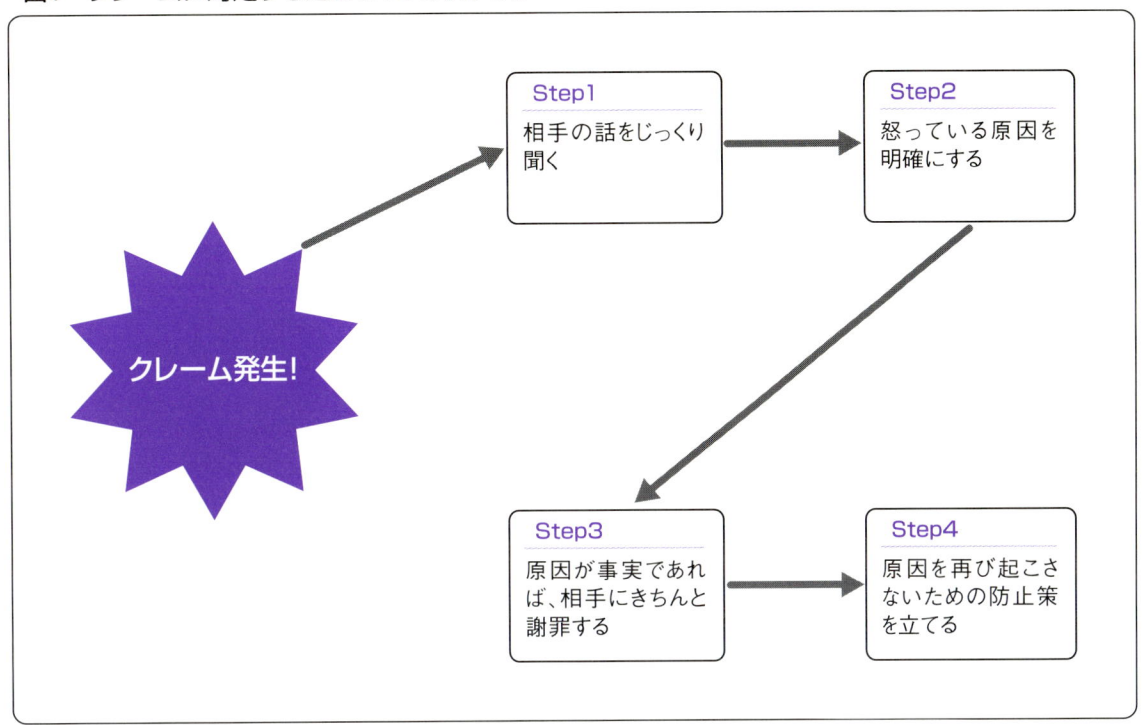

クレーム発生! → Step1 相手の話をじっくり聞く → Step2 怒っている原因を明確にする → Step3 原因が事実であれば、相手にきちんと謝罪する → Step4 原因を再び起こさないための防止策を立てる

図2 クレームの出ない医療とは……

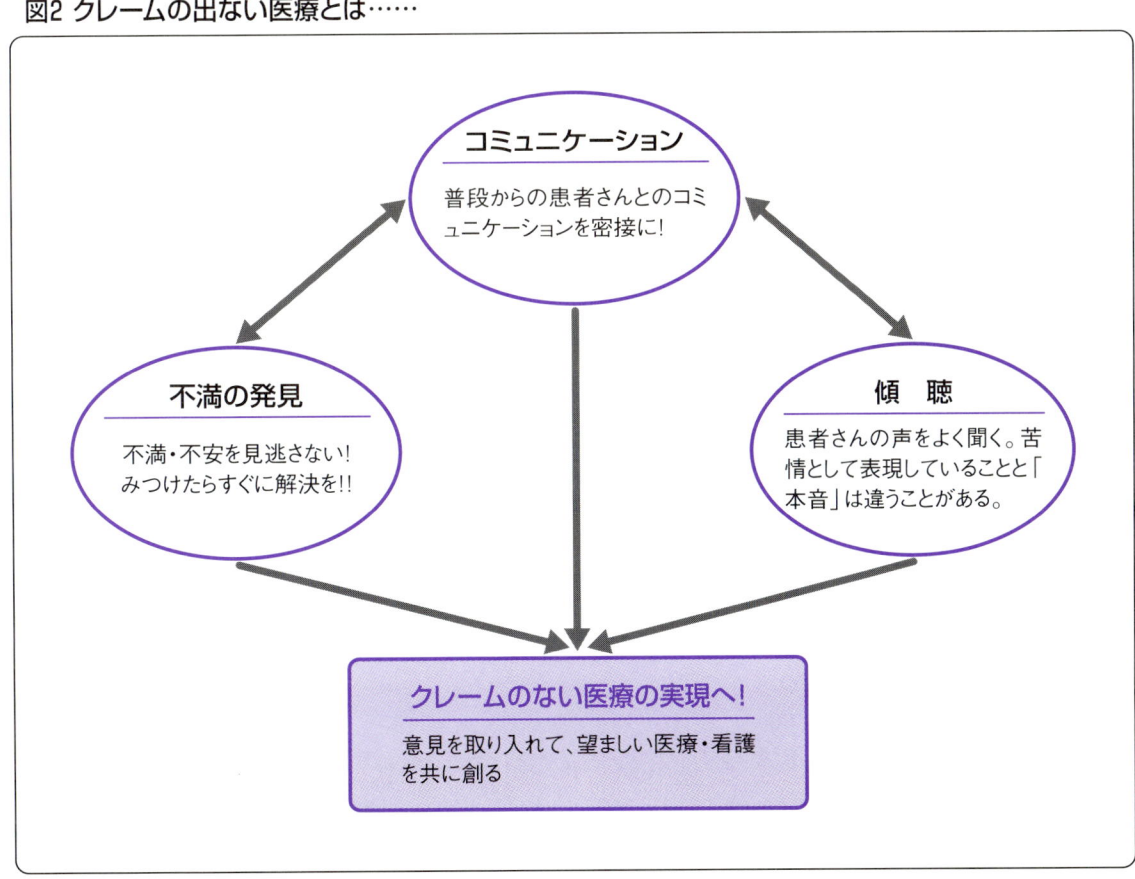

- **コミュニケーション**：普段からの患者さんとのコミュニケーションを密接に!
- **不満の発見**：不満・不安を見逃さない! みつけたらすぐに解決を!!
- **傾聴**：患者さんの声をよく聞く。苦情として表現していることと「本音」は違うことがある。

→ **クレームのない医療の実現へ!** 意見を取り入れて、望ましい医療・看護を共に創る

Section1　for スタッフナース

Part3 | 実践！ マネジメントスキル
Section1 | for スタッフナース

41 医師など、他職種との人間関係を調整するコツ

　これからの医療はチーム医療が基本です。医療チームとして患者さんによいケアが提供できるかどうかは、多職種がよい関係を保って、チームワークがとれるかどうかにかかっています（図1）。

　これまで、チーム医療のリーダーシップは医師がとるものと考えられてきましたが、チーム医療という概念が生まれてから、その場その状況にふさわしいメンバーがリーダーシップをとっていくことが必要である、と考えられるようになっています。

　看護師は患者さんのもっとも身近にいる職種として、患者さんの権利（アドボカシー）を守り、チームを調整する役割を期待されています（図2）。[1]

■ コミュニケーションの食い違いを埋める

　看護師にとって、医師との関係はとくに密接です。医師との関係の良し悪しが、そこで働いている看護スタッフに、ひいては患者さんへのケアに影響を与えることもあります。

　医師に患者さんの治療方針等について相談をもちかけたとき、話がかみあわなかったという経験はありませんか？　医師と看護師では、同じ場面でも考えていることが違う場合が多々あります。たとえば、医師は医学による修練の結果、患者さんの「結果」を重視しますが、看護師は看護学教育の結果、「過程」を重視します。こうした考え方の違いが、コミュニケーションのギャップをつくっている場合が少なくないようです。

　大切なことは、医師に相談する際には、たとえば、「結果はこうでした。なぜならば〜だったからです」と、結果を重視する医師の考え方を尊重してみることです。お互いの考え方を尊重し、相手が何が知りたいのかをとらえ、そこに訴えかけていく工夫が必要です。

■ 医療チームの原点に返る

　長い間、医師と看護師は、医師を頂点とするヒエラルキー構造のなかで多くの葛藤を生んできました。しかし、最近の医療環境の変化と医療従事者の構成の変化に伴って、医師の支配的な地位も徐々に変わり、医師—看護師関係は新たな段階に入ったともいわれます。「質の高い医療の提供」というゴールをめざして、各職種が協力することこそ、チーム医療の原点です。他職種との関係を調整しながら、かつ、病院でもっとも数が多く、もっとも患者さんの側にいる職種としての、看護師の強みを発揮していくことが、チーム医療の一員としての責任を果たすということです。

References
1) 細田美和子：「チーム医療」の理念と現実、ナーシングトゥデイ、17(4)：57-59、2000
2) 日本看護協会ホームページ：http://www.nurse.or.jp/ (accessed on 20 May, 2003)

> **Point**
> チーム医療における看護師の役割の1つに、チームの調整がある。相手の立場に立った話し方や情報提供が必要である。

図1　チーム医療の4つの要素[1]

チーム医療の4つの要素

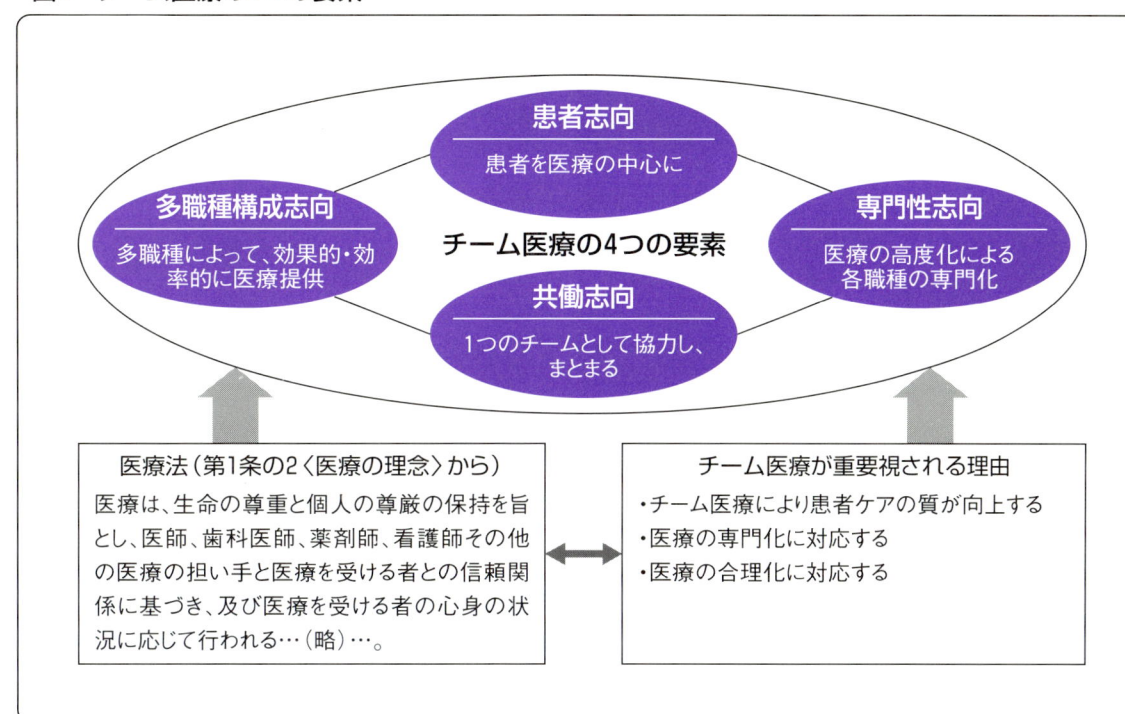

- **患者志向**：患者を医療の中心に
- **多職種構成志向**：多職種によって、効果的・効率的に医療提供
- **専門性志向**：医療の高度化による各職種の専門化
- **共働志向**：1つのチームとして協力し、まとまる

医療法（第1条の2〈医療の理念〉から）
医療は、生命の尊重と個人の尊厳の保持を旨とし、医師、歯科医師、薬剤師、看護師その他の医療の担い手と医療を受ける者との信頼関係に基づき、及び医療を受ける者の心身の状況に応じて行われる…（略）…。

チーム医療が重要視される理由
- チーム医療により患者ケアの質が向上する
- 医療の専門化に対応する
- 医療の合理化に対応する

図2　チーム医療におけるナースの役割

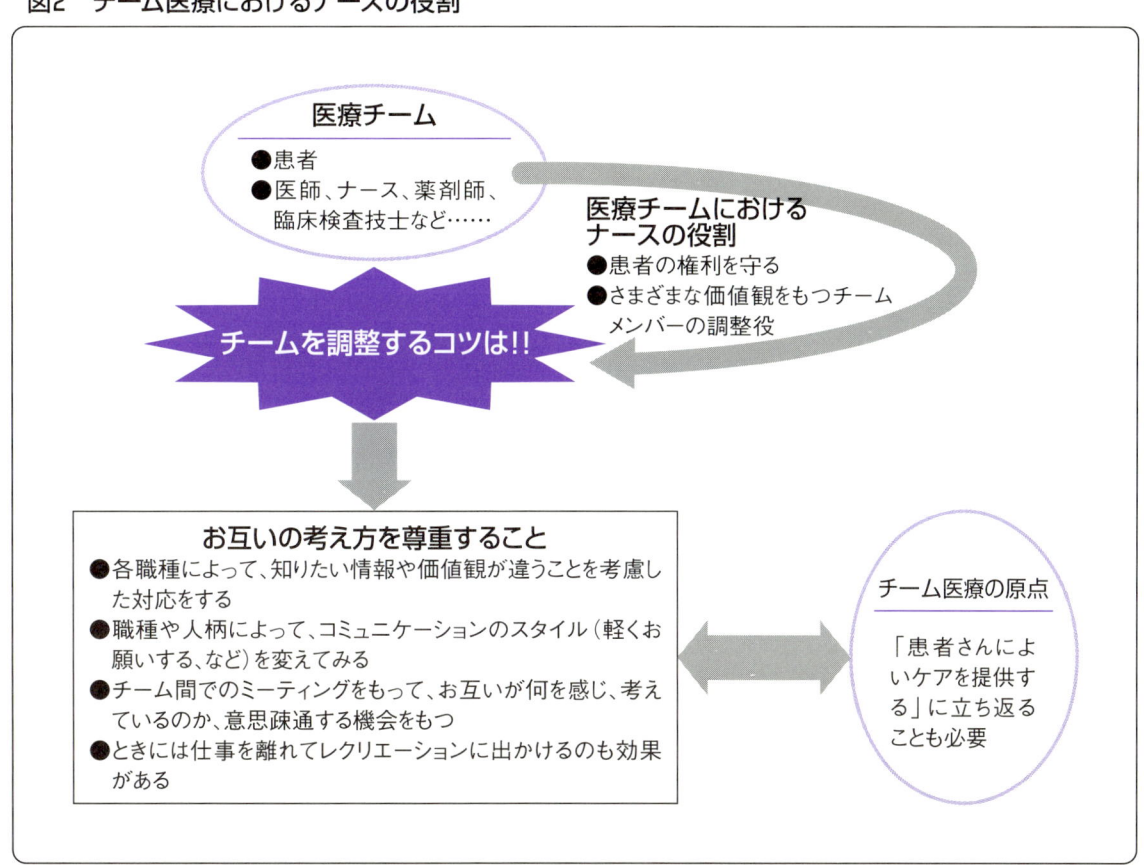

医療チーム
- 患者
- 医師、ナース、薬剤師、臨床検査技士など……

医療チームにおけるナースの役割
- 患者の権利を守る
- さまざまな価値観をもつチームメンバーの調整役

チームを調整するコツは!!

お互いの考え方を尊重すること
- 各職種によって、知りたい情報や価値観が違うことを考慮した対応をする
- 職種や人柄によって、コミュニケーションのスタイル（軽くお願いする、など）を変えてみる
- チーム間でのミーティングをもって、お互いが何を感じ、考えているのか、意思疎通する機会をもつ
- ときには仕事を離れてレクリエーションに出かけるのも効果がある

チーム医療の原点
「患者さんによいケアを提供する」に立ち返ることも必要

Part3 | 実践！マネジメントスキル
Section1 | for スタッフナース

42 看護チーム内の人間関係を調整するコツ

　看護師は、ストレスがたまりがちな職場で働いています。人間の生命に直結しているうえ、病気になって怒りや不安を表出する患者さんの感情を、ストレートに受ける場合も多くあります。さらに、交替制という不安定な勤務体制をとらざるをえないなど、精神的緊張が強いられます。

　それだけに、スタッフ同士の人間関係を良好に保つことが、よい看護ケアを提供するカギです（図1）。スタッフ間の人間関係を良好にすることは、看護の現場に臨むスタッフ1人1人にとっても、そしてもちろん管理者にとっても、責任ある仕事です。

■ 自分の考えを伝えるスキル

　チームのなかで人間関係を保つためには、他人を尊重しながら、自分の考えをきちんと伝えるとともに、スタッフの総意を得ながら方向性を定めていくことが基本になります。

　そのためには、スタッフ1人1人が相手の立場を考えながら、自分の考えを伝えていくスキル、アサーションスキルをもつことが非常に大切になります（→4、p8）。

　人間関係は相互関係であり、自分が一方的に働きかけても、相手は自分の思うように行動するわけではありません。このことをチームメンバーみんなで共通理解していくことも、よいチームをつくるためには不可欠です。

■ 他のスタッフの話をきちんと聞く

　しかし、実際の現場はどんなによい関係を保ち、暖かく励まし合おうとしても、足を引っ張り合うなど、ネガティブな関係になることも少なくありません。組織である限り仕方がないところもありますが、こういった感情は、たいていは陰口や愚痴で終わり、直接的な問題解決に至らないものです。

　こんな状況に直面したときこそ、管理者の出番です。管理者は話し合いの機会を頻繁にもって、何が問題なのかをしっかりと把握する義務があります。その際、管理者は、スタッフが話してくることを、けっして否定しないはずです。スタッフの発言の否定は、「いってもしかたがない」という感情につながり、オープンなコミュニケーションをこわすことにつながるからです（図2）。

　スタッフは、そうした管理者の姿勢を尊重し、支持して、積極的に協力しましょう。いくら管理者ががんばって意気込んでも、当事者であるスタッフ1人1人がよい人間関係をつくろうと思わなければ、何も変わりません。

References
1) 上野徳美他著：ナースをサポートする、北王子書房、1999
2) 稲岡文昭著：人間関係論；ナースのケア意欲とよりよいメンタルヘルスのために、日本看護協会出版会、1995

> **Point**
> 自分の考えをきちんと伝えるスキル（アサーション）をもつこと。管理者の心くばりを尊重して、「オトナ」の態度で協力を！

図1　医療における看護チームの位置づけ

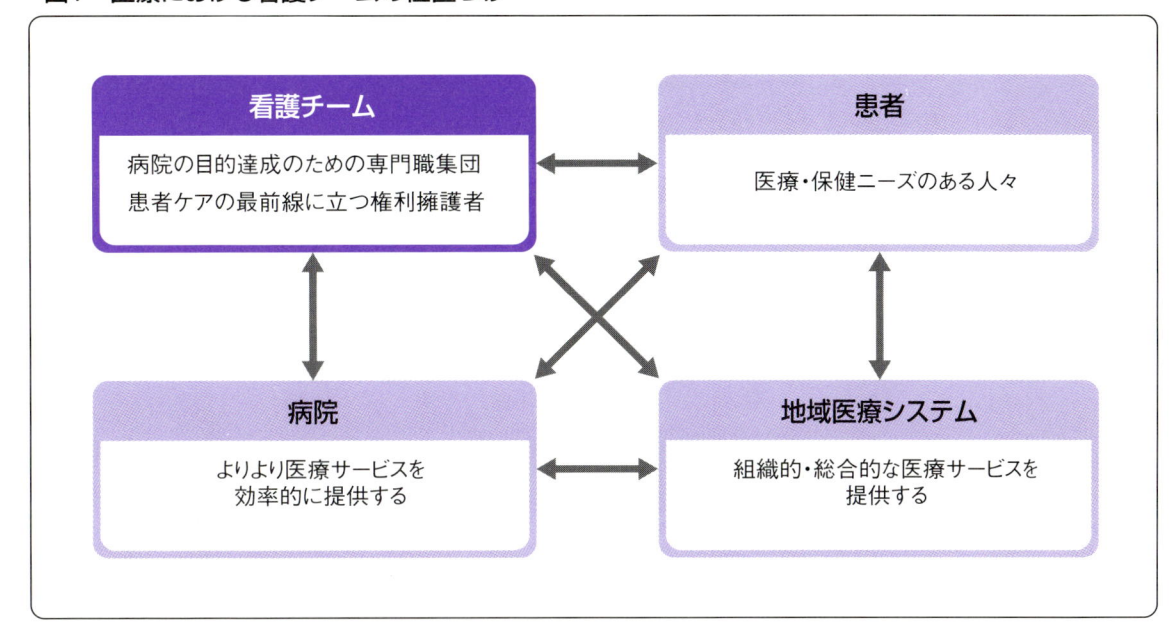

看護チーム
病院の目的達成のための専門職集団
患者ケアの最前線に立つ権利擁護者

患者
医療・保健ニーズのある人々

病院
よりより医療サービスを効率的に提供する

地域医療システム
組織的・総合的な医療サービスを提供する

図2　良好な人間関係をつくる

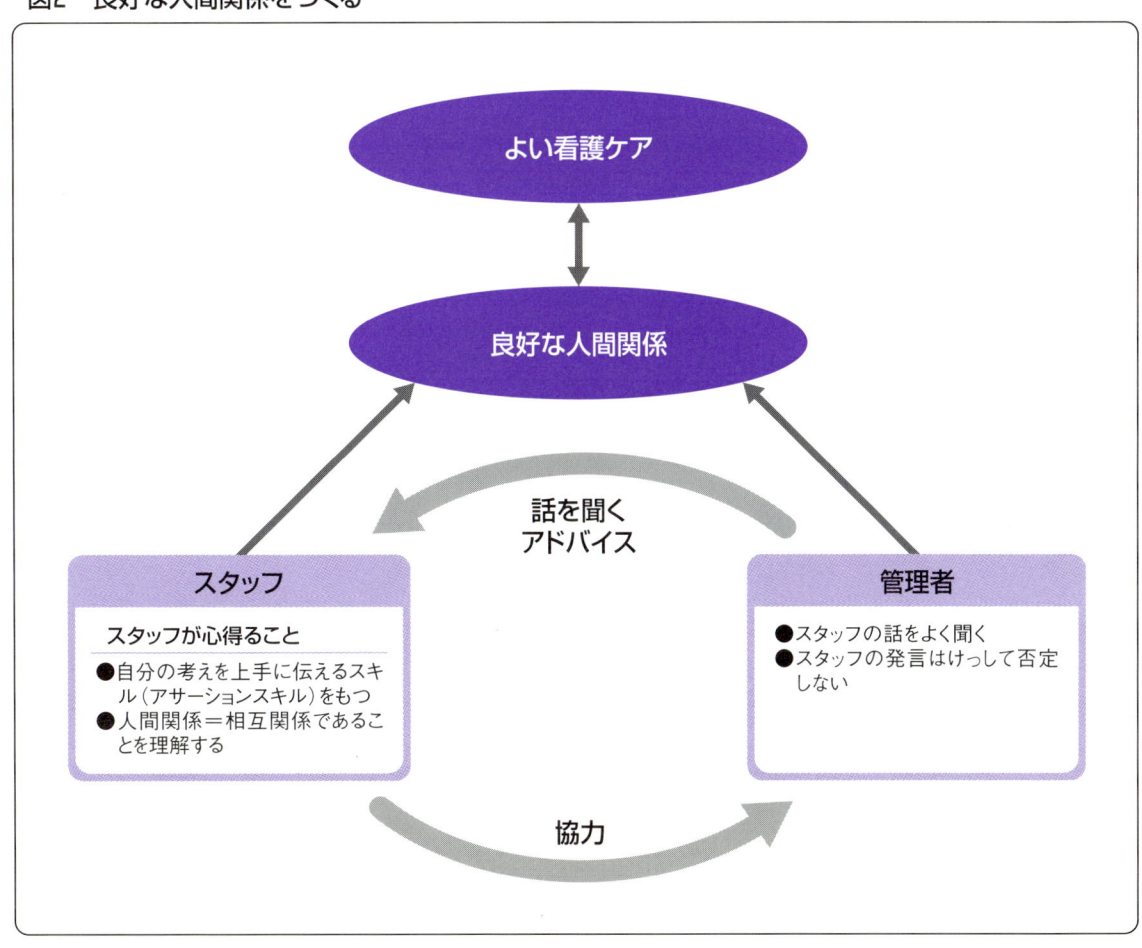

よい看護ケア

良好な人間関係

スタッフ

スタッフが心得ること
- 自分の考えを上手に伝えるスキル（アサーションスキル）をもつ
- 人間関係＝相互関係であることを理解する

管理者
- スタッフの話をよく聞く
- スタッフの発言はけっして否定しない

話を聞く
アドバイス

協力

Section1　for スタッフナース

Part3 | 実践！マネジメントスキル
Section1 | for スタッフナース

43 先輩や師長とよい人間関係を築くコツ

　仕事をしていくうえで、よりよい人間関係を築くことは重要です。しかし、師長や先輩など自分と立場が違う人に対しては、身構えてしまったり、思ったことが主張できなかったりという体験は、誰でももっています。

　そこで「先輩や師長とよい人間関係を築くコツは？」となるのですが、残念ながら、「これさえすれば」というコツはありません。人間関係を構築する要素は、そのときの状況や個人的な資質などが複雑に関連しています。ここでは、行動に役立つヒントを考えます。

■ その1　あなた自身のことを伝える

　あいさつや笑顔はコミュニケーションの第一歩であり、日々のちょっとした会話や雑談に、大切なメッセージが込められているということに注目しましょう。

　たとえば、今日の天気のこと、昨日自分の身の回りで起きたこと、日常の話題で自分が感じたことなど、一見雑談のような会話を交わすことで、自分のメッセージを相手に伝え、そこから相手の興味、共通性や相違点に触れ、親しい関係を築く手がかりがみつかります。先輩や師長だからといって遠慮せず、積極的にかかわっていきましょう（図1）。

■ その2　自分の考えを正しく伝える

　大事なことを伝える場面などで、いいたいことを要領よく伝えられず、もどかしく感じたことはありませんか？　「何をいいたいのかよくわからない。もっと整理して！」「で、結論は何？」などと切り返されたことはありませんか？

　言葉はあなたの思考を反映し、伝達するツールの1つです。伝えたいことを的確に表現するために、注意を払いましょう（図2）。野口らは[1]、話をわかりやすく伝えるコツを、①相手の立場に立つこと、②3つにまとめて話をすること、③結論から話をすること、としています（→13、p26）。

■ その3　自分自身と相手を尊重する

　人間関係は相手があって成り立つものです。あなたは相手を尊重していますか？　そして、自分自身を尊重していますか？（図3）

　たとえば、あなたが先輩や師長とかかわるとき、経験や役割の違いから自分自身の価値を軽視してしまったり、あるいは同様に、相手の気持ちを無視したりすることはありませんか？　よい関係は自分と相手を尊重することから始まります。

References
1) 野口吉昭編：ロジカルシンキングのノウハウ・ドゥハウ、PHP研究所、2002
2) S・ミラー著、野田雄三、竹内吉夫訳：ワーク・コミュニケーション、現代社、1988、p283

> **Point**
> ①あなた自身のことを相手に知らせ、②自分の考えを正しく伝えて、③自分と相手を尊重すること。

図1　あなた自身を相手に知らせる

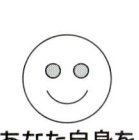

あなた自身を相手に知らせる → あいさつを交わす　雑談をする
- 天気
- 日常の会話
- 自分の興味
- 身近な出来事
- 体験
その他いろいろ

→ 人間関係を樹立　気楽な雰囲気 → お互いをよく知ることにより信頼関係発展

図2　あなたはわかりやすい話ができる人？ チェックシート[1]

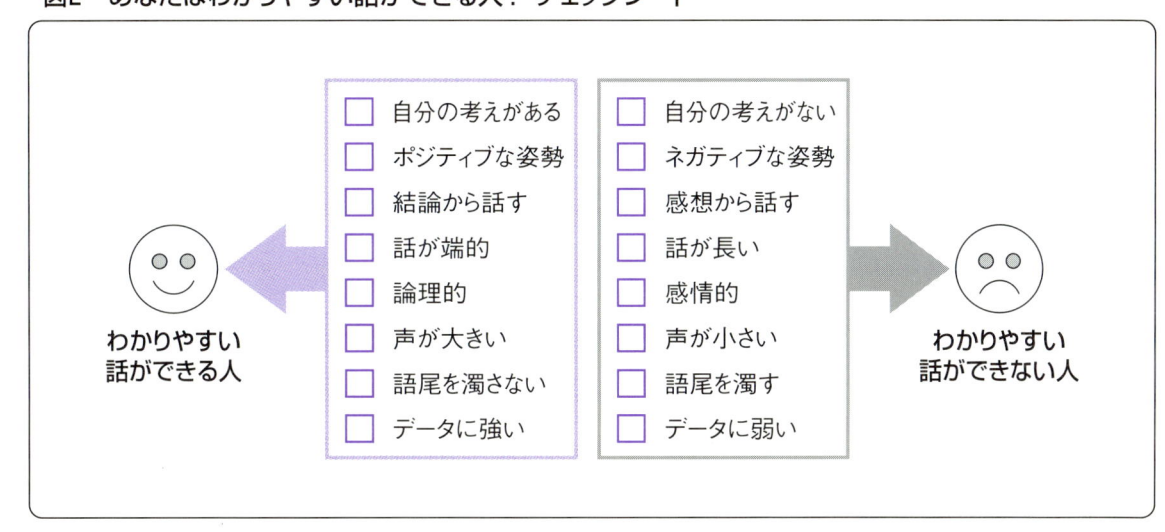

わかりやすい話ができる人 ←
- ☐ 自分の考えがある
- ☐ ポジティブな姿勢
- ☐ 結論から話す
- ☐ 話が端的
- ☐ 論理的
- ☐ 声が大きい
- ☐ 語尾を濁さない
- ☐ データに強い

→ わかりやすい話ができない人
- ☐ 自分の考えがない
- ☐ ネガティブな姿勢
- ☐ 感想から話す
- ☐ 話が長い
- ☐ 感情的
- ☐ 声が小さい
- ☐ 語尾を濁す
- ☐ データに弱い

図3　自分と相手を尊重する[2]

	尊重する	尊重しない
自分	・自分の感情を認めて行動する ・自分の行動に責任をもつ ・自分を卑下せず、人に助けを求める ・賞賛を受け入れる	・自分の感情を無視する ・自分の行動に責任をもたない ・助けが必要なのに拒否する ・賞賛を受け入れない
相手	・相手の感情に注意をはらう ・意見の食い違いに耳を傾ける ・相手にフィードバックをする（肯定的・否定的どちらも） ・相手をほめる	・相手の感情を無視する ・意見の食い違いを無視する ・自分の失敗を相手のせいにする ・相手にフィードバックをしない ・相手をほめない

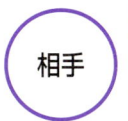

Part3 実践！マネジメントスキル
Section2 for リーダー・主任

44 スタッフの能力を把握する方法

■ 能力評価の準備

スタッフの能力を把握することは、管理者にとって非常に重要です。スタッフの能力を評価するためには、そのための事前の準備を整えておく必要があります。

1）人材育成は最重要課題

他人の能力を判定するということは、それに先行して、マネージャーに「育成」をする義務があることを意味します。

2）評価基準を明確にする

看護実践は①技術的スキル（看護実践を正確に行えるスキル）、②ロジカルシンキングのスキル（状況認識や意思決定を適正に行うスキル）、③コミュニケーションのスキル（対人関係を構築するスキル）から構成されます。これらの視点から看護実践をとらえると図1のようになります。

3）アウトカムを評価基準に

患者ケアは「質」の面から評価します。これは患者ケアサービスを「アウトカム（成果、結果）」によって評価するということです。

たとえばベナーは、臨床看護実践の領域として、①患者を援助する、②患者を教育する、③モニタリングし変化を予測する、④急変時の管理をする、⑤治療を行い、モニターする、⑥質の高い医療かモニターする、⑦スタッフを組織化し仕事を分担する、をあげていますが、これらの項目をアウトカムの基準とし、評価することもできます（図1 →2、p5）。

■ 能力評価と目標管理

能力開発への姿勢も、評価の対象になります。この評価は目標管理で行います。目標管理を行うためには、OJT（on the job training、職場訓練）が行える環境を整えておくことが必要です。

目標管理では「病院目標→看護部目標→病棟目標→個人目標」の系列に沿って目標を立て、その実施状況、到達状況を、面接を中心にして評価します（表1 →21〜、p42〜）。

また、スタッフのなかには「能力があっても実力がない人」「能力も実力もあるが、成果が出ない人」など、さまざまなパターンがあることも知っておきましょう。さらに、評価を昇給などの報奨に結びつける人事考課の制度をつくること（なければ、構築に向けて上司に働きかけること）も大切です（図2）。

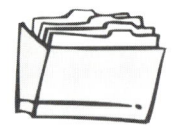

> **Point**
> 評価の基準を明確にすることが大切。
> 目標管理とあわせて行う。

図1　看護実践のスキルと臨床実践の構成要素

ロジカルシンキング
適正な状況認識、意思決定
→

臨床実践を構成する要素
- ☐ 患者援助
- ☐ 患者教育
- ☐ モニタリングと変化の予測
- ☐ 急変時の管理
- ☐ 適切な治療とモニター
- ☐ 質の高い医療かモニターできる
- ☐ スタッフを組織化し仕事を分担できる

←
技術的スキル
看護実践を正確に行う

↑
コミュニケーションのスキル
良好な対人関係を構築

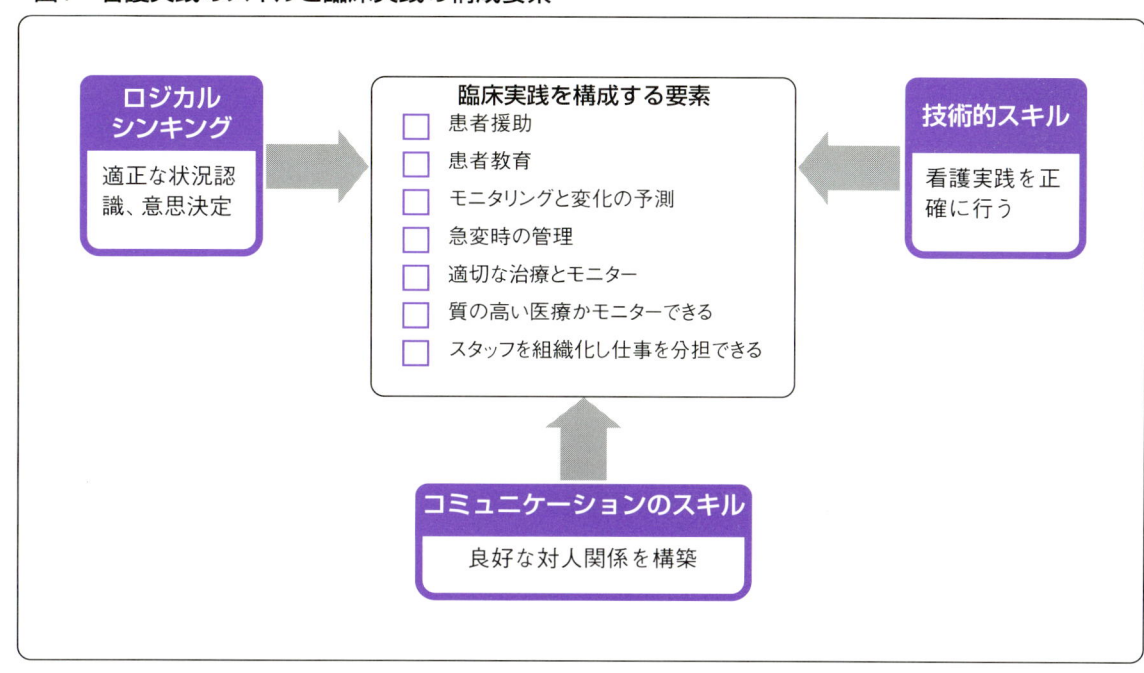

表1　目標管理に基づく面接時のチェックポイント

- ☐ 技術的スキルは？
- ☐ 同僚からの評価は？
- ☐ 先輩からの評価は？
- ☐ 後輩からの評価は？
- ☐ 医師からの評価は？
- ☐ 患者さんや家族からの評価は？
- ☐ 自己評価は？
- ☐ クリニカルラダーの状況は？
- ☐ 学習会や研修への参加は？
- ☐ 役職や係などへの取り組みは？
- ☐ 記録は正確に書けている？

＊面接は「育成面接シート」などを使用するとよい。このシートには日頃から、面接に必要な情報を師長の「独り言メモ」として書き留めておき、面接時に活用する。また、面接の経過や結果も書き記しておく。

図2　人事考課制度

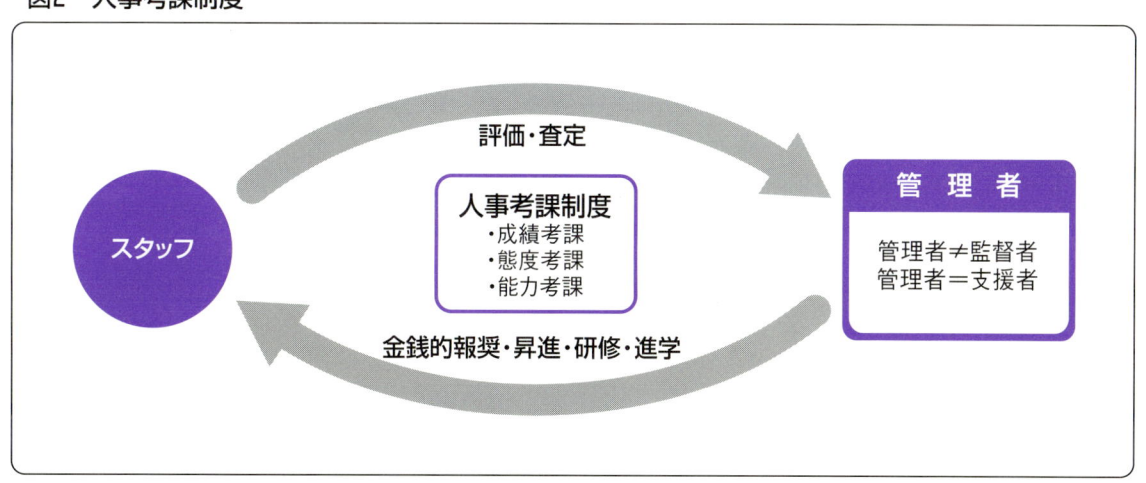

スタッフ ⇄ **管理者**

評価・査定 →
← 金銭的報奨・昇進・研修・進学

人事考課制度
- ・成績考課
- ・態度考課
- ・能力考課

管理者
管理者≠監督者
管理者＝支援者

Part3 実践！マネジメントスキル
Section2 for リーダー・主任

45 リーダーシップを発揮する

■ リーダーシップとはなにか

「リーダーシップ」とは、集団（チーム）の目標達成に向けて、スタッフのやる気、もっている力を引き出すことです。

リーダーシップについてはさまざまな理論がありますが、たとえば三隅二不二はリーダーシップの機能を、目標達成機能（目標達成に向けて指示や命令を与え集団を引っ張る機能）と集団維持機能（人間関係を調整する機能）に分け、PM理論を提唱しています（表1）。

■ 「なるほど」と思わせる提案を

集団をよりよい状況に高めていくには、目標が欠かせません。この目標を達成するために、リーダーは、力を結集していく必要があります。時にはメンバーからの反対があっても、さまざまな方法でスタッフを、「なるほど」と納得させる提案を行わなければなりません。

最終的な目標は、高く設定するほうが集団を高めることにもなりますが、**目標が高すぎると達成感がなく、やる気の低下につながります**。到達可能な目標を少しずつ達成し、ステップアップすることが大切です。

■ 自由に意見をいえる環境をつくる

しかし、目標が「与えられた」ものである限り、目標達成への行動は受動的です。この状態が長く続くと「やりがい」や「生きがい」が消失し、無気力、無関心になりがちです。人間は内的な動機づけで意欲的になり、自らの能力を発揮することができます。

そのためにはリーダーは、スタッフが自由に、自ら意見を提案できる環境をつくることが必要です。そして、成功体験や、時には失敗体験からもスタッフが学んでいることを、認めていくようにします。

常にスタッフに眼と気を配って、1人1人に関心を注いでいることをアピールしながら、適切な評価を行っていくことが、リーダーには求められます（図1）。

■ 自分を振り返り、自己管理を

「自分を伸ばすことができない者は、人を指導することもできない」といわれるように、リーダーシップをとるものは、自らを振り返り、常に成長し続けることが必要です。いくら目標を高くかかげても、リーダーが自分自身を振り返り自己管理をしていかなければ、けっしてスタッフはついてこないでしょう。

References
1）三隅二不二：リーダーシップの科学、講談社、1987、p71
2）小林芳郎編著：心の発達と教育の心理学、保育出版社、2001

Point

スタッフに「なるほど」と思われる提案をする。スタッフの成功体験は、どんなに小さくてもしっかり認める。

表1　リーダーシップはさまざまに理論化されている

理論家	理論を要約すると……
アリストテレス　Aristotle	リーダーとは偉大な人のことである
レビンとホワイト　Lewin & White	リーダーシップにはさまざまなスタイルがある
フォレット　Follet	状況には法則があり、その法則にしたがってリーダーシップは発揮される
ブレークとムートン　Blake & Mouton	リーダーシップのスタイルを規定する要素
ホランダー　Hollander	リーダーシップは2方向のプロセスから成り立つ
ハーシィとブランチャード　Hersey & Blanchard	状況的なリーダーシップのスタイル
タンネンバウムとシュミット　Tannnenbaum & Schmidt	状況的なリーダーシップのスタイル
セルツニック　Selznick	組織の1つのパートとしてのリーダーシップ
グリーンリーフ　Greenleaf	リーダーとは、他者に「仕える人」のことである
バーンズ　Burns	変革型リーダーシップと交換型リーダーシップ
ティレル　Tyrell	変革型リーダーシップにおけるビジョン
ガードナー　Gardner	統合型リーダー／マネージャー
三隅二不二	PM理論（P機能；目標達成機能、M理論；集団維持機能の組み合わせでリーダーシップを類型化）

図1　リーダーシップはリーダーとスタッフでつくりあげる

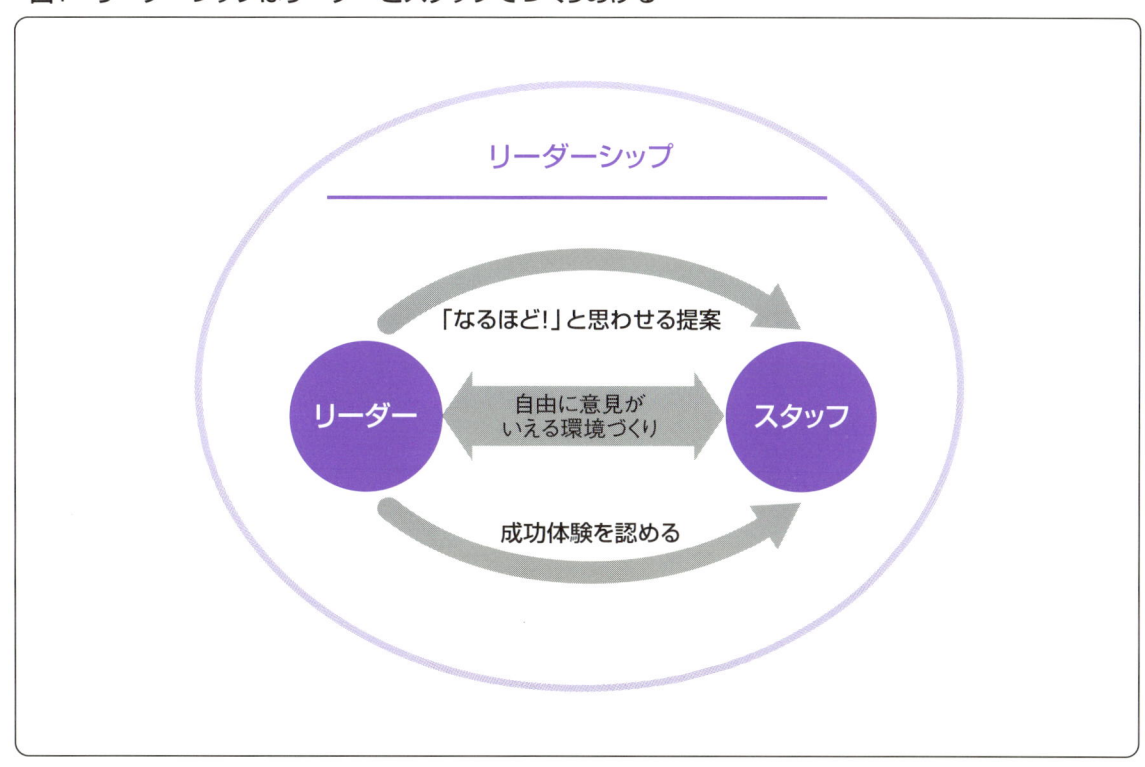

リーダーシップ

リーダー ←→ スタッフ

- 「なるほど！」と思わせる提案
- 自由に意見がいえる環境づくり
- 成功体験を認める

Part3 | 実践！マネジメントスキル
Section2 | for リーダー・主任

46 他部門との連携・調整方法

　人と人が集まる集団には、必ず人間関係が発生しますが、病院の中では、診療部門や看護部門といった縦の関係と同様に、異なる職種同士が結ぶ横の関係があります。

　近年、チーム医療の重要性がいわれるなかで、病院内部の閉鎖的な人間関係が、大きな問題になっています。病院が新しい機器を導入し、設備をどんなに整えても、そこで働く医療従事者のチームワークがよくなければ、病院の本来の使命も目的も達成できません。

■ ネットワーク志向

　重要なことは、他部門、そして他部門の人と緊密なネットワークを結ぶことです。1つの部門が単独では達成することができない目標も、他部門と力をあわせ、知恵を共有することで、達成する可能性がひらけます。

　「医師だから」「看護師だから」という縄張り主義（セクショナリズム）を廃止して、共通の目標をともにめざすネットワーク志向こそ、現代の医療にとって、欠くことのできないものなのです。

　また、他部門とのネットワークは、看護（部）に新しい視点をもたらすと同時に、看護の仕事を他領域の人に知ってもらうチャンスにもなります（図1）。看護師集団だけに通じる言葉や慣習は、自ら改め、医療職全体が容易に意思疎通できる環境を整えておくことが、重要です。

■ 定期的な話し合いをもつ

　ネットワークづくりには、職種やセクションを越えて、率直な意見を対等に述べる関係をつくることが必要です。まずは他部門との話し合いを定期的にもつことから始めましょう。

　たとえば看護部主催で、看護部と他部門のそれぞれの代表が集まり、2か月に1回の定例で「他部門とのミーティング」を行い、コミュニケーションネットワークを形成するといった方法があります（表1）。

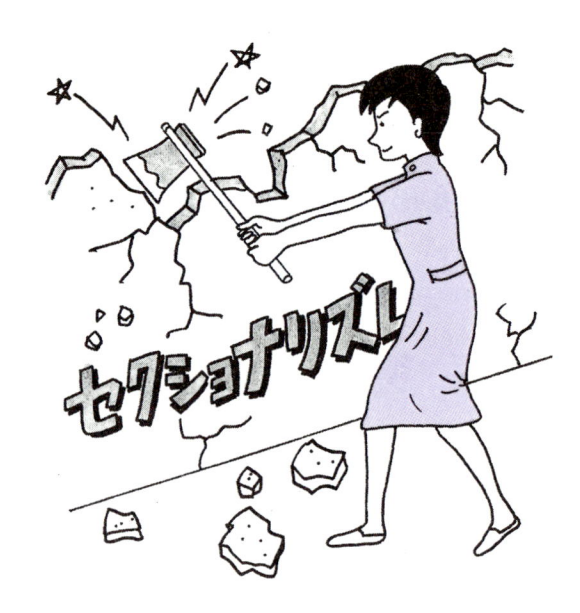

> **Point**
>
> 縄張り主義（セクショナリズム）からネットワーク主義へ。新しい問題解決の知恵がもたらされる。

図1　ネットワーク志向がもたらすメリット

```
        各診療部              栄養部

   薬剤部                          検査部

   看護部                          画像センター

                医事課
```

●新しい問題解決の知恵をもたらす
●看護の仕事（の価値）が理解される

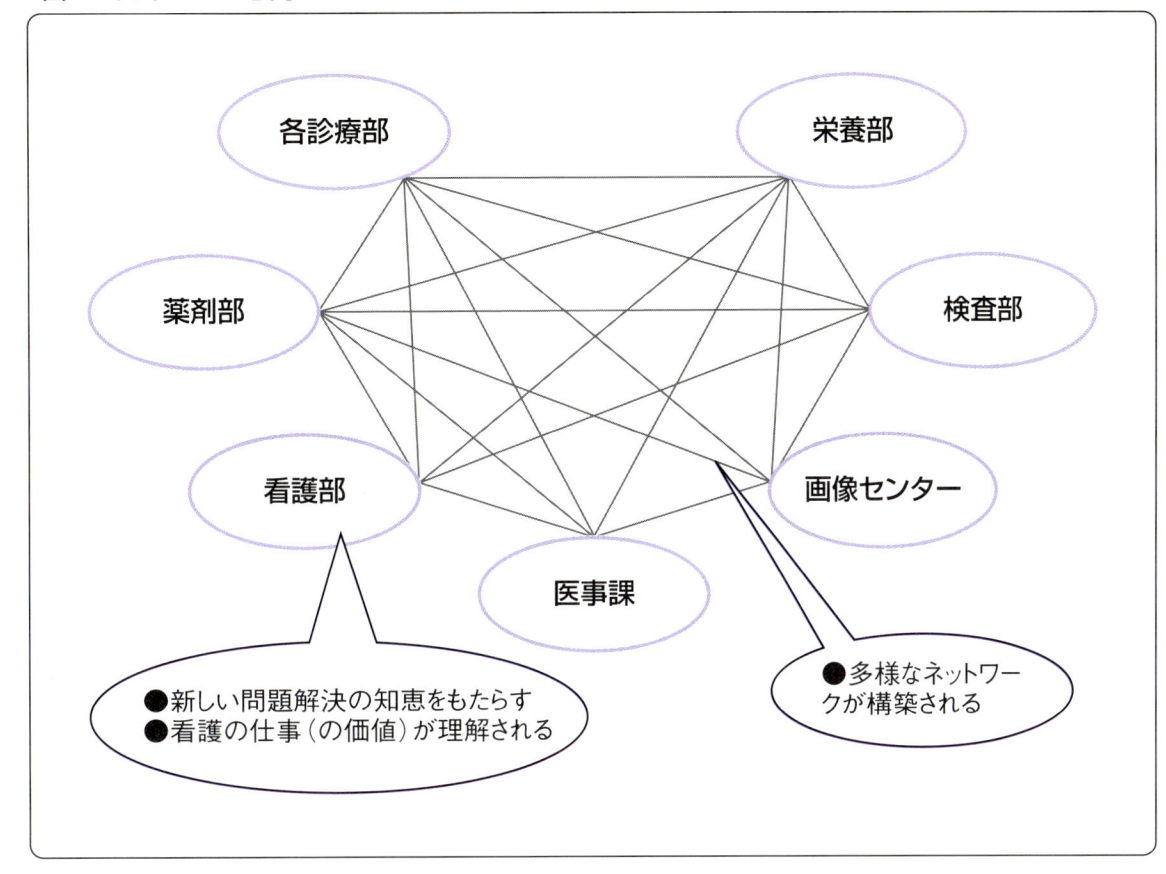

●多様なネットワークが構築される

表1　看護部と他部門とのミーティング（例）

部　門	定例開催日	時　間
薬剤部	偶数月・第3水曜日	16:15～17:15
栄養部	偶数月・第3火曜日	16:15～17:15
医事課	奇数月・第2火曜日	13:00～14:00
検査部	奇数月・第4金曜日	16:15～17:15
画像センター	偶数月・第4水曜日	16:15～17:15

　メンバーは、看護部から師長2名と主任2名、各部門からの担当者2～3名で構成される。小さな問題や、急いで解決しなければならない問題は、このミーティングを待たず、それぞれで話し合い解決する。
　看護部の委員会にも、医事課や診療部、経営コンサルタントが必要時に出席する。

あなたならどうする？

　検査の直前になって、患者さんが「トイレに行きたい」といいだしました。時間が気になりましたが、あなたは患者さんをトイレに誘導したのですが、検査室から「時間になったのにまだ来てない！」という電話を受けました。さて、あなたはどうしますか？

Part3 | 実践！マネジメントスキル
Section2 | for リーダー・主任

47 業務上のことで医師に協力を得るコツ

医療の現場は、医師、看護師など複数の専門職によって構成されています。専門職は、高度な知識・技術をもち、それぞれの専門性にプライドをもって働いています。私たちは仕事をするうえで、医師に協力を得ることが不可欠な場面にたびたび遭遇します。このようなときは、専門性の違いや相手の立場を理解したうえで、「交渉術」を上手に使います。

■ 交渉術の3要素

交渉とは、話し合いによって互いが合意することです。人と人がコミュニケーションをとるなかで、双方が満足する成果を生み出すプロセスです。交渉の目的は、駆け引きではなく、お互いが利益（問題解決）を得られるような結果（満足）を生むことにあります。

一般に交渉を成功させるためには、以下の3つの要素を十分考慮する必要があります。

1）感情に配慮する

感情に配慮して、まず「良好な関係を築く」ことから始めます。医師と交渉するには、医師との日ごろからの信頼関係なくしては、けっしてうまく行きません。また、すでに話がこじれてしまっている場合には、冷却期間をおいてから話し合うほうが得策です。

感情面でとくに配慮すべきことは、相手の自尊心を尊重することです。交渉の内容が有利であったり、理屈が通っていると、相手の自尊心を傷つけるような言動が出てしまいがちです。相手を侮辱する、軽視するなどの行動は、交渉自体を壊すことにもつながります。

事前に相手の興味や関心事の情報を得ておいて興味を示す、表情の変化などを見逃さずにキャッチする、場合によっては説明内容を変更するといったことも必要です。

2）理論・法則を活用する

人はみな、自分なりの規範や価値のなかで行動しています。したがって、交渉をうまく進めるには、相手の規範や価値観をある程度理解しつつ、相手に納得してもらえる規範や価値観を上手に使っていくことが必要です。文献やデータなど、客観的なデータを準備し、活用することも重要な方法です。とくに医師には、この方法は大切です。

3）妥協点を見きわめる

交渉では、お互いに利益があるということも大切です。交渉内容の100％を達成することを目標とするのではなく、常に妥協点を見きわめておくことが重要です（表1）。

■ 交渉がうまくいかなかった場合

一度ダメでもあきらめてはいけません。上記の3要素をもう一度点検して、交渉内容とそのプロセスを振り返りましょう。時期や戦略を改めて臨めば、意外と簡単に協力を得られる場合もあります。

> **Point**
>
> 相手の立場をふまえた「交渉術」が有効。交渉のスキルを身につける。

表1　看護方式変更を交渉する場合（例）

	交渉の基本とステップ		事　例	事例の攻略ポイント
ステップ1	交渉戦略を明確にする	交渉内容	①看護方式変更の理解を得る ②看護師が行っていた作業の一部を医師の作業に変更する	・プレゼンテーションの目的が参加者に明確
ステップ2	交渉の計画を立てる	交渉を行う人またはチーム	①看護方式変更検討プロジェクト（5名）および師長、説明者は4年目看護師	・説明者は医師から受け入れのいい若い年齢層にした
		交渉戦略	①説明者はプロジェクトメンバーで医師から高感度、信頼度の高いスタッフ（4年目看護師）とした ②事前に病棟責任医師に主旨を説明しておいた ③医師側の参加については病棟責任医師を含め参加できる人は可能な限り参加してほしいことを依頼する	・説明者は高感度、信頼度が高く、説明できるスタッフである ・前もって医師に説明 ・参加医師は選抜しない
		環境	①病棟のカンファレンスルーム	・お互いに使い慣れた、リラックスできる場所 ・不足な情報があればすぐ用意できる環境
ステップ3	事前準備	交渉に必要な資料・情報の準備	①従来の看護方式と導入予定の看護方式のメリット、デメリットについて ②他セクションで実施している運用基準 ③日本の看護界、他病院の看護方式や考え方の文献	・医師は看護方式についてあまり知識がないので理解しやすい資料説明の工夫
ステップ4	説明（プレゼンテーション）	表現方法の練習	①従来と違うところを強調して説明 ②歯切れよく理解しやすい説明	
		誤解や不用意な情報は避ける		・実証されてない、資料文献がないことは、説明しない
		相手の考えを考慮	①どんな反応が返ってくるか予測し、答えを用意しておいた	・日頃の医師のこだわり、反応を参考に、質問の答えを準備
ステップ5	タイミング	いつ、どんな条件下で臨むか検討準備万端な時期を選択	①看護側の準備が整った日程で医師の都合に合わせる	・相手の都合も尊重
ステップ6	説得	説得力を持ち合わせているか	①看護界、他病院の看護方式の考え方 ②変更目的、看護側、患者にとってのメリット ③医師、看護師の行動、手順の変更点	・社会の流れや一般的考えを説明 ・目的、メリット、デメリット、変更点を明確に伝える
ステップ7	忍耐	冷静沈着な判断力	①師長は全体を把握し、反応を見て必要時まず主任が、追加説明をした	・スタッフに任せたときは可能な限り見守る
ステップ8	交渉に必要な人間性	情報収集力	①主任を中心に分担して他セクションでもっている看護方式、運用基準の資料を収集	・どんな情報、資料が必要検討し分担して集める
		客観的分析力	①情報文献より自分の看護単位に適用できること、アレンジが必要なところはどこかを明確にする	・看護単位の特徴を十分把握しておくことが重要
		適切な意思決定力	①企画案にメリットがあり、自分の看護単位に適用できるか意思決定する	・責任者である師長が状況判断し、意思決定する
		ユーモアのセンス		・思わず笑ってしまうような演出を考えておく。自然にできるように磨いておく

48 「経営への参画」とマネジメントサイクル

　経営参画とは、トップダウンによって経営に参加することを「指示命令」されることではありません。問題意識、危機意識をもつ全職員が、部門や部署の目標達成を通じて、病院の理念・目標を共有し、達成することです。

■ 看護における経営参画

　看護における経営参画とは、究極的には、健康回復を支援することによって、患者満足をマネジメントすることです[1]。

　また、病院組織の最大の集団である看護部は、活性化し生産性を高めていかなければ、病院の経営は停滞します。今や看護部は病院経営のカギを握る存在なのです。

■ 病院経営とは

　病院とは、保有する各種資源（人、モノ、金、情報など）を、患者さんのための新しい価値に変換するところです。看護が経営に参画する方法は多々ありますが（表1）、看護業務の見直しもまた、資源を効率的に活用することであり、立派な経営的行動です。また、仕事を時間内に効率よく終わらせること（たとえば、6人の患者さんを8時間の間でケアを実施・終了すること）もまた、経営的行動です。

　つまり、経営は管理者のものではなく全職員が行っていることなのです。

　もうひとつ強調しておきたいことは、経営のサイクルと看護過程のサイクル、そして問題解決（仕事術）のサイクルは同一である、ということです。言い換えれば、組織を「マネジメント」することも、患者さんのアウトカムをマネジメントすることも、そして経営をマネジメントすることも基本は同じということなのです（図1）。

■ これからの看護は

　看護診断や看護介入、看護アウトカムといった分類は、看護をみえるようにするためのものであって、「名前がつかないものに金は支払われない」時代が到来しています。その意味では、実施した看護は当然のこと、目にみえにくい「気持ちの変化」なども、看護記録にしっかりとどめておくことが必要です。

　また、これまでナースが触れることを避けがちだった「仕事とコスト（お金）の関係」についても、前向きにとらえ、マネージャーとしてかかわっていくことが大切です。

　社会が変化するなかで、患者満足というアウトカムをマネジメントするために、ナース1人1人の行動が、問われています。

References
1) 松村啓史：看護部が変われば病院は変わる、日本看護協会出版会、1999

Point
経営のカギは看護が握っている時代がやってきた。経営も看護過程も、マネジメントのサイクルは同じであることに気づく。

表1 ナースの経営参画の方法

方 法	特 徴
直接的方法で価値を生み出す	●看護実践を通じて患者満足をマネジメントする ●ケア提供によって患者の結果（アウトカム）を生産する
間接的方法で価値を生み出す	●委員会活動や人材育成によって生み出されるもの
診療報酬上の価値を生み出す	●患者対ナースの割合、夜間のナースの数に応じた加算 ●在院日数短縮化への貢献（病床稼働率への貢献）による診療報酬上のメリット

図1 マネジメントのサイクルと看護過程のサイクルは同じである（Plan-Do-See）

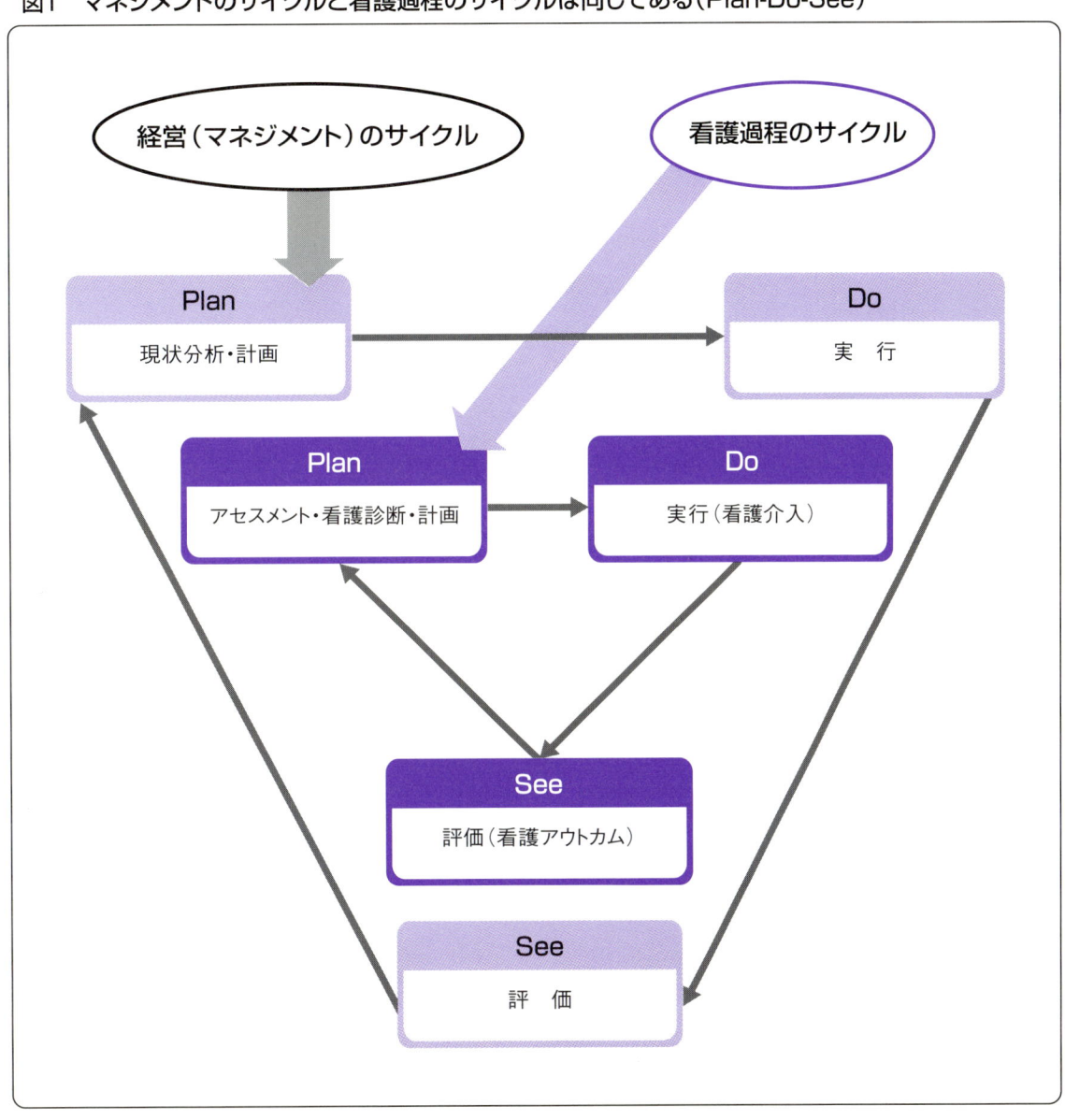

経営（マネジメント）のサイクル
- Plan：現状分析・計画
- Do：実行
- See：評価

看護過程のサイクル
- Plan：アセスメント・看護診断・計画
- Do：実行（看護介入）
- See：評価（看護アウトカム）

Section2 for リーダー・主任 101

49 ベッドコントロールとは？

ベッドコントロールとは、広い意味では、「患者に安全で質の高い医療・ケアを提供するために、病院全体の病床を効果的・効率的に運用すること」をさします。狭い意味では、「病棟を預かる師長が病棟の病床を効果的・効率的に運用すること」をいいます。

■ 安全で質の高い医療サービスを提供する

医療施設の使命は、患者に安全で質の高い医療・ケアを提供することにあります。そのためには、医療施設周辺の地域住民が安心して医療を受けられるための診療体制を整備し、サービスを提供することが必要です。

入院については、治療が必要なときに速やかに患者の受け入れができるような態勢が必要です。円滑な入院のために、クリニカルパスを活用したり、入院時から退院計画を立案し、退院調整までを一貫して行う病床管理が行われています。

医療サービスの提供は、行政機関や公的医療保険とも深い関係にあります。医療は診療報酬という公的なお金で支えられていますが、これは、医療機関における人的資源の確保、設備・技術の向上を支える経済的基盤が、公的なものであるということです。

病院全体の病床を効率的に運用する病床管理を行い、平均在院日数を短縮させるとともに病床稼動率を上げることで、適正な診療報酬を得ることは経営戦略の1つですが、短縮によって患者サービスの質を低下（たとえば患者満足度の低下や、医療安全上の問題発生）させないことが、現場でサービスを提供する看護職の責任です。

■ 病床の運用とマネジメント

病床管理を行ううえで決め手になるのは、病院の理念とともに、病院の機能や診療科特性、地域医療連携などの基本的な枠組みを明確にすることです（図1）。

病床管理のマネジメントサイクルを図2に示しますが、病棟での病床管理は、こうした施設の理念に基づいて行われています。

厚生労働省は、将来日本の医療費を、ドクターフィー（診療にかかるお金）とホスピタルフィー（その他のお金）に分ける方針を示しています。欧米で行われているこの方法では、「病床管理とはホスピタルフィーを預かる看護の仕事である」ことが徹底しています。

米国では、「看護部」という名称が「患者サービス部」に変わりつつあります。これからの時代、病床管理への看護職のかかわりは、ますます大きくなっていくでしょう。

References
1) 小島恭子：患者中心のベッドコントロール、看護管理、10(1)、2000
2) (社)日本病院会：入退院マニュアル作成指針、1999

Point

安全で質の高い医療を提供するために、病床を効果的・効率的に運用する。病床管理＝看護の仕事の時代がやってくる。

図1　病床管理全体図（聖マリアンナ医科大学病院の場合）

メディカルサポートセンター
看護相談・医師による相談・MSWによる相談・栄養相談・地域医療連携など

看護部
・病床管理委員会
・師長（ベッドコントロール担当）

患者さん・家族

診療部門
・各科ベッドコントロール
・担当医師

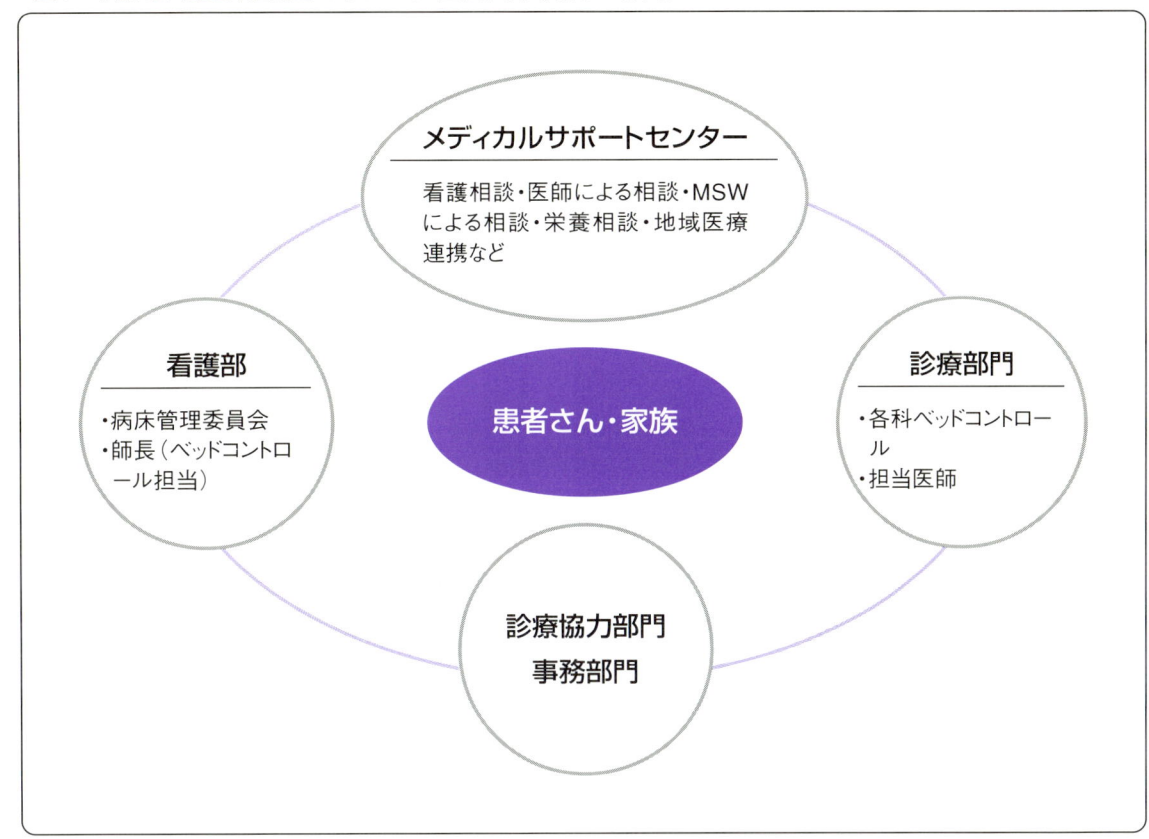

診療協力部門　事務部門

図2　病床管理のマネジメントサイクル

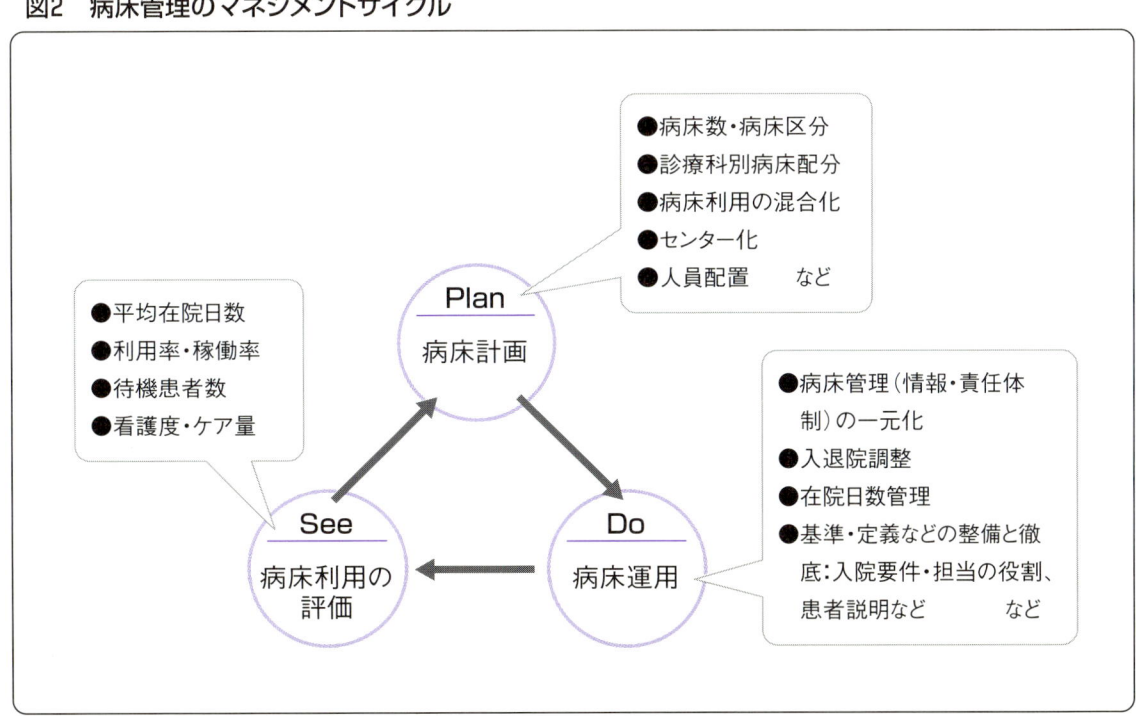

Plan　病床計画
- 病床数・病床区分
- 診療科別病床配分
- 病床利用の混合化
- センター化
- 人員配置　など

Do　病床運用
- 病床管理（情報・責任体制）の一元化
- 入退院調整
- 在院日数管理
- 基準・定義などの整備と徹底：入院要件・担当の役割、患者説明など　など

See　病床利用の評価
- 平均在院日数
- 利用率・稼働率
- 待機患者数
- 看護度・ケア量

50 病床稼動率・平均在院日数とは？

病床稼動率、平均在院日数とは、病床管理の指標となる数値です。

平均在院日数の数値は、診療報酬にも影響します。

◾️ 医療制度改革と病床管理

第4次医療法改正（平成13年）によって、各病院は急性期病床（一般病床）または慢性期病床（療養病床）のいずれかを選択して、届け出なければならなくなりました（表1、平成15年9月までが移行期間）。

これは、病院の理念や機能をもとに病床の運用方法を決定し、それにあわせた目標値を設定して、適切に病床管理する必要があることを意味します。

平成14年の診療報酬改定では、入院基本料、急性期入院加算、急性期特定入院加算の平均在院日数要件が短縮されています。これは、各医療機関にいっそうの在院日数短縮を求めるものです（表2）。

さらに、平成15年からは特定機能病院（大学病院など）では、入院医療の包括評価（DPC）が始まっています。診断群分類によって包括評価の対象となった患者さんで、入院期間がある一定の期間を超えた場合には、診療報酬すなわち病院収入が減収することになります。

病院経営にとって、平均在院日数の短縮という課題は、重要なポイントになっているのです。

◾️ 病床稼働率とは？

病床稼働率は表3の計算式で算出されます。在院日数が短く病床稼働率が低いということは、病床が高速回転状態で利用されているということを意味しています。

また、平均在院日数は、表4の計算式で算出されます。すでに述べたように、この数値は院内で利用されるばかりでなく、各種書類提出の際、届出する義務があります。

References
1）武藤正樹：医療制度改革と病床マネジメント、看護展望、27（8）、2002
2）社団法人日本病院会：入退院マニュアル作成指針、1999

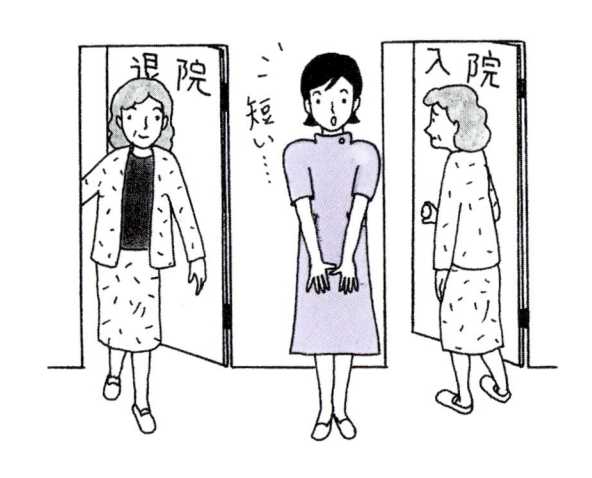

Point

病棟稼働率、平均在院日数は、病床管理の指標となる数値。病院経営にとって、重要なものになっている。

表1　病床区分（平成13年第4次医療法改正）

病床区分	特　徴
一般病床（治療が必要な患者を収容）	● 看護職員配置基準＝3：1 ● 構造基準＝新設、前面改築の場合、6.4㎡（他は4.3㎡）
療養病床（長期療養が必要な患者を収容）	● 看護職員配置基準＝療養型病床群と同じ ● 構造基準＝療養型病床群と同じ

＊すべての病院はどちらを選ぶか「届出」をしなければならない

表2　平均在院日数の削減（平成14年診療報酬改定から）

病院等の種類		平均在院日数
一般病院	一般病棟入院基本料1	25日以内→21日以内
	一般病棟入院基本料2	28日以内→26日以内
急性期入院加算・急性期特定入院加算		20日以内→17日以内

表3　病床稼働率の計算式

$$病床稼働率 = \frac{1日平均入院患者数（延べ患者数÷月の日数）}{定床数} \times 100$$

表4　平均在院日数の計算式

$$平均在院日数 = \frac{累計（延べ）在院患者数}{（入院患者数＋退院患者数）÷2}$$

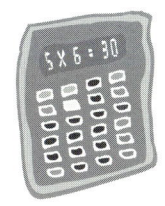

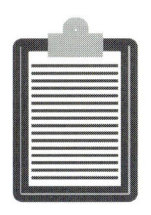

あなたならどうする❓

　あなたの病棟で、平均在院日数を14日以内にするためには、1日の入退院患者数はどのくらい必要になりますか？計算してみましょう。
　たとえば、45床で延べ患者数が1301人、1か月を30日として計算すると、
1301（人）÷30（日）÷45（床）×100＝96.4％
1301（人）÷14（日）÷30（日）＝3人
となります。

Part3 | 実践！マネジメントスキル
Section2 | for リーダー・主任

51 師長不在時、スタッフが「辞めたい」「休みたい」といってきたらどうする？

スタッフが「辞めたい」「休みたい」というからには、何か理由があるはずです。何があったのか、まずはスタッフの話をじっくり聞きます。

そして、そのスタッフにとってどうすることが最良の方法なのか、いっしょに考えましょう。

■ 主任・リーダーの役割

もう一度、師長と主任（リーダー）の役割の違いをおさらいしておきます。

師長も主任も、「管理」の仕事に携わっています。管理の仕事とは、人（スタッフ）、モノ（物品管理）、金（効率的な医療・看護の提供）、情報、情報を、「マネジメント」することです（→18、p36）。

マネジメントの階層理論からいえば、ミドルマネージャーにあたる師長は、担当セクションの計画策定とその管理運営に責任があります。ローワーマネージャーにあたる主任には、その計画を実行することに責任があります（→37、p76）。

また、**主任は師長の「補佐役」ではない**ということも、もう一度確認しておきましょう（図1）。

■ 突然あなたに打ち明けてきたら？

さて、本題です。師長不在時、「休みたい」「辞めたい」などの申し出があっても、それをその場で最終結果を出すということはできません。あなたは、話し合った結果を師長に伝え、どうするかを考えます。

病棟異動や退職という結果になるかもしれません。場合によっては組織風土や仕事環境について、「改善」ということになるかもしれません。

師長がいないとき、あなたが相談されたのは、ひょっとすると、師長には話しにくかったり聞いてほしくないとか、まずあなたに話して了解を得たい、あるいは周りがどう反応するかをみておきたい、といった心理が働いているかもしれません。

異動や退職といったことを口にするのは、それなりの決意があってのことでしょう。その気持ちを打ち明けられたのですから、しっかり受け止めて、たとえ職場を離れるようなことになっても、そのスタッフにとって前向きに次のステップに移ることができるようにすることも大切です（図2）。

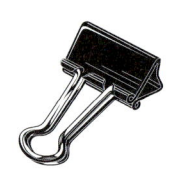

💡 Point

主任（リーダー）である自分に相談してきた理由も考える。師長に報告し、本人と病棟にとって、よい解決策を考える。

図1　師長と主任の役割

- トップマネジメント
- ミドルマネジメント
- ローワーマネジメント

師　長
責任範囲：担当セクションの計画策定と管理運営

主　任
責任範囲：その計画を実行することに責任がある

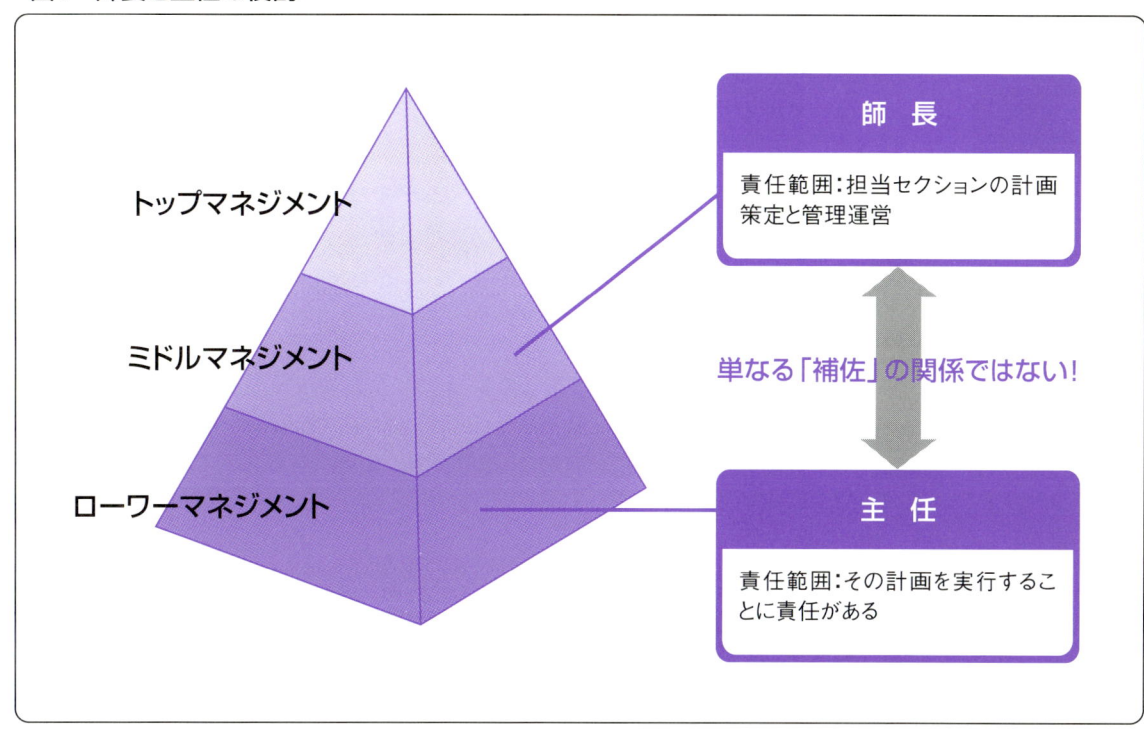

単なる「補佐」の関係ではない！

図2　師長不在時に申し出があったら……

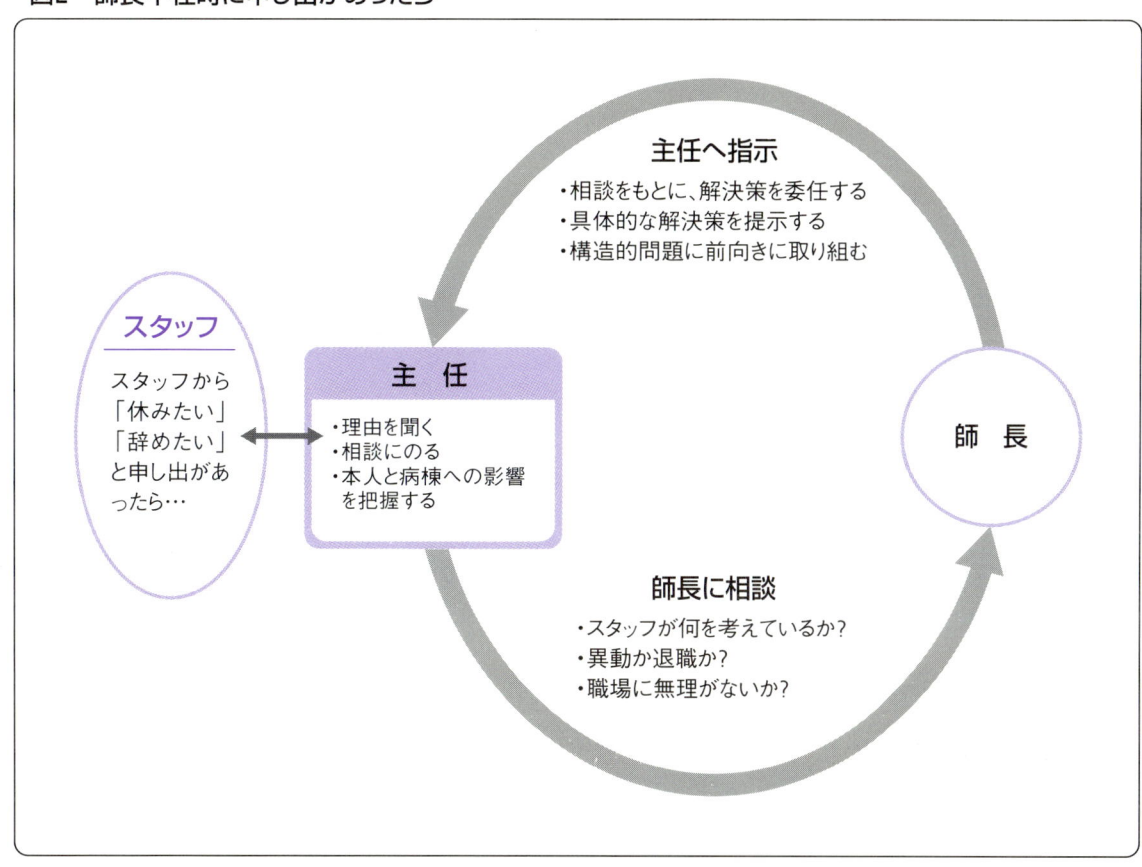

スタッフ
スタッフから「休みたい」「辞めたい」と申し出があったら…

主　任
- 理由を聞く
- 相談にのる
- 本人と病棟への影響を把握する

師　長

主任へ指示
- 相談をもとに、解決策を委任する
- 具体的な解決策を提示する
- 構造的問題に前向きに取り組む

師長に相談
- スタッフが何を考えているか？
- 異動か退職か？
- 職場に無理がないか？

Part3 実践！マネジメントスキル
Section3 for 師長

52 組織変革の進め方

医療と社会の変化がめざましい今日、その変化に対応して問題解決を進めていく能力が、師長には求められています。

変革とは、組織の従来の価値観や方法を変えることを意味します。それらを変えるには、組織に属する人々の価値観や方法を変えることが必要です。

変革を進める管理者の能力とは、突き詰めれば、「変革に関連する人々に影響を及ぼす能力」です。変革の過程において、師長がスタッフの意識にどのように働きかけるかが、大きなポイントになります。

■ 変革をもたらすために必要な時間と困難度

ハーシィとブランチャード[1]は、人に起こる変化を①知識、②態度、③個人の行動、④集団の行動、の4つのレベルでとらえ、これらの変革に必要な時間と困難度を示しています（図1）。これは、知識→態度→個人行動→集団行動の順に、変革は難しくなり、かつ時間もかかることを示しています。

■ 変革のプロセス

変革を進めるためには、作戦が必要です。改革を成功に導くためのプロセスは、①従来の価値観や方法を「解凍」し、②「変革」を加え、③それを永続的に「再凍結」する、というプロセスでとらえられます（図2）。

管理者はこれらのプロセスごとに作戦を立てて、もっとも適した行動を起こすことが必要です（図3）。

■ スタッフの意識改革をどう行うか

組織を変革し、従来の価値観や方法を変える場合、いかなるケースでも「抵抗」は考慮しなければなりません。人はもともと「不安定であること」に脅威を感じるものであり、したがって、変革の成功には「スタッフの意識をいかに変えて、抵抗を少なくするか」ということが、管理者の仕事になります。

変革の当初からスタッフを巻き込み、変革にスタッフ自身がかかわっていることを強調していくことが大切だといえます。

具体的には、以下のようなことが効果的です。
① メンバーを計画の段階から参加させる
② 正確な情報をリアルタイムで提供する
③ 反論する機会を与える
④ グループの風土を考え、十分な準備を整える
⑤ はじめから多くの変化を望まず、必要な変化にとどめる

References
1) P・ハーシィ、K・H・ブランチャード著、山本成二他訳：入門から応用へ 行動科学の展開；人的資源の活用、生産性出版社、2000、p6、p391
2) 山崎和久：上手なコーチングが面白いほど身につく本、中経出版、2002

> **Point**
> 変革には「プロセス」があり、それを見きわめることが大切。とくにスタッフへの意識づけには、明確な手順を踏むこと。

図1　変革に必要な時間と困難度の関係[1]

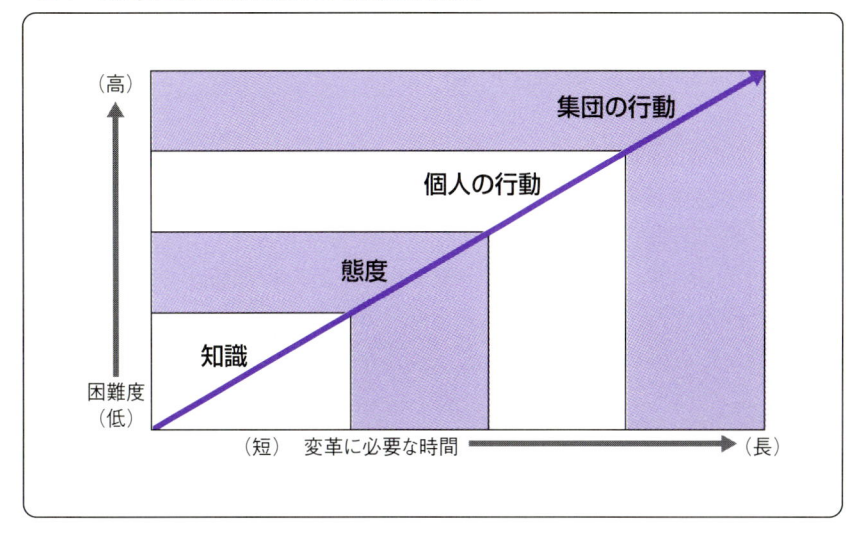

```
困難度
(高)
        集団の行動
        個人の行動
        態度
        知識
(低)
    (短) ←─ 変革に必要な時間 ─→ (長)
```

図2　変革のプロセス

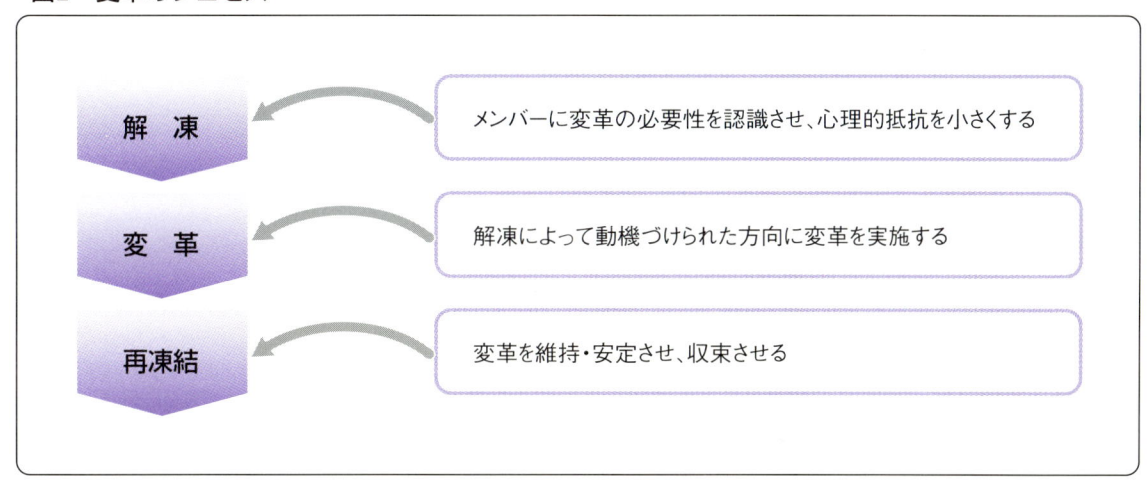

プロセス	内容
解凍	メンバーに変革の必要性を認識させ、心理的抵抗を小さくする
変革	解凍によって動機づけられた方向に変革を実施する
再凍結	変革を維持・安定させ、収束させる

図3　変革のプロセスにおけるマネージャーの役割

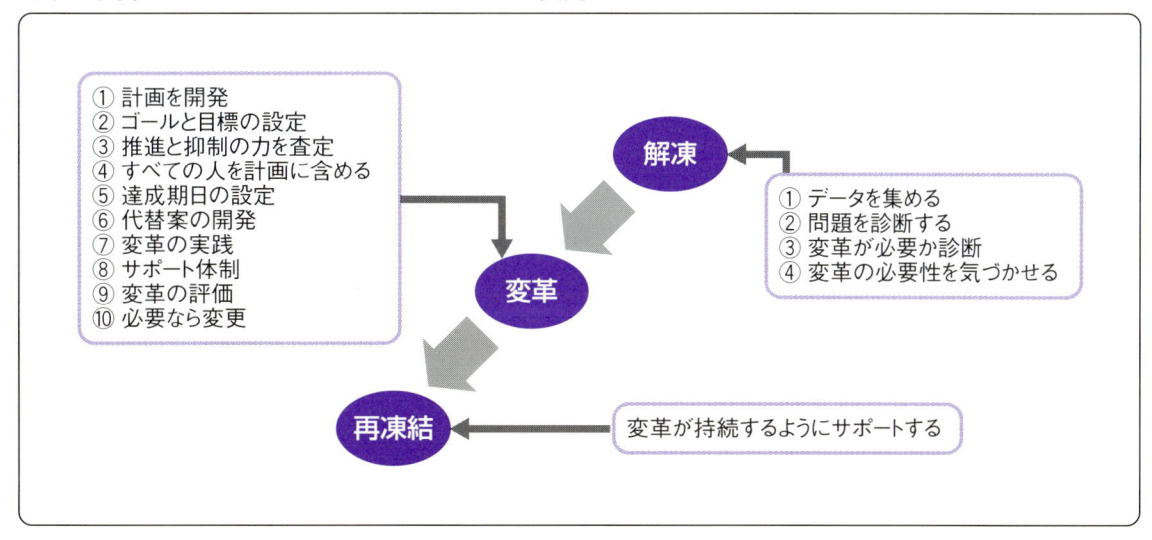

解凍
① データを集める
② 問題を診断する
③ 変革が必要か診断
④ 変革の必要性を気づかせる

変革
① 計画を開発
② ゴールと目標の設定
③ 推進と抑制の力を査定
④ すべての人を計画に含める
⑤ 達成期日の設定
⑥ 代替案の開発
⑦ 変革の実践
⑧ サポート体制
⑨ 変革の評価
⑩ 必要なら変更

再凍結
変革が持続するようにサポートする

Part3 | 実践！マネジメントスキル
Section3 | for 師長

53 組織変革に反対する人たちへの対処方法

集団を動かすものには、フォーマルな力とインフォーマルな力が存在します。フォーマルな力とは、役職や委員・係など、役割づけられ、成文化した公認の組織が関与するものです。

インフォーマルな力とは、利害関係や交友関係をもとにしたグループなどで、私的な関係における習慣や暗黙の了解で成り立つ組織が関与するものです。

組織変革には、インフォーマルな抵抗をしっかりと見抜いて、その抵抗に配慮しつつ行動することが必要です。

■ 変革のターゲットを絞る

まずは、何を変革するのかを明確にしましょう。「抵抗」に向き合うには、自分が何をめざしているかという姿勢が非常に重要になります。

組織の性格や風土の特徴をふまえたうえで、具体的な変革に取り組んでいくことが大切です（図1）。

■ インフォーマルな抵抗とは

変革への抵抗は、すべて言語で表現されるわけではありません。管理者は隠されたメッセージに留意するする必要があります。ハーシィとブランチャード[1]は、変革への抵抗の表われ方を5つにまとめています。

①生産性の持続的な低下（たとえばインシデントやアクシデントの増加、ケアの手抜き、ケアの質の低下など）
②配置転換の希望、退職
③攻撃性、言い争い
④仕事を休む、全体の取り組みを無視する、ミーティングに欠席する
⑤変化が作用しない理由に詭弁を使う

■ 対処方法

インフォーマルなグループによって変革が阻まれていると思ったら、まずは、そのグループのリーダーを探してください。そしてしっかり相手の言い分を聞き、何に不満や脅威を感じているのかを分析してください。

話し合いを通じて理解し合い、誤解が解け、協力を得られるかもしれません。時には、変革の方法を変更しなければならない場合もあるでしょう。

ただし大切なことは、**彼／彼女たちの感情を尊重しながらも、はっきりあなた自身の主張をすることです**。「水面下ではなく会議の席で意見を発表し、変革の担い手として参画してほしい」と、相手の目を見てきっぱり伝えてください（図2）。

References
1) P・ハーシィ、K・H・ブランチャード著、山本成二他訳：入門から応用へ　行動科学の展開；人的資源の活用、生産性出版社、2000

💡 Point
反対するグループのリーダーと話し合う。相手の感情や考えを尊重し配慮しても、自分の主張ははっきりと伝えること。

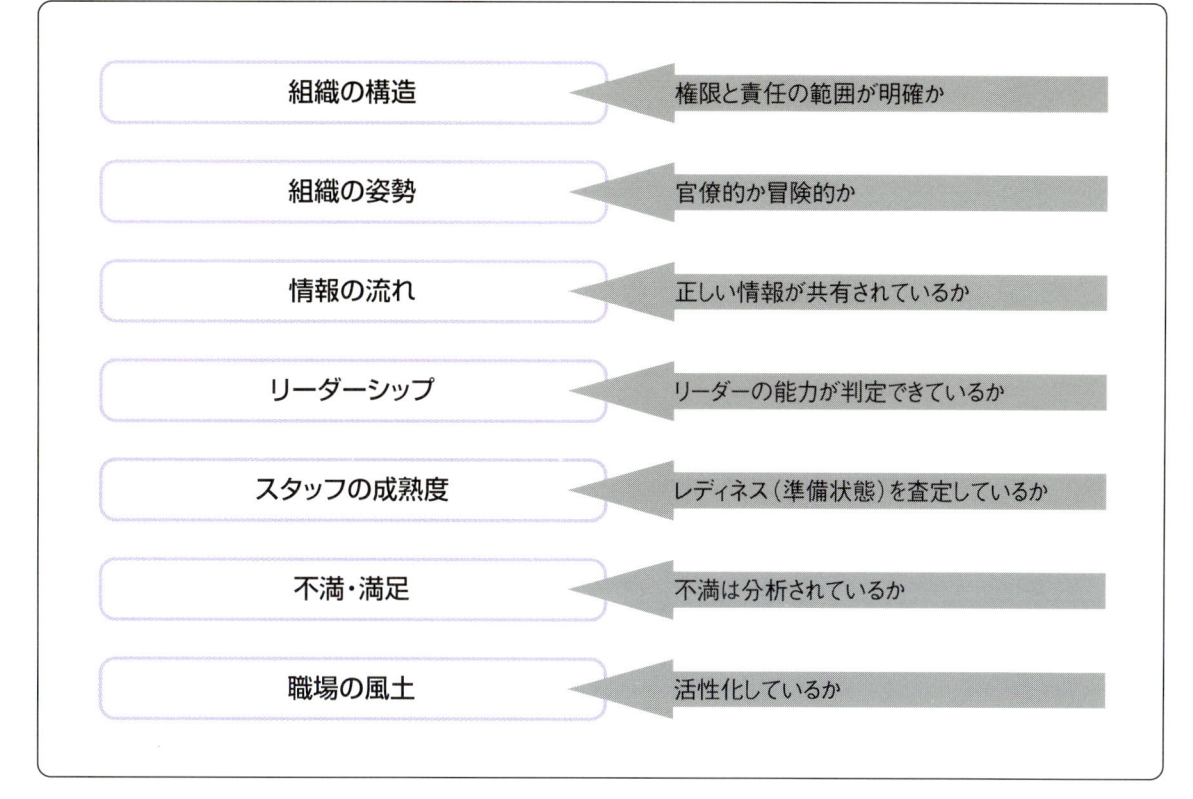

図1 組織・風土のチェックポイント

- 組織の構造 ← 権限と責任の範囲が明確か
- 組織の姿勢 ← 官僚的か冒険的か
- 情報の流れ ← 正しい情報が共有されているか
- リーダーシップ ← リーダーの能力が判定できているか
- スタッフの成熟度 ← レディネス(準備状態)を査定しているか
- 不満・満足 ← 不満は分析されているか
- 職場の風土 ← 活性化しているか

図2 インフォーマルグループへの対処方法

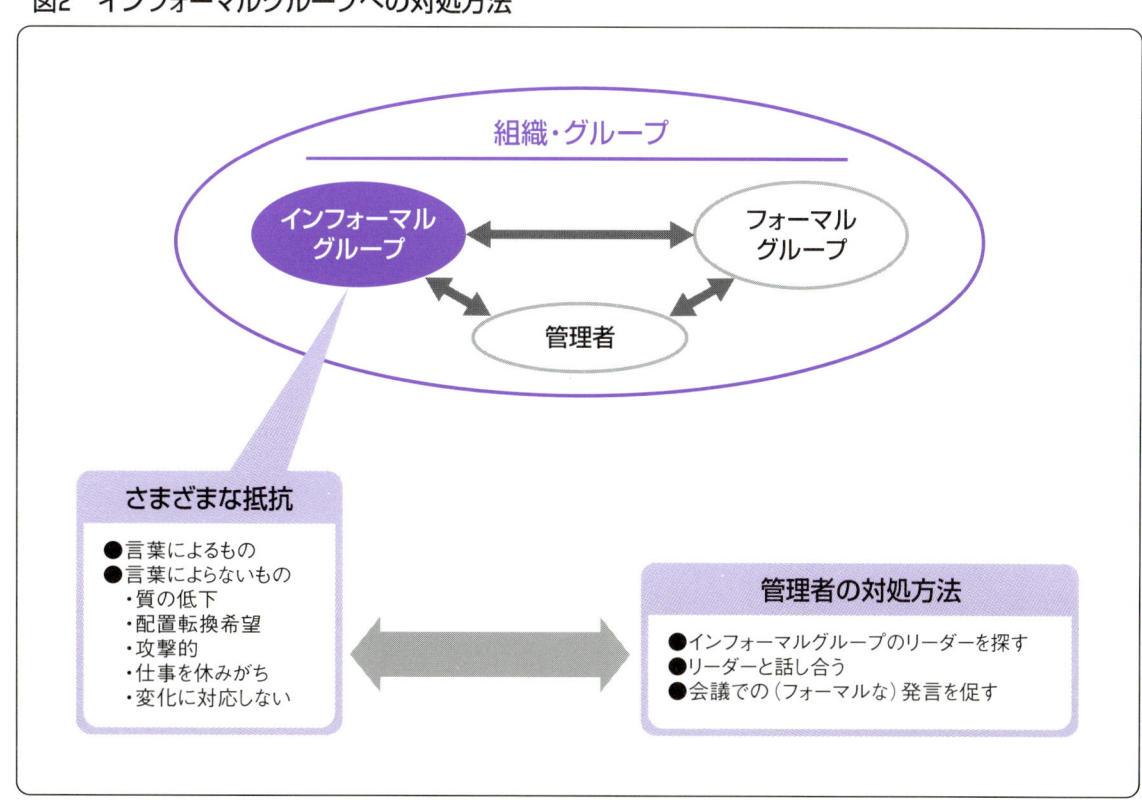

組織・グループ
- インフォーマルグループ ⇔ フォーマルグループ
- 管理者

さまざまな抵抗
- ●言葉によるもの
- ●言葉によらないもの
  - ・質の低下
  - ・配置転換希望
  - ・攻撃的
  - ・仕事を休みがち
  - ・変化に対応しない

管理者の対処方法
- ●インフォーマルグループのリーダーを探す
- ●リーダーと話し合う
- ●会議での(フォーマルな)発言を促す

Part3 | 実践！マネジメントスキル
Section3 | for 師長

54　職場風土

　人が集まれば、必ずそこにはグループができます。グループができれば、メンバーの行動や態度に関する不文律で暗黙の了解ができます。これが「職場風土」です。

■ 職場風土とは

　職場風土は、組織の理念や目標といったこととは違います。職場風土とはその言葉通り、職場をつくっている風土——人が行動するうえで不可欠な土・空気・水のようなもの——です。

　空気や水のようなものですから、多くの場合、はっきりと認識できるものではありません。組織風土を変えるために組織や制度などを変えてみても、容易に改まるというものでもありません（図1）。

　もしも職場風土がマイナスのエネルギーに包まれていたら、それは組織にとって大きな障害となってしまいます（図2）。

■ 職場風土を診断する

　まずは、自分の職場風土がプラスのエネルギーであるかマイナスのエネルギーであるか、診断してみましょう。表1の項目であてはまる項目が多いほど、あなたの職場風土はマイナスエネルギーに満ちていることを表わします。

　職場風土が負のエネルギーに包まれているということは、一般的に現状維持的であり、変化に対しては抵抗的または後退的であることを意味します（図3）。

■ 職場風土を改善する

　職場風土を改善するためには、組織や制度を変えることも大切なのですが、**もっとも必要なことは、それらの変化を通じてメンバー1人1人が変わらなければならないということ**です。

　「不活発な会議を活発にできるメンバー」、「強い人に同調せず、自分で考えるメンバー」を増やすことが、まずは職場風土を改善する第一歩だといえるでしょう。

　管理者としてまず行うべきことは、仕事のことに関しては何でもいい合える職場の雰囲気をつくることです。管理者はメンバーの発言を否定せず、最後まできちんと耳を傾けることに努めましょう。

　また、そうして得られたメンバーの意見には、管理者として責任をもって対応していくこと、少なくともその姿勢を明確にしていくことが、メンバーから信頼を得るきっかけになります。

　健康的な職場風土は一朝一夕では生まれません。「ケアの質にこだわる組織」になるためには、管理者の継続的な質向上に向けた働きかけが必要です。

> **Point**
>
> ## 職場風土とは、メンバーの行動や態度に関する不文律・暗黙の了解のこと。

図1 職場風土とは

- 土・空気・水のような、人を取り巻く環境
- 不文律の作法や習慣 集団規範
- 氷山にたとえれば、水面下に沈んだ大きな見えない部分

職場風土
メンバーの行動・態度・思考に関する暗黙の了解
組織の遺伝子

水面に見えている組織や制度を変えても、人は動かない

表1 職場風土の診断

コミュニケーションについて
- ☐ 会議は不活発である
- ☐ 強い人の考えに同調しがちである
- ☐ インフォーマルな場での情報交換や文句が多い

行動について
- ☐ ネガティブ（否定的）に考えがちである
- ☐ 行動力がない
- ☐ 周囲の状況を見てから行動する場合が多い

図2 負のエネルギーと職場風土

組織を氷山にたとえると……

水面 ── 理念・目標 方策・計画

- 余計なことはしないほうが得
- 互いにけん制、なあなあで協調
- 変化を拒む
- 負のエネルギーによる安定

→ 組織の老朽崩壊

図3 活性化している職場風土と活性化していない職場風土

	コミュニケーション	行動	結果
活性化している職場風土	・会議で活発に討論 ・自分の考えを述べる ・相手を尊重する	・ポジティブ ・行動力が大きい ・自律している	・変化に対して柔軟 ・新しい物を取り入れる。現状から前進へ ・充実感
活性化していない職場風土	・会議は不活発 ・強い人の考えに同調 ・インフォーマルに情報交換・流言や誹謗	・ネガティブ ・行動力小さい ・周囲の状況をみてから行動する	・変化に対して抵抗 ・現状維持あるいは後退 ・保身・無気力

Section3 for 師長

Part3 | 実践！マネジメントスキル
Section3 | for 師長

55 病棟の業務改善のコツ

改善を始める前に、現状の問題点を明確にし、何を改善するのか(改善の目的)をはっきりさせましょう。業務改善は、スタッフ自身が問題意識をもって、自主的かつ主体的に行動できるように仕組みをつくることがポイントです。

◼ 改善に抵抗はつきもの

組織では「今日までやってきたこと＝正しいこと」と思われがちです。加えて、「変わる」ということに対しては、感情のレベルで拒否反応を示してしまうことがしばしばであり、そうした素朴な拒否反応が集団的に増幅されることも少なくありません。

改善には抵抗はつきものです！　そうしたなかで大切なことは、問題が何かをしっかりと認識することです。問題を明確にできれば、何のために改善をするかということも明確になります。

さらに、その実行にあたっては、適切な権限委譲を行って、スタッフが責任をもって、自主的かつ主体的に問題解決できるようなチームおよびリーダーを決めることが大切です。

◼ 問題のとらえ方

改善すべき問題は、必ずしも目にみえるものばかりではありません。「何かおかしい!?」と感じたら、その原因を予測し、つながりを考えてみましょう(→8、p16)。問題発見へのアプローチとしては、①現象的アプローチ、②人間関係論的アプローチ、③システム論的アプローチ、④組織的アプローチ、⑤時間系列的アプローチがあります(表1)。

問題を明確にしたら、問題解決を目的として、目的達成のための方法を考えます。「押しの一手」がうまくいく場合もあれば、また、スタッフを信頼して任せたほうがよいときもあります。

◼ 業務改善成功のポイント

どんな場合であっても、スタッフ自身にとって問題が明確であり、しかも問題解決へ向かっている実感を得られるということが大切です。管理者には、変革によって得られるメリットをしっかりと伝え、希望をもって前向きになれるようにかかわることが求められます。

また、問題意識の強いスタッフを業務改善チームの中心におくことも効果的であり、スタッフ1人1人の声、とくに小さな声に耳を傾けることが、成功の秘訣です。

日ごろから、スタッフ個々の能力を冷静に評価・把握して、問題解決ができる風土づくりを心がけていくことも大切です(図1)。

> **Point**
> 権限を委譲して、スタッフが責任をもって自主的に問題解決できるようにかかわる。

表1　問題発見へのアプローチ

① 現象的アプローチ：問題は他の現象とどんな因果関係にあるか
② 人間関係論的アプローチ：問題の背後にどんな「人間関係」があるか
③ システム論的アプローチ：問題の背後にどんな「システム」があるか
④ 組織的アプローチ：問題の背後にどんな「組織」があるか
⑤ 時間系列的アプローチ：問題は他の現象とどんな時間的関係にあるか

図1　業務改善のフローチャート

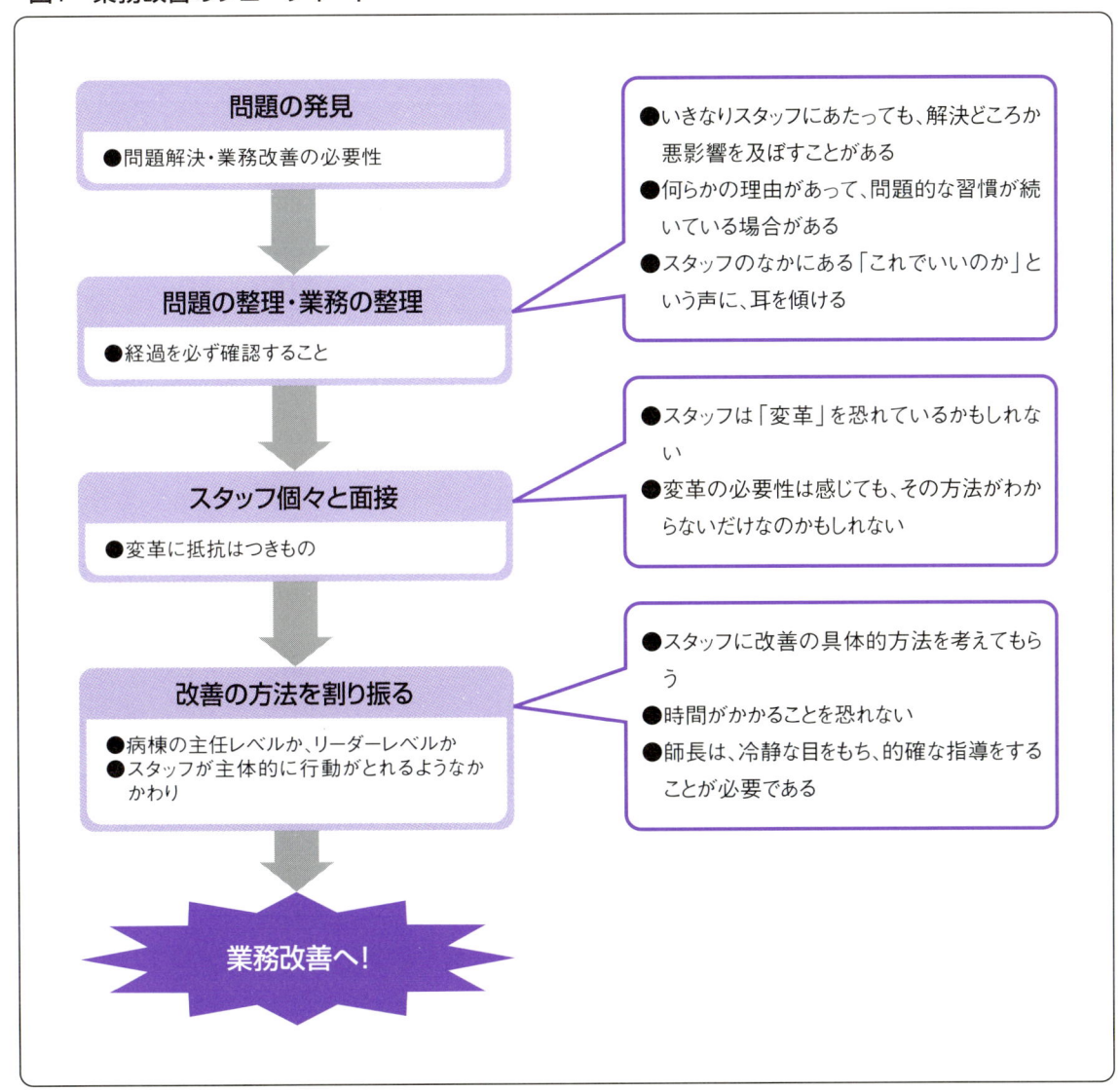

問題の発見
- 問題解決・業務改善の必要性

↓

問題の整理・業務の整理
- 経過を必ず確認すること

  - いきなりスタッフにあたっても、解決どころか悪影響を及ぼすことがある
  - 何らかの理由があって、問題的な習慣が続いている場合がある
  - スタッフのなかにある「これでいいのか」という声に、耳を傾ける

↓

スタッフ個々と面接
- 変革に抵抗はつきもの

  - スタッフは「変革」を恐れているかもしれない
  - 変革の必要性は感じても、その方法がわからないだけなのかもしれない

↓

改善の方法を割り振る
- 病棟の主任レベルか、リーダーレベルか
- スタッフが主体的に行動がとれるようなかかわり

  - スタッフに改善の具体的方法を考えてもらう
  - 時間がかかることを恐れない
  - 師長は、冷静な目をもち、的確な指導をすることが必要である

↓

業務改善へ！

Part3 | 実践！ マネジメントスキル
Section3 | for 師長

56 看護方式の種類

看護方式にはバリエーションがあります。また、それらを組み合わせてさらに多様なバリエーションをつくることもできます（図1）。

代表的な看護方式としては、機能別看護、チームナーシング、プライマリーナーシング、モジュール型継続受け持ち方式、固定チーム継続受け持ち制などがあります。

■ さまざまな看護方式（表1）

1）機能別看護

業務活動の内容、つまり機能によって看護業務をデザインしていく看護方式です。たとえば、与薬、処置、清拭というような基本的な機能によって看護師の役割を決め、同一の看護師が複数の患者に対して、同一の機能を提供します。

2）チームナーシング

看護の責任単位をチームとし、チーム単位でケアを提供します。チームによる協働で、多くの病棟で使用されてきましたが、患者さんにとっては相談相手が一定しないなどの問題がありました。

3）プライマリーナーシング

1人の看護師が1人の患者に対して、継続的に一貫したトータルなケアを提供します。入院期間中は患者さんと密接な関係をもって、患者の看護ニーズを理解し、1人のプライマリーナースが、アセスメントから看護計画の立案、看護の実施、評価を行います。

4）モジュール型継続受け持ち方式

モジュール型継続受け持ち方式とは、数人の看護師がモジュール（グループ）をつくり、そのモジュールで入院から退院までの看護を行う方式です。モジュールの設定は夜勤者の人数をベースにします。

患者1人に対して1人の看護師が、自分の意思決定、判断に基づき継続した看護を提供することをめざします。

5）固定チーム継続受け持ち方式

この方式は、これらの看護方式の効果的な部分をミックスさせて、究極的にはプライマリーナーシングの目的を志向するものです。担当看護師が入院から退院まで一貫して継続的にケア提供する一方、その看護師と患者さんを固定チーム（リーダーとチームメンバー）がサポートしていくスタイルです。

それぞれの病棟の状況に合わせて、さまざまな看護方式を展開しましょう。

References
1）松下博宣：続・看護経営学、日本看護協会出版会、1997

> **Point**
>
> 究極の看護方式はプライマリーナーシング。いかにプライマリーナーシングに近づけていくかが課題。

図1　看護方式の選択方法

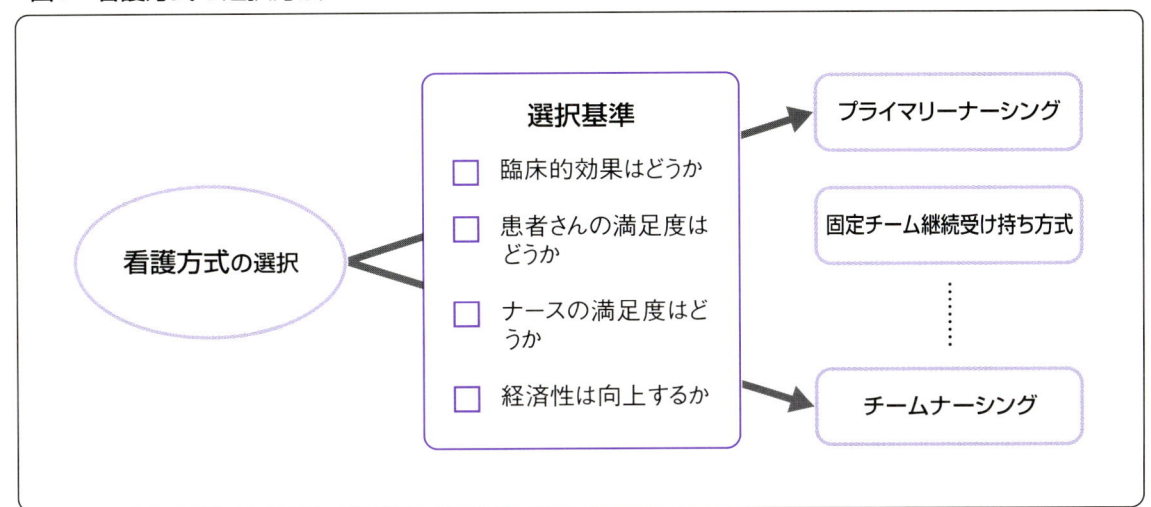

```
                          選択基準              → プライマリーナーシング
                     □ 臨床的効果はどうか
                     □ 患者さんの満足度は        固定チーム継続受け持ち方式
   看護方式の選択 ─┤     どうか
                     □ ナースの満足度はど        ⋮
                        うか
                     □ 経済性は向上するか   →   チームナーシング
```

表1　主要な看護方式の特徴

種類	特徴
機能別看護	●与薬、処置、清拭などの基本的な機能によって看護師の役割を決める ●同一の看護師が複数の患者に対して、同一の機能を提供する
チームナーシング	●看護ケアの責任単位をチームとし、チーム単位でケアを提供する ●患者さんにとって、相談相手が一定しないなどの欠点がある
プライマリーナーシング	●1人の看護師が1人の患者に対して、継続的に一貫したトータルなケアを提供する ●1人のプライマリーナースが、アセスメントから看護計画の立案、看護の実施、評価を行う
モジュール型継続受け持ち方式	●数人の看護師がモジュール（グループ）をつくり、そのモジュールで入院から退院までの看護を行う
固定チーム継続受け持ち方式	●担当看護師が入院から退院まで一貫して継続的にケア提供する ●その看護師と患者さんを固定チーム（リーダーとチームメンバー）がサポートする

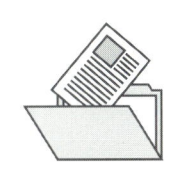

あなたならどうする？

　あなたは今年から師長になりました。数年のうちに、あなたが考える看護を病棟で実現したいと思っています。
　あなたがめざす看護とは、どのようなものですか。そして、それを実現するためには、看護方式を変更する必要がありますか？　変更するならば、どんな看護方式を選択しますか？

Part3 | 実践！ マネジメントスキル
Section3 | for 師長

57 2交替制勤務と3交替制勤務はどう違う？

24時間の看護業務を日勤、準夜勤、深夜勤と3パターンに分け、各勤務時間を8時間として行う勤務を3交替制勤務体制といいます。一方、2交替制勤務体制は、大きく日勤と夜勤の2パターンに分けます。したがって施設によって異なりますが、夜勤時間が12〜16時間になり、2時間程度の仮眠をとるシステムをつくることが原則です（図1）。

■ 3交替制と2交替制の違い

1）3交替制のデメリット
①真夜中の出勤、退勤は、女性の多い看護職には危険を伴う
②勤務と勤務の間が短いため、超過勤務をすると休息がとれずに次の勤務に入る（例：日勤から深夜勤、準夜勤から日勤など）
③食事時間、睡眠時間が不規則となり、生体リズムを崩しやすい
④各勤務帯の交替時に引き継ぎ業務があり、記録、申し送り時間は看護ケアが滞る

2）2交替制の特徴
これら3交替制の問題点を解決するために考えられたのが、2交替制です。メリットは、以下の通りです。
① 夜勤の交替が1回なくなることで継続看護ができ、そのための記録、申し送りがなくなる
②真夜中の出勤、退勤がない（安全性、経済性を確保できる）
③勤務から次の勤務までのスパンが長くなる（基本的に夜勤のあとは1〜2日の休みがとれる）
④生体リズムを整えやすい（夜勤明けの日の夜は、丸々休める）
⑤準夜帯の超過勤務がなくなる（超過勤務の削減ができ、病院経営にも貢献する）

一方デメリットは、12〜16時間の勤務と長時間の緊張を強いられることです（図2）。

■ どのように変更するか

3交替制から2交替制に変更する場合、ポイントは表1の通りです。当院が行った2交替制試行後のアンケートより、「よい点」「悪い点」ランキングは図2の通りです。

2交替制は夜勤時間が長くなるため、看護師にとっては最初は抵抗感があります。とくに急性期の患者が多い病棟や、ADLの援助が多い病棟では、「体力がもつだろうか？」「緊張が10数時間持続するだろうか？」など、不安な声を聞きます。

一方、十分な話し合いをもち、勤務体制の特徴を理解したうえで実施した看護師の感想の多くは、「3交替勤務にはもう戻りたくない」というものでした。結果的に、現在28セクション中25セクションが2交替制に切り変わっています。

> **Point**
> 2交替制勤務のメリットは大きいが、仮眠時間を十分にとるなどの配慮が必要になる。

図1　2交替制と3交替制の例

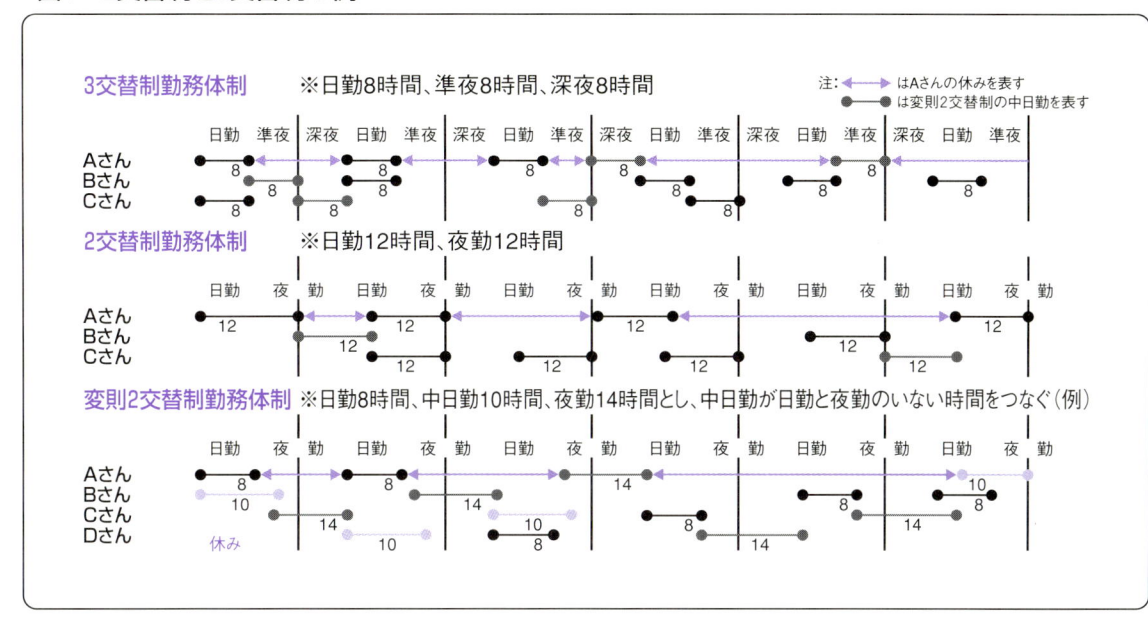

3交替制勤務体制　※日勤8時間、準夜8時間、深夜8時間
注：←→はAさんの休みを表す　●は変則2交替制の中日勤を表す

Aさん
Bさん
Cさん

2交替制勤務体制　※日勤12時間、夜勤12時間

Aさん
Bさん
Cさん

変則2交替制勤務体制　※日勤8時間、中日勤10時間、夜勤14時間とし、中日勤が日勤と夜勤のいない時間をつなぐ（例）

Aさん
Bさん
Cさん
Dさん

図2　2交替制のメリットとデメリット──バランスが大切！

よい点
① 日勤の深夜入りがないので精神的にも肉体的にも楽
② 休日の連休が増えた
③ ゆっくり休みがとれ、自分の時間に余裕がもてる
④ 生活が規則的になった
⑤ 夜間、患者さんを継続できるので把握がしやすい

悪い点
① 仮眠がとれないことがある
② 中日勤の負担が大きい
③ 夜勤が長時間になるので、長時間の緊張を強いられる
④ 時間外がなくなり、給料が少なくなる
⑤ 忙しい夜勤が辛い

表1　勤務体制への変更のポイント

- 勤務体制を変更する目的を理解する
- 3交替制と2交替制、それぞれのメリット、デメリットを説明し、メリットについて共通理解する
- スタッフの疑問や不安に関する意見を出してもらい、対策を立てる
- 勤務時間の変更だけでなく、業務の見直しを行う。とくに、長時間夜勤のリスクを軽減するための業務改善を行う（①マンパワーが必要な時間帯はどこか、②従来行われている業務はその時間帯に行わなければならないか、③専門職の看護師が行う業務か、④患者中心の看護になっているか、など）
- 仮眠・休憩の取り方についても十分話し合い、ルールをつくっておく
- 勤務計画表や業務のシミュレーションを行う

Part3 | 実践！マネジメントスキル
Section3 | for 師長

58 どうしてローテーション（異動）は必要？

かつてナースのキャリアは、すべての看護分野をまんべんなく行う「ジェネラリスト」になって、看護管理者になる、という選択が一般的でした。

しかし、現在では専門看護師のような、特定分野の看護をきわめる「スペシャリスト」となる道が開いています。また、看護を提供する場が病棟から在宅などへと広がったことで、ケアマネジャーや訪問看護ナースをめざしたり、あるいは企業で働く、といったキャリア選択が可能になっています（→33、p68）。

■ ローテーションのメリット

ナースの多くは、卒後5～7年目ころに自分のキャリアを真剣に意識するようになり、自分のやりたい看護が具体的にみつけられるようになってきます。自分のめざす看護領域を絞り込むまでのその間に、ローテーション（異動）によって複数のセクションを経験できるということは、自分の臨床能力を向上させながら進路を決定する余地がある、というメリットとして考えることもできます。

ローテーションのなかで得た経験を積み重ね、その経験から学び、キャリアを具体的にデザインしていくことこそ、ジェネラリストからスペシャリストになる一歩です。また、特別なスキルをもったジェネラリスト（たとえば訪問看護ナース）になるための一歩です。

■ ローテーションの注意

ローテーションを行うにあたっては、まずはローテーションがもたらすメリットを伝えて、さらに向上心・チャレンジする心がもてるように動機づけすることが大切です。

それと同時に、管理者としては、異動が組織と個人にどんな影響を与えるかを把握したうえで（表1）、組織を維持しつつ、個人のやる気を引き出すような人事異動を行っていくことが、大切な役割といえるでしょう。

ローテーションの是非は永遠の課題です。個人、組織、そして今後は社会のニーズに対応していくために、どのようなキャリア形式が必要なのか、職場でディスカッションしてみましょう（図1）。

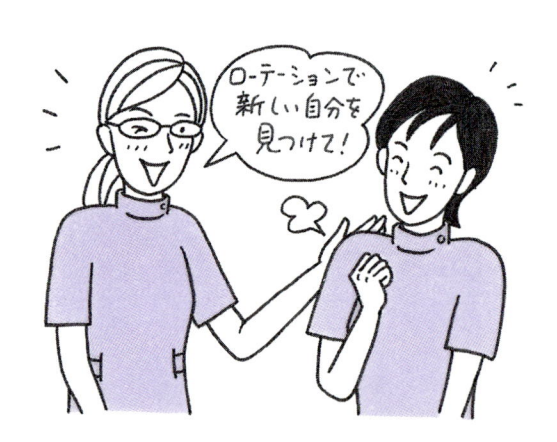

Point

ローテーションのメリットを伝えて、向上心がもてるように動機づけする。

表1 ローテーションがもたらす影響

組織にもたらす影響

- 組織が活性化する
- 特定の知識に偏らず、メンバーおのおのの経験を互いにシェアすることができる
- セクション(病棟)間の看護師のバランスがとれる
- 看護ケアが均質化する
- ローテーションがうまくいくためには、看護師の定着率がよいことが条件となる
- 中堅ナース(4～8年の経験が目安)の層が厚いことも条件となる

個人にもたらす影響

- チャレンジ精神を養う
- やったことのない未経験の仕事をクリアすることで、自信につながる
- 自分のやりたい看護領域が幅広い視野で考えられる
- キャリアアップにつながる
- ただし、むりやり進めると、超ストレス状態や離職につながる

図1 ローテーションとは

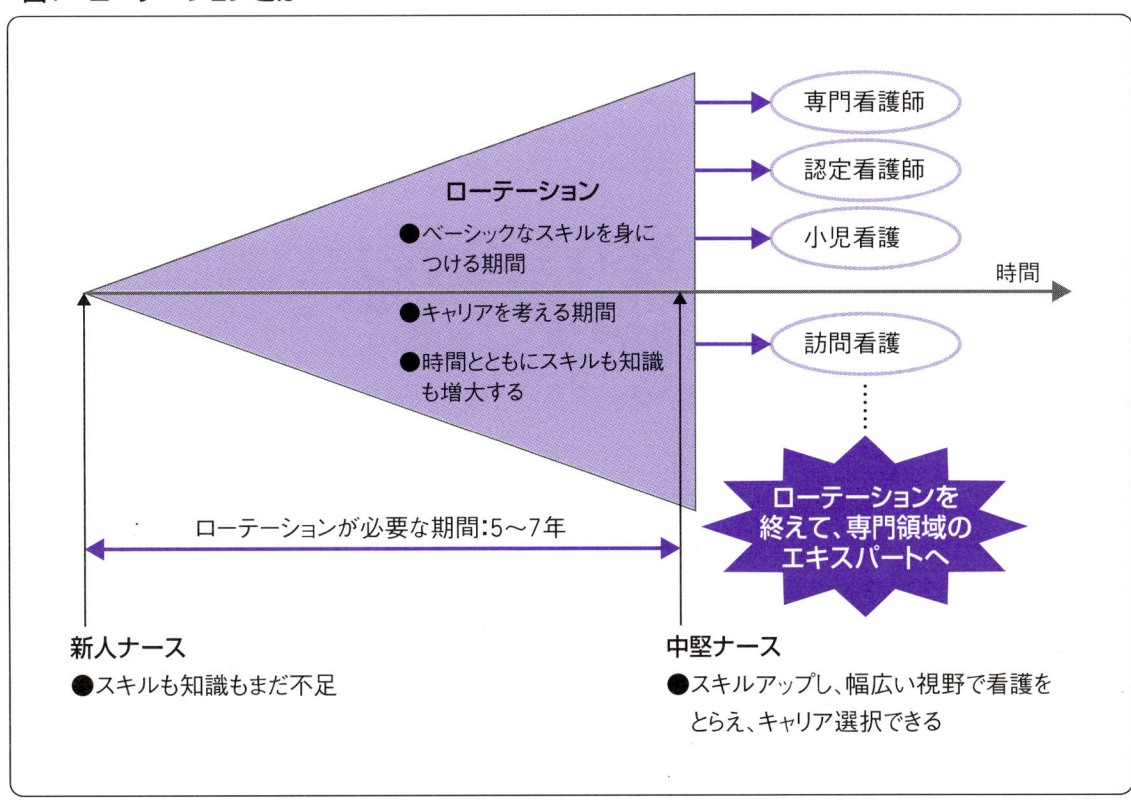

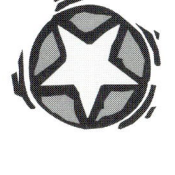

ローテーション
- ベーシックなスキルを身につける期間
- キャリアを考える期間
- 時間とともにスキルも知識も増大する

→ 専門看護師
→ 認定看護師
→ 小児看護
→ 訪問看護

時間

ローテーションが必要な期間:5～7年

ローテーションを終えて、専門領域のエキスパートへ

新人ナース
- スキルも知識もまだ不足

中堅ナース
- スキルアップし、幅広い視野で看護をとらえ、キャリア選択できる

Section3 for 師長

Part3 | 実践！マネジメントスキル
Section3 | for 師長

59 勤務表のつくり方

　勤務表には、管理者の管理観が反映されます。勤務表作成は、患者さんに安全な看護を提供することがもっとも重要な目的ですが、限られた資源のなかで看護の質と量を安定供給する、じつに高度にデザインされたものなのです。看護の質と量を安定供給するためには、①日々勤務するスタッフの能力分布を均一にする、②スタッフ1人あたりの業務量をできるかぎり終日一定にする、さらに、③リーダーシップのとれるスタッフを常に一定人数配置する、ことが必要です（表1）。

■ 管理者がふまえるべきこと

　上記をふまえ、勤務表をつくるに際して、管理者は以下のことを把握します（図1）。

1）スタッフ個々の能力を把握する

　まずは、スタッフ個々の能力をしっかり把握します。臨床能力が高いスタッフと低いスタッフを組み合わせるなどを考慮して、看護の質と量を保証できる勤務表をつくります（→44、p92）。

2）自分の病棟（セクション）の忙しさのパターンを把握している

　自分の病棟がいつ忙しいのか（1日のうち、どのシフトが忙しいか、週単位、月単位ではどうか）を把握することで、いつ、どのくらいのスタッフが必要かを把握します。できるだけ定量的なデータ（数値として表れるデータ）をとるようにします（→26、p52）。

3）スタッフの勤務希望を把握している

　スタッフの勤務希望をできるだけ考慮することが、スタッフの職務満足につながり、結果として充実したケアを提供することにつながります。

4）上記の内容を、病棟（セクション）のリーダーらが知っている

　管理者はこれらのことを十分に配慮して勤務表をつくっているということを、リーダーたちが認識することが必要です。スタッフへの周知は勤務表への不満を少なくし、協力が得られる結果につながります。

■ もしもスタッフの休暇の希望が重なったら

　勤務表は、患者さんと同時にスタッフにも快適なものでなければなりません。しかし、スタッフの休暇希望は、同じ時期に重なることが多いものです。毎月の休暇希望をとるときは、図2のような制限を設けます。
　こうしたお知らせを、毎月勤務表作成の前に提出し、スタッフが自発的に希望の調整ができるようにします。夏休みなど長期の休暇の場合には、3～4か月分の勤務希望をとり、勤務希望を調整する担当スタッフを決めて、1か月かけて調整します。効果は抜群です。

Point

スタッフの能力、忙しさのパターンなどを客観的かつ妥当的な方法で把握し、それに基いた勤務表であることをわかるようにする。

表1　勤務表のつくり方のポイント

- ☐ 勤務するスタッフの能力分布を均一にする
- ☐ スタッフ1人あたりの業務量を終日一定にする
- ☐ リーダーシップのとれるスタッフを常に一定人数配置する

図1　勤務表づくりの4ステップ

Step1　スタッフ個々の能力を把握
客観的妥当的な方法で行う

↓

Step2　病棟の忙しさのパターンを把握
データをとって分析する

↓

Step3　スタッフの勤務希望を把握
スタッフにも「やさしい」勤務表をつくる

↓

Step4　これらの方法・配慮をリーダーが知っている

↓

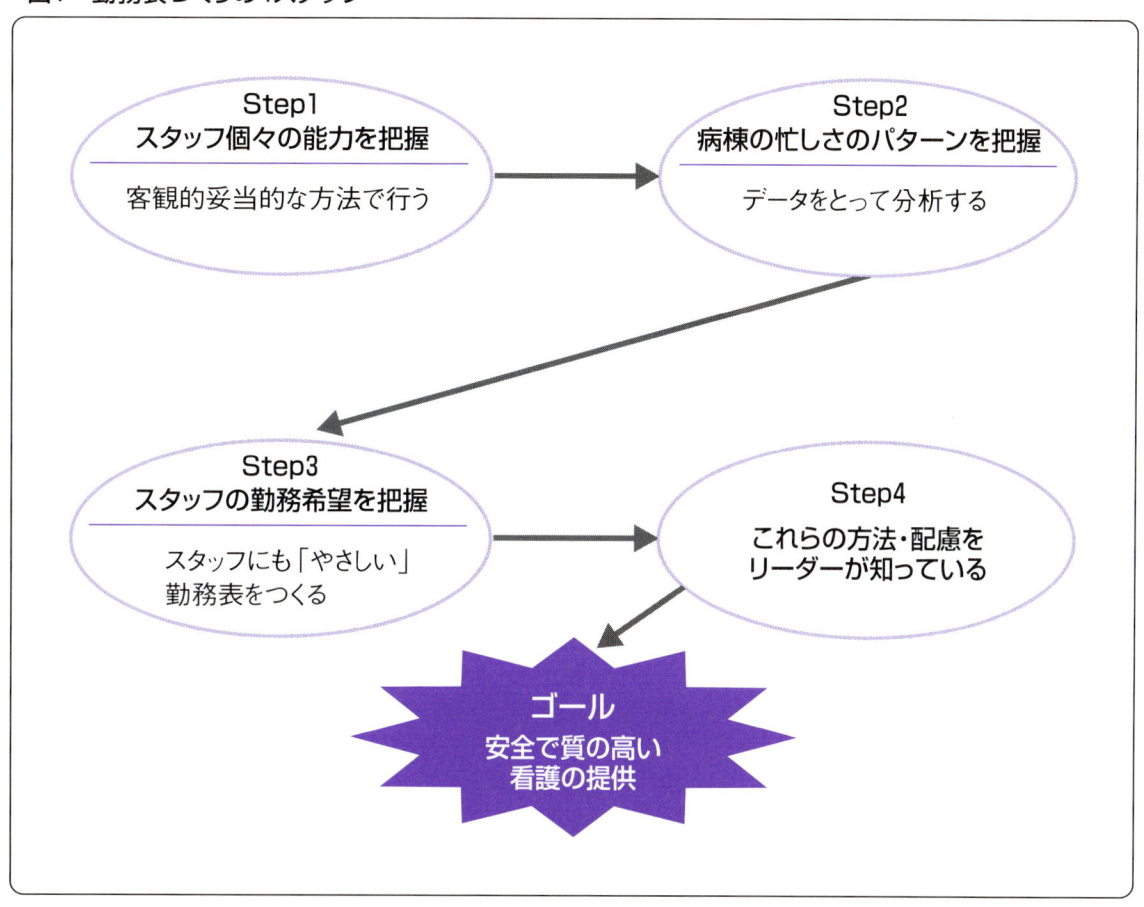

ゴール　安全で質の高い看護の提供

図2　休暇希望の制限例

① 平日の休みの希望は○人まで

② 日祭日の休みの希望は○人まで

③ 1人が希望できる休みは○日以内

④ 各チームともに、リーダーになれるナースが最低1人いる

⑤ ①〜④の条件で各自希望を調整してください

＊○にあてはまる数字は、セクションのスタッフの成熟度や、新人が就職したての時期などの条件にあわせて、月ごとに変化する

Part3 | 実践！マネジメントスキル
Section3 | for 師長

60 マンパワー不足時の対処 その1
視点を定める

　管理者にとって必要なことは、自分が管理している看護単位の業務量が、「通常な状況」と「限界を超えた状況」を、客観的データおよび経験から判断できることです。

　その判断のもとに、まず、業務調整によって対処可能かどうか、次に、自分の看護単位のスタッフの増員やメンバー変更で対処可能かどうかを交渉・調整します。

　これらの調整だけでは対処できないとき、他セクションにマンパワーの応援を依頼します（図1、2）。

■ 業務量の限界を見きわめる視点

　看護単位の業務量は、常に一定とは限りません。多い日少ない日の波があるうえ、診療科や看護単位の特殊性によっても異なります。しかし、どの看護単位でも、看護単位内での調整で対応可能な幅をもっているはずです。

　「忙しい！」「たいへん！」は、感覚的なとらえ方に過ぎない場合があります。また「看護師が1人、急きょ病気欠勤が出てしまいマンパワーが足りません」「重症患者が増えたからマンパワーが足りません」などの言葉に、惑わされてもいけません。客観的なデータ分析のもとに対処しましょう。

　具体的には、短期的（1日〜1週間くらい）なのか、長期的（1週間〜1か月以上）なのかを予測します。ただし、長期的に看護単位内だけで勤務者調整した場合、以下のような弊害が予測されるので、十分な注意が必要です。

①公休の先送りによる休暇がとれない
②連日の超過勤務時間が増加する
③オーバーワークにより疲労が蓄積する
④看護サービスが低下する

　看護単位内での検討も必要ですが、同時に看護部全体の人的資源を有効活用することも大切になってきます。

■ マンパワー不足の要因は何か

　マンパワーの必要性は、看護要員の不足なのか、業務量の（何が）オーバーしたためなのかを分析し、対策を検討します。

　業務量や業務の質を評価するためにも、決められたデータを定期的に収集し、マネジメントに活用できるようにしておきます（表1）。

　また、マンパワー不足が長期化した場合、看護職員の肉体的疲労とともに、緊迫感が強く余裕がなくなることなどを考えたリスクマネジメントの強化や、ストレスに対するケアにも配慮します。

Point

忙しさを感覚でとらえるのではなく、客観的なデータをもとに、変動要因をコントロールする。

図1 マンパワーの原則

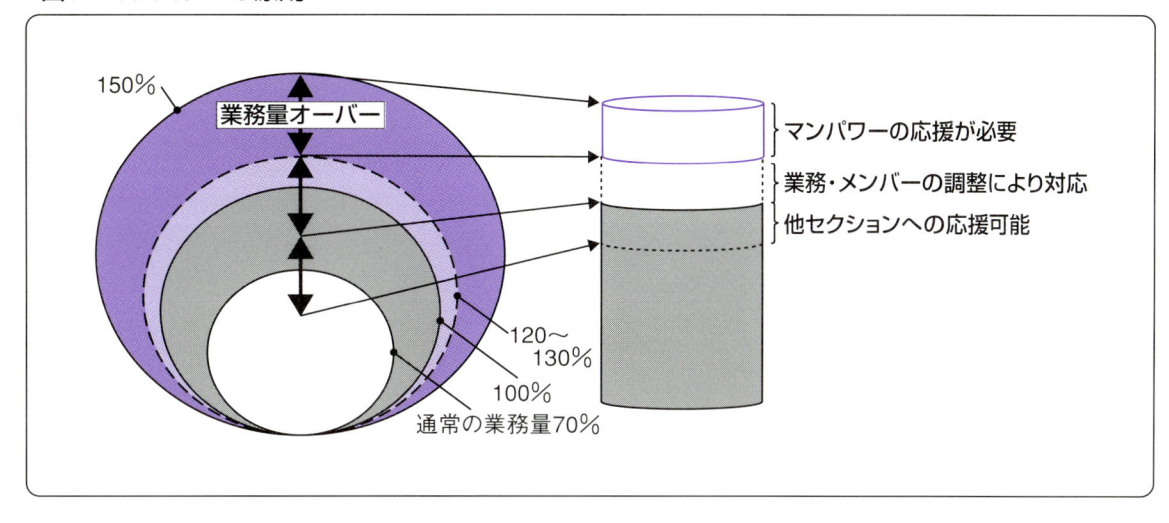

- 150% 業務量オーバー → マンパワーの応援が必要
- 120〜130% → 業務・メンバーの調整により対応
- 100% → 他セクションへの応援可能
- 通常の業務量70%

図2 マンパワー不足のマネジメント

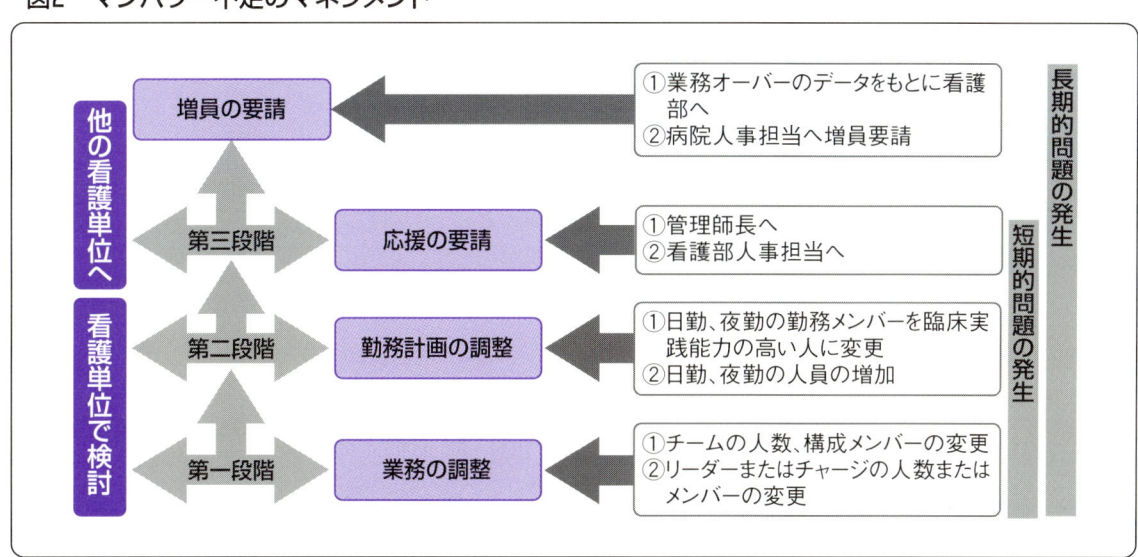

他の看護単位へ
- 増員の要請
  - ①業務オーバーのデータをもとに看護部へ
  - ②病院人事担当へ増員要請
- 第三段階 応援の要請
  - ①管理師長へ
  - ②看護部人事担当へ

看護単位で検討
- 第二段階 勤務計画の調整
  - ①日勤、夜勤の勤務メンバーを臨床実践能力の高い人に変更
  - ②日勤、夜勤の人員の増加
- 第一段階 業務の調整
  - ①チームの人数、構成メンバーの変更
  - ②リーダーまたはチャージの人数またはメンバーの変更

長期的問題の発生 / 短期的問題の発生

表1 収集すべきデータ（変動要因）

①患者数	⑧看護（必要）度*
②入退院数	⑨排泄介助数
③重症者数	⑩食事介助数
④手術検査数	⑪医師数
⑤処置・指導件数	⑫看護補助要員数
⑥精神的不隠患者数	⑬スタッフの経験年数の構造
⑦看護師の構成要員の特徴（経験年数、臨床実践能力）	⑭臨床実践能力レベルの構造
	⑮超過勤務時間数

＊ 看護度：看護を測定する項目、基準を決め、定期的（勤務帯毎、毎日、毎週、毎月）に測定し指標化することで、看護単位の看護の推移や看護単位間の比較ができる

Part3 | 実践！マネジメントスキル
Section3 | for 師長

61 マンパワー不足時の対処 その2
緊急時の具体的対策

質の高い看護を提供するためには、各セクションに適正な人材配置をすることが必要です。しかし、現状は、常に必要かつ十分な人材配置ができるわけではありません。それぞれのセクションでの工夫や、リリーフ（支援）によって日々の看護が機能しているのであって、この調整は非常に大切です。

人材支援は、「いかに有限の人的資源を最大活用できるか」にポイントがあります。病棟ごとなどのセクショナリズムの枠を取り払って、看護部全体で助け合うことが重要です。

■ 欠員状況を分析、ランク付けをする

まずすべきことは、欠員状況を分析し、ランク付けすることです。分析の要素として、①期間、②人員の量と質、③ケアの量と質、があります（図1）。

■ 欠員状況のランクで、対応策を決定する

1）第1段階；セクション内で対処
①チーム間で応援体制をつくる
②リーダー、メンバーを変更する
③勤務予定者を変更する

2）第2段階；セクション内で対処
①夜勤加算の条件を考慮し、勤務計画を調整する
②業務を見直し、調整する

③一時的に看護方式を見直し、調整する

3）第3段階；管理ブロックへ応援依頼する
①いつ、どのシフトに、どのような業務内容で、どれくらいのリリーフが必要かを提示する
②管理師長を中心に、各ブロックでセクションの状況を考慮する。リリーフを出せるセクション、日程、メンバーなどを検討し、協力を得る

4）第4段階；看護部へ依頼する
①師長連絡会議で、管理ブロックを超えた応援依頼を行う
②管理ブロック、師長連絡会議での対処が困難な場合は、看護部へ依頼する
③採用補充を検討、実施する

なお、リリーフを送り出す側、受け取る側の双方が同じ考えを共有することも大切です（表1、2）。

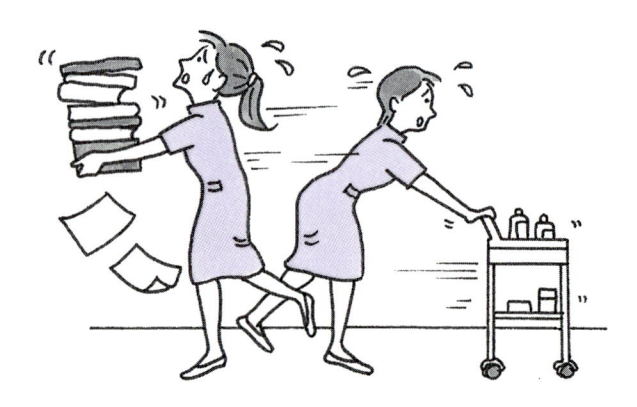

Point

まず自部署での対処、続いて自部署外へのリリーフ要請、それでもダメなら看護部に応援依頼する。

図1　ランク表

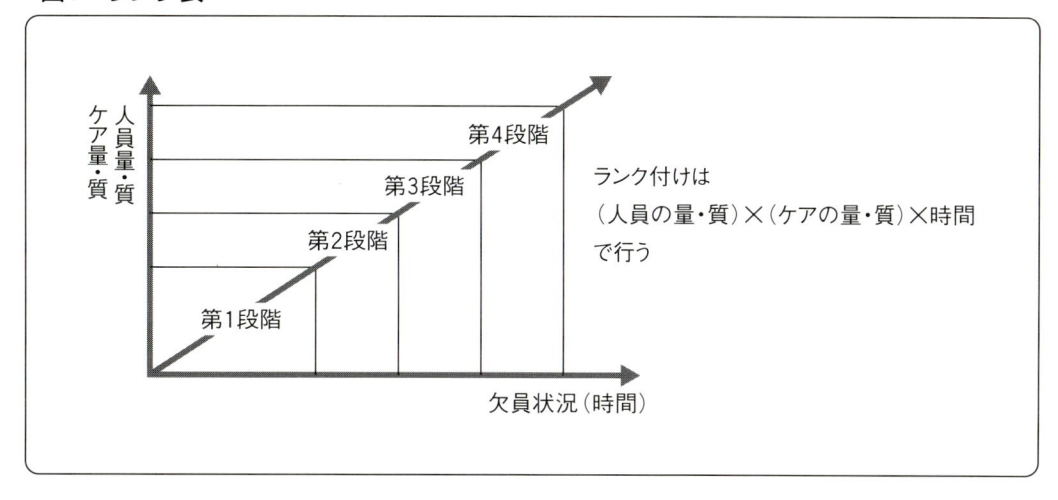

```
 ↑
人員量・質
ケア量・質
                              第4段階
                    第3段階
              第2段階
        第1段階
                                        ランク付けは
                                        （人員の量・質）×（ケアの量・質）×時間
                                        で行う
                                    →
                              欠員状況（時間）
```

表1　ナース欠員時の標準的対応策

欠員状況 \ 検討案	第1段階 各セクションで	第2段階 各セクションで	第3段階 管理ブロックへ	第4段階 看護部へ
ランク1　急きょ、当日または翌日に欠員（1〜3日単位）	①チーム間で入院手術、検査、処置、ケア、看護必要度などを考慮してフォローする ②リーダー、メンバーを変更する ③各チームの人数、チャージの人数を調整する ④勤務予定者の調整変更（休みを勤務へ、日勤者を夜勤へなど）をする	①夜勤加算の条件を考慮し、勤務計画を調整する ②セクションの勤務計画方針を見直し、調整する ③各シフトの業務内容、量の見直し、調整する ④一時的に看護方式を見直し、調整する	①第1、2段階の対策で対処困難な場合、勤務計画で、いつ、どのシフトに、どのような業務内容のリリーフが必要かを確認、検討、依頼する ②管理師長を中心にブロック内でリリーフに出るセクション、日程、メンバーを検討、協力を得る	①第1、2、3段階の対策で対応困難な場合、師長連絡会議で検討、調整する ②全セクションの状況を考慮し、検討、調整する ③採用補充を検討、実施する
ランク2　1〜3週間の欠員（週単位）				
ランク3　長期的な欠員が予測（月単位）				
ランク4　長期的に複数の欠員が予測（複数・長期的）				

表2　リリーフの心得

●リリーフに行く側（リリーフを出す側）の心得
・わからないことは何でも聞く。遠慮しないこと
・情報収集は「与えられる」のを待たず、自分から行うこと

●リリーフを迎える側の心得
・リリーフに来る人の臨床能力、経験年数を把握する
・リリーフの質問に答える人を決めておく
・依頼する内容や項目は限定する
・患者さんを受け持ってもらう場合も、経過の長い患者さんや細いことが理解できないとケアが難しい患者さんは避ける
・リリーフを迎える当日は、①セクションのタイムスケジュールを渡し、②セクションの特徴を説明し、③受け持ち患者の経過と看護の注意点を説明する。

Part3 | 実践！マネジメントスキル
Section3 | for 師長

62 突然「退職したい」と希望が出たら？

　早目の面接がポイントです。「辞めたい」といってきたときに、すぐに言い分や考えを聞きます。

　話を親身に聞くことで安心し、時には気持ちが落ち着き、「辞めたい」という思いが変わることもあります。

　日ごろから、意向調査や目標面接、クリニカルラダー面接、育成面接などの方法で、スタッフの意向、今後の予定などを、計画的に把握することを心がけましょう。

■ スタッフのキャリア計画の把握

1）「意向調査用紙」で定期的に把握（図1）

　当院では図1のシートを用い、9～10月にかけて、スタッフ全員に各自のキャリアアップの意向を調査します。そこから今後どのようなことを学びたいのか、退職を考えているのかなどを把握します。

　調査用紙提出後、所属師長と面接を行い、必要ならば看護部長とも面接をします。適切なアドバイスにより、予定を変更するスタッフもいます。

　ある病棟では、「今の辞めたい度」をユーモアを交えて定期的にインタビューして、とくに新人の退職減少に成果を得ました。

2）日常のコミュニケーションから把握

　意向調査は、せいぜい行っても年1～2回程度です。したがって、やはり日ごろのコミュニケーションが大切です。「様子がいつもと違う」「元気がない」などの徴候をキャッチしたら、まず声をかけ、話してみることです。

■ 「退職したい」といわれたら……

　ある新人の例では、突然「辞めたい」と切り出してきて、「え、昨日はあんなに元気そうに笑顔で働いていたのに!?」とびっくりしたことがありました。最近の若者は、気持ちを表現するのが下手なのかもしれません。こうした気質の変化を的確にとらえておくことも必要でしょう。

　「辞めたい」といってきたら、とにかくゆっくり話を聞く時間をとりましょう。なかなか本音は表現しないものですが、十分な時間をとって、面接のスキルを上手に使うことがポイントです（図2）。

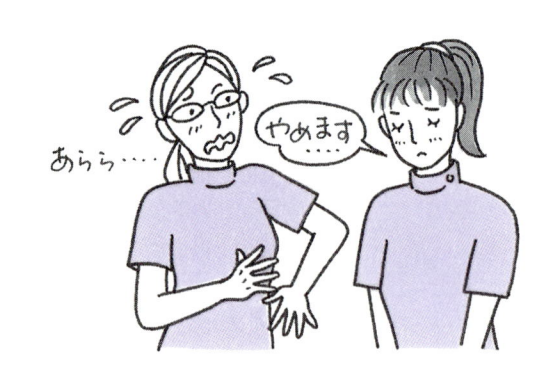

Point

**「申し出」があったら、早めにゆっくり時間をとって話を聞く。
日ごろからスタッフの様子の変化に敏感になること。**

図1　意向調査用紙

来年度に向けて、看護部運営に役立てていきたいと思いますので、ご協力ください。

セクション名 _____　　氏名 _____　　卒業年度 ____ 年

1．1年を振り返ってどうでしたか？

2．来年度の予定について、どのように考えていますか？
　①現在の職場で続けたい。
　②他のセクションへ配置換えを希望する。
　　希望セクション：_____
　③来年の3月31日付けで退職を考えている。
　　その理由：_____
　④その他

3．来年度、どのような学習を希望していますか？
　①院内研修　　②院外研修　　③学会等　　④その他

4．その他将来に向けて考えていることがあれば、お書きください。

図2　退職には引き止めるケースと引き止めないケースがある

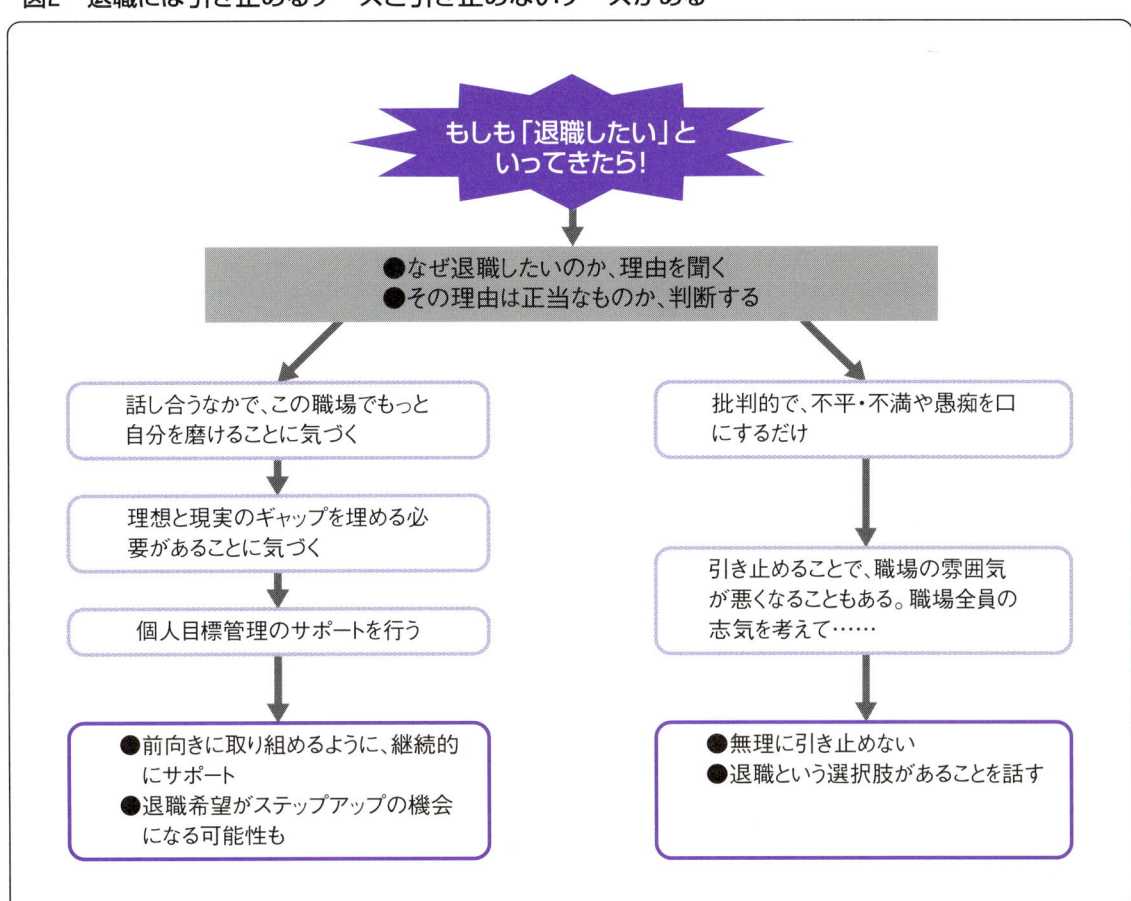

もしも「退職したい」といってきたら！

- なぜ退職したいのか、理由を聞く
- その理由は正当なものか、判断する

【引き止めるケース】
- 話し合うなかで、この職場でもっと自分を磨けることに気づく
- 理想と現実のギャップを埋める必要があることに気づく
- 個人目標管理のサポートを行う
- 前向きに取り組めるように、継続的にサポート
- 退職希望がステップアップの機会になる可能性も

【引き止めないケース】
- 批判的で、不平・不満や愚痴を口にするだけ
- 引き止めることで、職場の雰囲気が悪くなることもある。職場全員の志気を考えて……
- 無理に引き止めない
- 退職という選択肢があることを話す

Part3 | 実践！マネジメントスキル
Section3 | for 師長

63 物品管理 その1
物品管理の方法

　病院内では、診療材料・消耗品・検査試薬・薬品・再生滅菌物・ME機器・リネン・医療ガスなど1万〜2万点もの"モノ"が管理されています。安全性・効率性・経済性を考えた物品の管理がしっかりできてこそ、安全で、安心できる医療が提供できます。

　また、円滑な物流システムなくして、よき看護実践はありえません。患者サービスの向上や経営的側面からも、物品管理を見直す必要があります（図1、表1、2）。

■ 物品管理のポイント

1）安全性

①物品を標準化する

　どのセクションでも同じ物品を使用することで、医療事故のリスクが軽減します。

②リスクに対して「投資」する

　感染防止のための物品、針刺し事故防止のための安全器材は、リスク防止の投資であるという考えを徹底します。

2）効率性

①中央管理システムをつくる

　貸し出し可能物品をリストアップし、貸し出しシステムを運用します。器材の専門知識をもったスタッフによるメンテナンスができるうえ、看護の間接業務が削減できます。また、院内の保有台数を削減でき、有効活用につながります。

②セクション間の支援をする

　特殊材料、物品を保有しているセクション（病棟など）をリストアップし、緊急時の対応が可能なシステムをつくります。セクションの物品は病院の物品であり、必要時には他セクションに円滑に貸し出すという意識をもつことも大切です。

3）経済性

①物品を標準化する

　同種同等品目の混在によるムダを省きます。

②定数の適正化を図る

　セクションの余剰在庫をなくし、予備分の在庫を一元管理します。

③新しい材料や物品の紹介は個人的に対応しない

　窓口を一本化し全体で検討したほうが、同じ使用目的の物品が重複するムダがなくなります。

④新規材料への変更や採用

　今までの材料の在庫を消費するための方法を検討してから採用します。在庫は使用頻度の高いセクションに集めて使用するなど、ムダにならない方法を検討します。

References
1）荒井蝶子他：看護管理その3；情報管理、日本看護協会出版会、1995

> **Point**
> 病棟単位ではなく病院全体で一元管理するシステムが必要。
> 物品は病棟のものではなく、病院のものという意識を大切に。

図1　物品管理のマネジメントサイクル

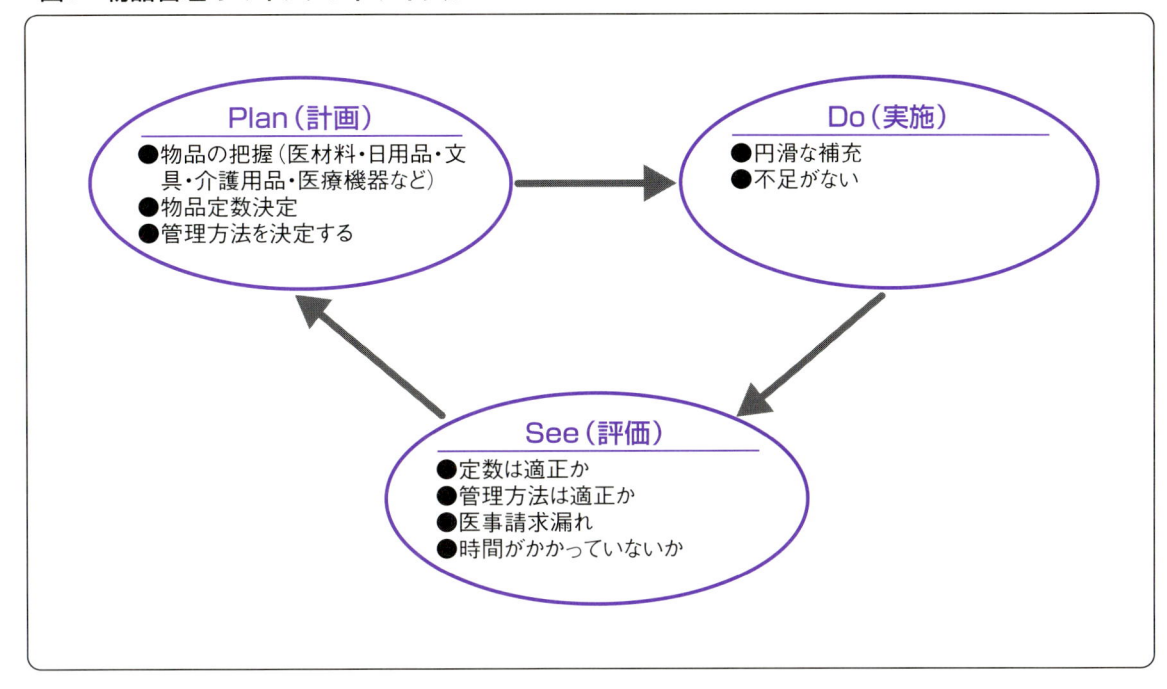

Plan（計画）
- 物品の把握（医材料・日用品・文具・介護用品・医療機器など）
- 物品定数決定
- 管理方法を決定する

Do（実施）
- 円滑な補充
- 不足がない

See（評価）
- 定数は適正か
- 管理方法は適正か
- 医事請求漏れ
- 時間がかかっていないか

表1　ABC分析による物品管理

ABC分析とは、物品を数量と金額によってABCの3つのグループに分け、それぞれのグループに適した管理を行い、成果と合理化を達成する方法。物品管理を効果的かつ合理的に行うためには、物品全体を把握し、グルーピングし、Aグループを中心に管理し、余力があればB、Cと管理範囲を広げていくようにする

Aグループ	品目数割合10％、金額の割合70％	台帳管理などで重点的に
Bグループ	ACの中間	
Cグループ	品目数割合60％、金額の割合10％	欠品を防ぐ管理

表2　物品管理のポイント

- [ ] セクション内の備品を定期的に点検、整備する
- [ ] セクション内の備品の使用状況を調査する
- [ ] セクション内の備品の使用状況の調査結果から、備品の保有数が適正か評価する
- [ ] セクション内で不足な備品を補充する
- [ ] 看護部門で有効利用できる備品を明確にする
- [ ] 看護用品の中央管理システムを運用・評価する

Part3 | 実践！マネジメントスキル
Section3 | for 師長

64 物品管理 その2
請求・更新・除却の方法

■ 請求の方法

物品の請求方法は、病院のシステムによって違いがあります。しかし、基本はどこでも同じです。物品請求の5W1H（図1）を使って、まずは物品管理の院内請求の仕組みを、十分に理解しましょう。以下は、物品管理の例です。

1）定数請求物品（表1）
- マスター登録された物品（物品管理で用いるコンピュータで、請求のための番号が決まっている物品）で、各セクションの定数管理物品をさす。
- 病棟定数（請求数×2）および請求数を登録し、定数が不足したら請求・補充する。

2）非定数請求物品
- マスター登録された物品で、各セクションの定数管理ではない物品をさす。
- 非定数請求伝票を記入し、請求・補充する。

3）用品申請物品
- マスター登録されていない医材料以外の物品で、通常の購入や補充ができない物品をさす。
- 購入基準や申請方法を確認する。

4）緊急使用物品
- マスター登録されていない医材料で、特定の患者に対して治療上必要な材料をさす。
- 医療器材委員会に申請書を提出し、審議する。

5）新規材料申請物品
- マスター登録されていない医材料で、治療、処置に使用するために定数請求物品として登録したい物品をさす。
- 医療器材委員会に申請書を提出し審議する。

■ 更新・除却

現在使用中の物品の購入時期、修理状況、安全性などを把握することが必要です。修理不能な状況であったり、使用頻度に対して数が不足していても、すぐには購入できないことがあります。長期計画で物品の更新や購入の計画を心がけます（表2）。

医療機器などは、病院の固定資産として台帳管理されています。使用不能である、更新が必要である、必要用途がなくなった、などの場合は、除却の手続きが必要です。除却手続きの方法を確認しておきましょう。

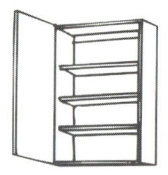

> **Point**
>
> **請求などのシステムをよく理解し、物品の性質に応じた方法を選択する。**

図1　物品請求の5W1H

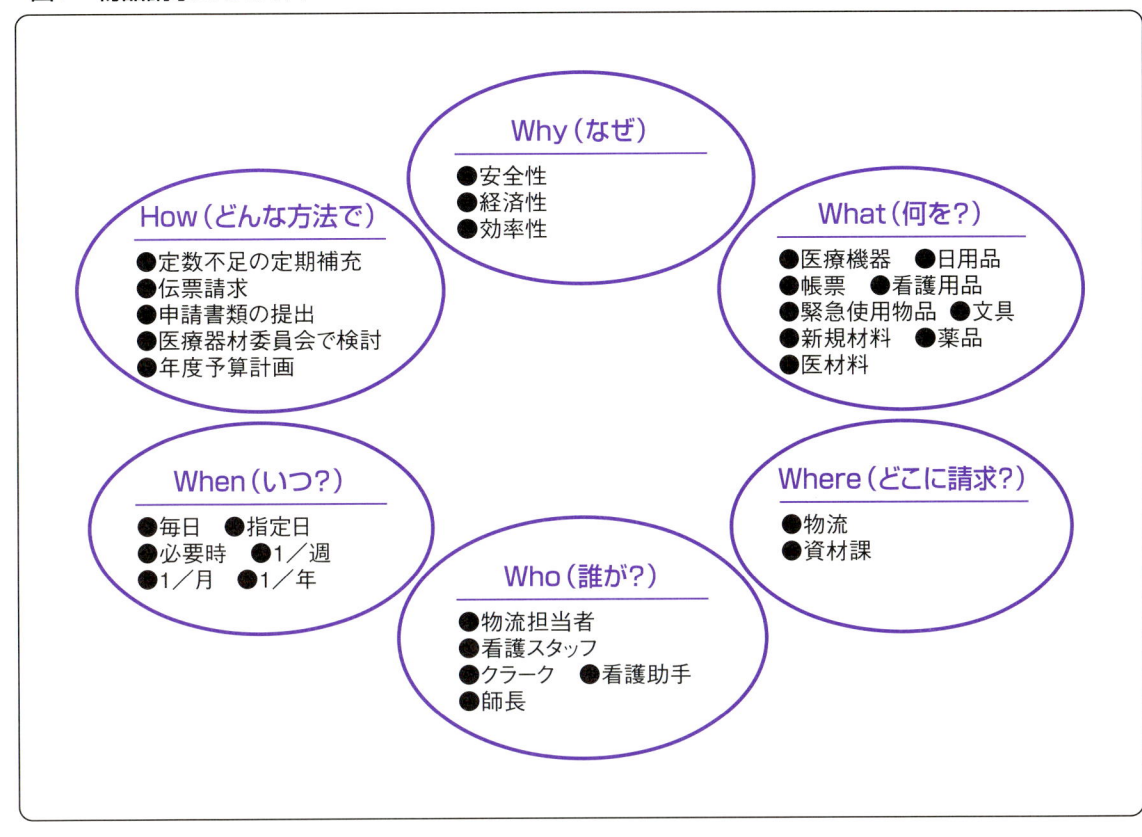

Why（なぜ）
- 安全性
- 経済性
- 効率性

How（どんな方法で）
- 定数不足の定期補充
- 伝票請求
- 申請書類の提出
- 医療器材委員会で検討
- 年度予算計画

What（何を？）
- 医療機器　●日用品
- 帳票　●看護用品
- 緊急使用物品　●文具
- 新規材料　●薬品
- 医材料

When（いつ？）
- 毎日　●指定日
- 必要時　●1／週
- 1／月　●1／年

Who（誰が？）
- 物流担当者
- 看護スタッフ
- クラーク　●看護助手
- 師長

Where（どこに請求？）
- 物流
- 資材課

表1　定数管理のポイント

- ☐ 円滑な補充システムを構築する
- ☐ 定期的な定数の見直しを徹底する
- ☐ 治療や処置が通常より多くなった場合は、一時的に数量を増やし、落ち着いたら返却する
- ☐ 臨時請求は日常化させない。一時的な問題か、定数変更が必要かをアセスメントする
- ☐ 特殊な治療や処置に必要な物品の準備ができるように、スタッフを教育する

表2　購入・更新・除却の原則

種類	状況	原則
購入	使用頻度に比べて保有台数が不足している	業務効率上、新規に導入したほうがよいと判断される
更新	修理不可能、または修理が頻回で使いものにならない	耐用年数の経年により、安全性に問題があると判断される
除却	修理不可能で、今後は使用予定がない	今後もまったく使用されないと判断される

＊購入・更新・除却時は、①セクション管理がよいか、中央管理がよいか、②1セクションだけでの購入か、全セクションでの購入か、③他に必要としているセクションがないか、を必ず考慮すること

65 物品管理 その3　固定資産と管理方法

　固定資産とは、各施設が資本としてもっている財産のことです。固定資産には、①有形固定資産、②無形固定資産、③金融資産の3種類があります（表1）。私たち看護師が管理する固定資産は、③の有形固定資産のうちの機器備品が主となります。

固定資産の管理

　経済価値（評価）の面からとらえるか、物の質・量の面でとらえるかによって、管理の方法は2つに分かれます。経済価値の面での管理を「財務管理」、物の質と量の面での管理を「物財管理」といいます（図1）。
　物財管理上では、固定資産の取得から除却まで、綿密な手続きと管理が必要となります。

1）物件の購入管理
　購入にあたっては購入依頼書を提出し、総括管理部門（主管課：固定資産の全部を総括する部署）で購入の必要の有無が検討されます。予算との照合ののち購入、購入後は、品物を確認して納品されます。

2）台帳の作成
　固定資産物件は台帳による管理が必要です。台帳には、管理上必要な項目（取得年月日・資産番号・品名・規格・納入業者・耐用年数・標準価額・取引区分・設置場所）が記載されます。
　台帳は、主管課と直接管理をする部署用に2部つくられます。主管課の台帳を「基本台帳」、直接管理する部署の台帳を「管理台帳」などと呼びます。

3）備品ラベル
　固定資産の機器備品には、管理用のラベルが付けられます。ラベルには、管理部署名・品名・規格・物品番号（資産番号・整理番号）取得年月などを表示します。

4）固定資産の移管
　移管とは所管を変更することです。基本台帳・管理台帳に記載し、管理台帳を物件とともに移管先に引き渡します。勝手に物件の管理場所を変更しないようにします。

5）棚卸し
　棚卸しとは、数量調査、品質吟味、価額の評定を含む判定業務です。固定資産の取得、移管、除却などはそのつど記録にとどめますが、資産の紛失などは棚卸しによって確認しないと発見できません。棚卸しの方法には表2の3種類があります。

6）固定資産の除却
　固定資産は、重要な資産であるため、他に売却したり廃棄したりする必要が生じた場合には、慎重な手続きが必要です。その手続きは、固定資産管理に関する規定に明記されています。除却にかかわる書類には、管理部署名・申請日・物品番号・物品名・規格・除却理由などを記載します。

> **Point**
> 機器備品の管理業務とは、病院の固定資産の管理業務である。資産管理の原則を知ることが大切。

表1 固定資産の種類

大科目	中科目	小科目
固定資産	有形固定資産	土地　建物　構築物　教育研究用機器　備品　その他の機器備品　図書　など
	その他の固定資産 (無形資産と投資を一括)	借地権　電話加入権　施設利用権　有価証券　収益事業 元入金　長期貸付金　など

表2 棚卸しの種類

種類	内容
定期棚卸し	毎月、半年、1年など定期的に行われる棚卸し
循環棚卸し	一会計期間のうちに全部の棚卸しが一巡するような計画を立て、順次作業を進めていく方法
臨時棚卸し	特殊な目的をもって、あるいは警告的に特定部門に対して抜き打ち的に実施する棚卸し

図1 財務管理と物財管理

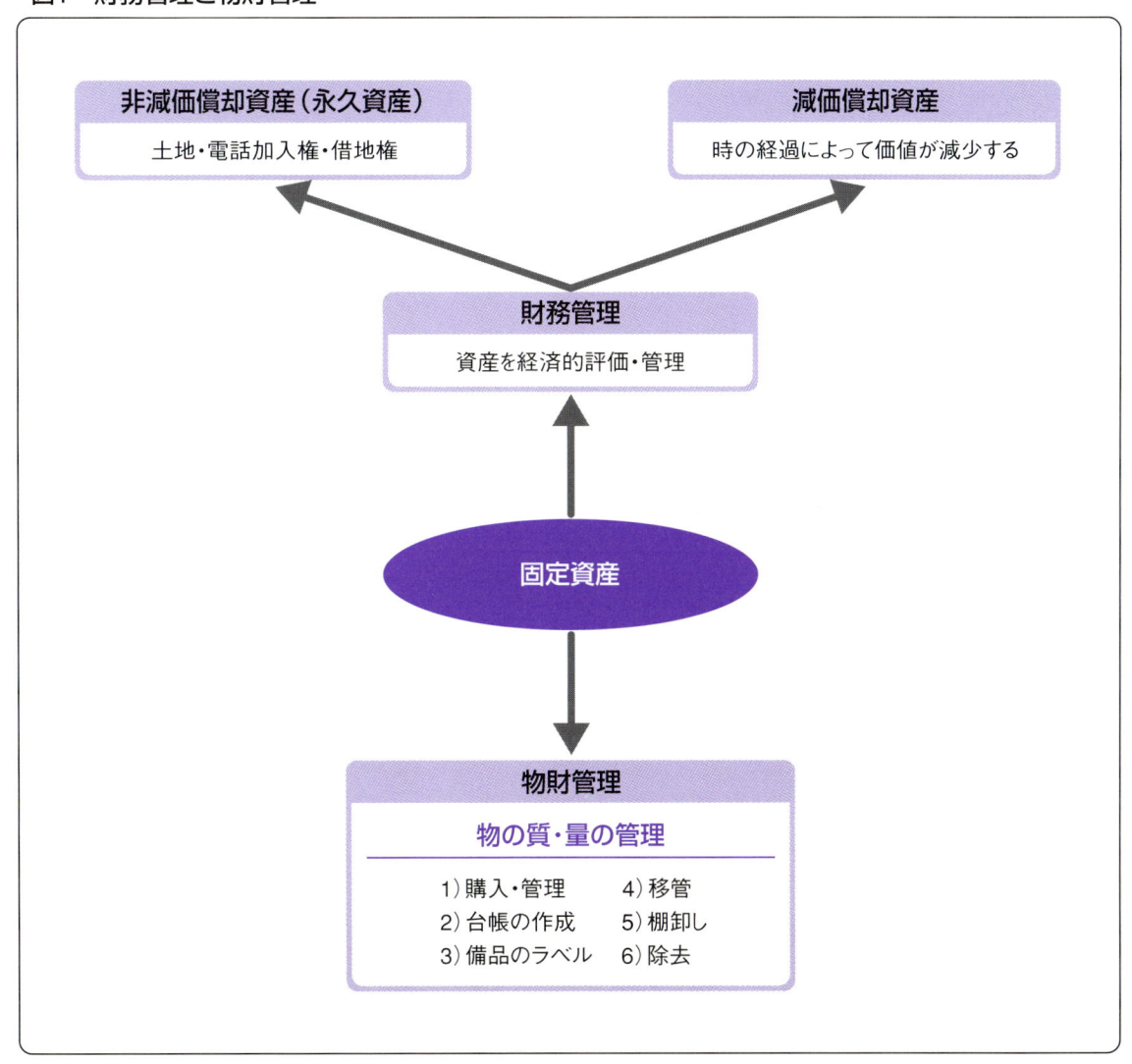

- 非減価償却資産(永久資産)
  - 土地・電話加入権・借地権
- 減価償却資産
  - 時の経過によって価値が減少する
- 財務管理
  - 資産を経済的評価・管理
- 固定資産
- 物財管理
  - 物の質・量の管理
    - 1) 購入・管理　　4) 移管
    - 2) 台帳の作成　　5) 棚卸し
    - 3) 備品のラベル　6) 除去

Part3 | 実践！マネジメントスキル
Section3 | for 師長

66 業者との対応

　業者が来訪した際は、まず、何を目的として来訪されたかを確認し、誰が対応すべきかを判断します。患者さんの安全を守り、質の高い医療を提供するために、業者とは協力的な関係をもってかかわる必要があります。
　ただし現場での業者との対応は、患者さんや家族に迷惑をかけないことが大前提です。

■ 対応の実際（表1）

1）新製品の紹介・使用製品の各種変更
　現場で個別にかかわる必要はありません。器材等を管理する部門で対応することを原則とします。

2）製品の改良・開発
　業者と共同作業で、製品の改良・開発につなげる場合があります。安全で効果的な製品の開発・改良には、現場からの情報提供が不可欠です。現場での製品の使い勝手や問題点、製品への要望などの情報を提供します。

3）新製品導入の際の説明
　新しい製品の導入にあたり、業者より実際に使用する職員に直接使用説明を行なってもらいます。部署個々の特殊性に応じた疑問に、即対応してもらえます。
　また、使用にあたって現場でどのようなことに疑問や不安を感じるのか、各部署の特殊性に応じた使用方法や、どのような問題の発生が予測されるのかなどの情報を提供します。

4）不良品発生時
　不良品を発見したら、必ず業者に情報を提供します。不良品は捨てずに、ロット番号を控え、返品します。製品の製造過程で発生している場合は、施設内在庫の同じロット番号の製品に同様の不良品がある可能性があります。不良品によって患者に影響がなかった場合は、必ずしも直接現場の看護職が対応しなくてもよいでしょう。不良内容やその後の対応がわかるような連絡票（図1）を活用します。

5）製品トラブルによる自主回収など
　製品のトラブルなどで自主回収、使用上の注意などの通知がある場合は、器材管理部門と同時に実際に使用している現場で対応する必要があります。業者には、他の医療機関において製品使用時に事故につながるような不具合や、実際に事故の発生があった場合は、関連施設に報告をし、場合によって製品の回収などを行う義務があります。

6）製品使用による問題発生時
　製品のトラブルが原因で患者に健康被害を与えた場合、または疑われる状況があった場合は、すぐに業者に発生状況の情報を提供し、原因の究明に努めます。そのとき使用した製品は必ず残しておき、調査を依頼します。業者への情報提供は、今後の対策を考えるうえで、また他の医療機関で同様の事故の発生を防止するうえで必要です。

> **Point**
>
> **安全で質の高い医療を提供するために、業者とは協力的な関係をもつ必要がある。来訪の目的に応じて対応部署が変わる。**

表1　業者の来訪の目的と看護の対応

業者の来訪の目的	看護の対応
新製品の紹介 使用製品の変更(規格・表示・梱包形態・仕様などの変更、販売中止、欠品など)に関する通知	●現場で対応する必要はない ●器材等の管理部門で対応する ●業者には文書での通知を依頼する
製品の改良・開発への協力	●製品の使い勝手や問題点、要望などの情報を提供する
新製品導入の際の説明	●疑問をその場で聞く ●使用にあたっての疑問や不安点などの情報を提供する
不良品発生時	●業者には必ず情報を提供する ●在庫に不良品がないか確認する(ロット番号) ●内容などがわかる連絡票に記入する
製品トラブルによる自主回収など	●現場で対応する必要がある ●器材管理部門でも対応する
製品使用による問題発生時	●発生状況の情報を提供する ●そのとき使用した製品は必ず残しておき、調査を依頼する

図1　不良品連絡票(例)

```
医材料など不良品連絡票                発生年月日
部署名        発見者          所属長
物品名        規格      数     メーカー
製造年月日     ロットNo    コードNo
不良内容

資材課受年月日          メーカー受年月日
メーカー来院年月日      メーカー報告年月日
原因
対策
```

Part 3 | まとめのQuestion

1	看護業務の効率化に看護記録の効率化が欠かせない。	○ ×
2	チーム医療の概念では、リーダーシップは必ずしも医師がとらなくてもよい。	○ ×
3	スタッフの能力を評価する際は、評価基準は明確に示さないほうがよい。	○ ×
4	看護過程のプロセスと経営やマネジメントのプロセスは、まったく別のものである。	○ ×
5	組織を変革するためには、変革のプロセスを見きわめることが必要である。	○ ×
6	業務改善は、スタッフに権限委譲しスタッフ自身が問題解決にあたることも大切である。	○ ×
7	勤務表をつくる際は、スタッフの能力や忙しさのパターンなどを客観的な方法で把握する。	○ ×
8	退職の申し出があったら、事情はどうであれ引き止めることが原則である。	○ ×

A　1. ○　2. ○　3. ×　4. ×　5. ○　6. ○　7. ○　8. ×

あなたならどうする？

1　あなたが勤務する病棟は、以前から医師との関係がよくありませんでした。ある日あなたは、思い切って師長に申し出ました。「昨日S先生に、術後の患者さんのケアに関する指示が不足していることを伝えたのですが、『そんなこと、いつも通りだよ』といわれてしまいました。どうしてS先生は、あんな言い方をするのでしょうか？　何かよい方法はないでしょうか？」　すると師長は、「医師の話し方にも問題はあるけれど、あなたたちにも改善することはないの？」といいます。あなたは病棟のリーダーナースです。あなたならどうしますか？

2　最近、あなたの病棟の入院患者さんの年齢層、疾患が、大きく変化してきました。そこで、次年度に向けて看護方式や交替制について、どのようにしたら質の向上につながるかを検討することになりました。しかし、「現状のままでよいのになぜそんなことをするのか」という反対意見の人が多く、主任であるあなたは困っています。あなたは師長のいう「看護の質の向上をめざす」ことも、スタッフの「忙しいのになぜ……」という気持ちも理解できます。さて、あなたならどうしますか？

Part4

パート4は、スタッフや学生への教育スキルです。
セクション1ではスタッフナースへの現任教育に関するスキルを、
セクション2では実習にやってくる学生指導のスキルを紹介します。

教育スキル

Section 1	現任教育	140
Section 2	臨床指導教育	152
Part 4	まとめのQuestion／あなたならどうする？	168

Part4 教育スキル
Section1 現任教育

67 人事考課と面接

　人事考課は、①職員1人1人の昇進や賃金を決めること、②人材を育成・活用し、組織を活性化させること、を目的に行われます。

　1人1人の日常の職務行動を通して、職務遂行度や業績、能力を分析・評価します。

■ 人事考課のポイント

　人事考課などの評価は、うまく行えばよりよい人間関係を築くことにつながりますが、うまくできなければ人間関係を破壊しかねません。人事考課をスムーズに行うためのポイントは、以下の通りです。

1）公平な処遇を行う

　人事考課は、スタッフの評価をすることが目的です。評価は「するほう」も「されるほう」にもプレッシャーです。そのためにも、評価基準をつくって、評価が客観的に行われていることをアピールします。

　また、評価基準は相対的なものでなく、絶対的なものとします(**表1**)。

2）目標面接

　人事考課は、目標管理とセットで行います。目標管理は、スタッフ自身が自分の目標を定め、目標達成に向けた活動を行うことで、モチベーションを高めつつ、仕事の成果を生み出す方法です。

　目標管理には、目標達成に向けて定期的な面接が必要です。面接を通してスタッフの状況を把握するとともに、目標達成へのサポートを行います。面接は人事考課のための重要な資料になります。(**表2**　→22、p44)。

3）減点主義から加点主義へ

　以前、企業での人事考課の多くは、減点主義を採用していましたが、時代が変わるなかで、加点主義を採用する場合が増えています。この背景の1つには、人の失敗や欠点などをみるのではなく、よい点をみつけて、ほめて、能力を伸ばしていこうという考えがあります。

　看護職の人事考課も加点主義を心がける必要があるといえます。

■ 効果的な面接方法

　すでに述べたように、目標管理と人事考課に面接は欠かせません。面接の種類は、目的により採用面接、職能面接、進路面接などがあります。

　目標管理における面接は、目標を設定する目標面接、期中の中間評価を行う中間面接、期終了時に行う育成面接によって構成されます(**図1**)。

References
1) 楠田丘、斎藤清一：看護職の人材育成と人事考課のすすめ方、経営書院、2001

> **Point**
> 人事考課の評価は客観的に行う。育成とフィードバックを目的に、絶対的な評価基準で行う。

表1　絶対評価と相対評価

種　類	基　準	ねらい	フィードバック	公平性透明性
絶対評価	明示	育成	あり	高い
相対評価	なし	査定	なし	低い

表2　面接時の心構え

- 場を和らげる
- パートナーとしての立場で；よく聴き、言い争わず、相手に気づくような言い方で
- 面接の目標を明確にする
- 譲れる点、譲れない点を見定めておく
- 思いやりをもって臨む

図1　目標管理に必要な面接と面接シート

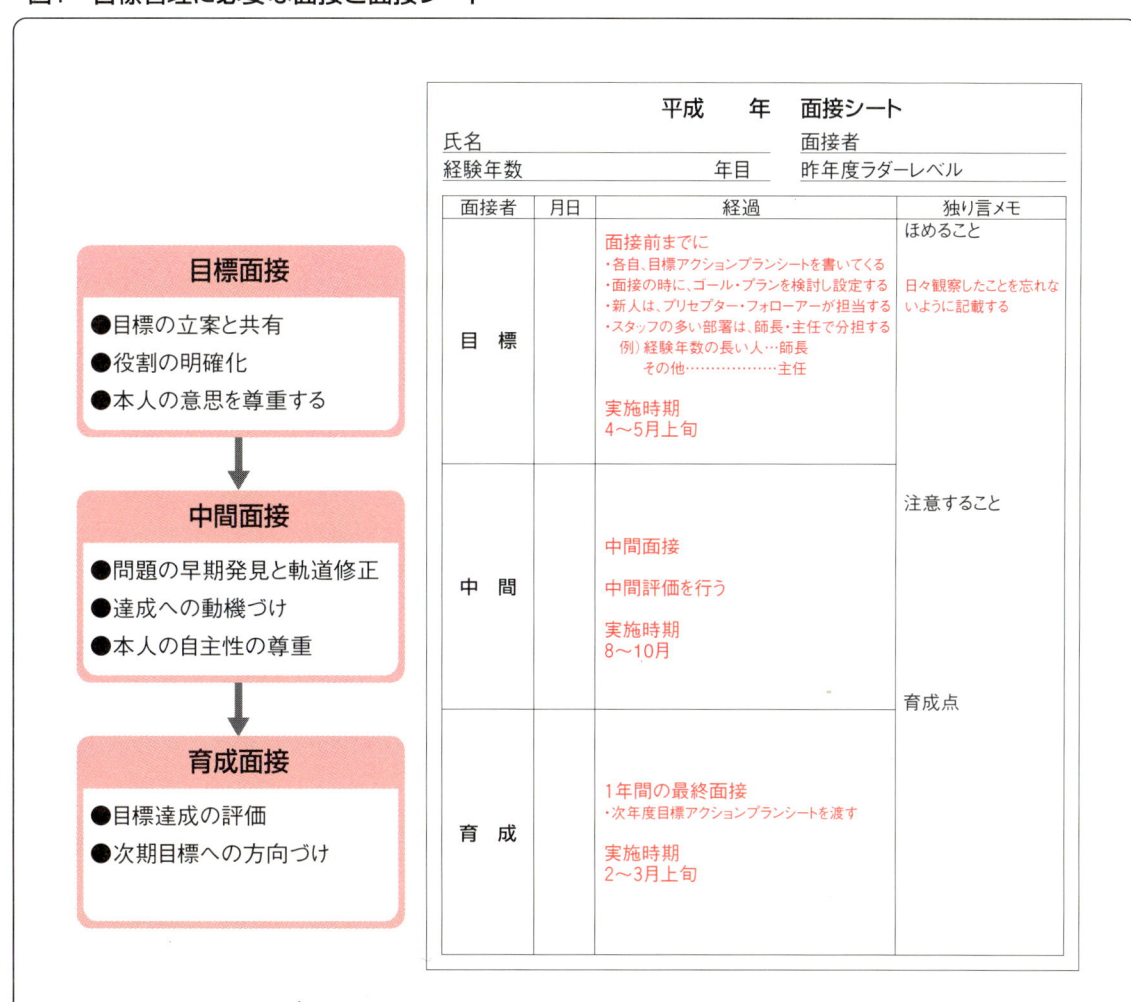

目標面接
- 目標の立案と共有
- 役割の明確化
- 本人の意思を尊重する

↓

中間面接
- 問題の早期発見と軌道修正
- 達成への動機づけ
- 本人の自主性の尊重

↓

育成面接
- 目標達成の評価
- 次期目標への方向づけ

平成　　年　　面接シート

氏名　　　　　　　　　　　面接者
経験年数　　　　年目　　　昨年度ラダーレベル

面接者	月日	経過	独り言メモ
		目標 面接前までに ・各自、目標アクションプランシートを書いてくる ・面接の時に、ゴール・プランを検討し設定する ・新人は、プリセプター・フォローアーが担当する ・スタッフの多い部署は、師長・主任で分担する 　例）経験年数の長い人…師長 　　　その他…………………主任 実施時期 4〜5月上旬	ほめること 日々観察したことを忘れないように記載する
		中　間 中間面接 中間評価を行う 実施時期 8〜10月	注意すること 育成点
		育　成 1年間の最終面接 ・次年度目標アクションプランシートを渡す 実施時期 2〜3月上旬	

Section1　現任教育

Part4 | 教育スキル
Section1 | 現任教育

68 トレーニングとコーチング

　トレーニングとは、同じテーマで同じ時間に、決まったメニューを指導された通りに行うことです。指導者1人に対して、大勢の人数で行えます。

　それに対してコーチングは、1対1で行います。コーチが個人ごとに目標を設定し、その個人の素質に合わせて指導します（図1、表2）。

■ コーチングの理念

　一流のスポーツ選手は、必ずコーチをもち、その選手特有のプログラムで能力を開発しています。コーチングとは、スポーツ界でのこの関係を、ビジネスに適応したものです。米国では、1990年代から一般の人のなかでも、コーチを雇っている人が増えています。

　コーチングのスキルとは、コーチングを通してクライアント（選手）の能力を最大限引き出すスキルです。そのためにはクライアントが自分自身で能力を高め、発揮できるようにしなければなりません。コーチの役割は、クライアントをいかに導くかにあります（表1）。

■ 新人ナースへの「注射の準備」を例に

　トレーニングとコーチングは、状況に応じて使い分けることが大切です。主に、初期の指導としてはトレーニングを行い、トレーニングで学んだことをコーチングで個別指導、という流れになります。

1）トレーニングでは

　新人ナースへの「注射の準備」を例にとると、注射の準備に必要な伝票の見方、必要物品、手順、方法について、指導者が大勢の新人に講義します。実際に手順通りに実施できるか、指導者が点検します。

2）コーチングでは

　トレーニングを受けた後、コーチが1人つきます。新人ナースを手助けして、不足部分を補って、本人が自分のスキルを磨いていけるように指導します。新人ナースが自分で点検できるようにすることがポイントです。

References
1）ヒューマンバリュー編：コーチングの技術；組織が変わり成果が変わるコーチングとは？、オーエス出版、2000
2）鈴木義幸：コーチングが人を活かす；やる気と能力を引き出す最新のコミュニケーション技術、ディスカバー21、2000

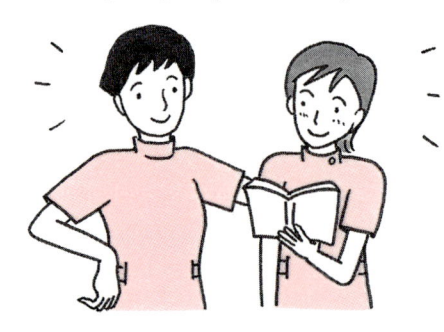

コーチングは1対1

> **Point**
> トレーニングは1対多数、コーチングは1対1。「コーチ」の役割は相手の能力を最大限に引き出すところにある。

図1　トレーニングとコーチングの関係

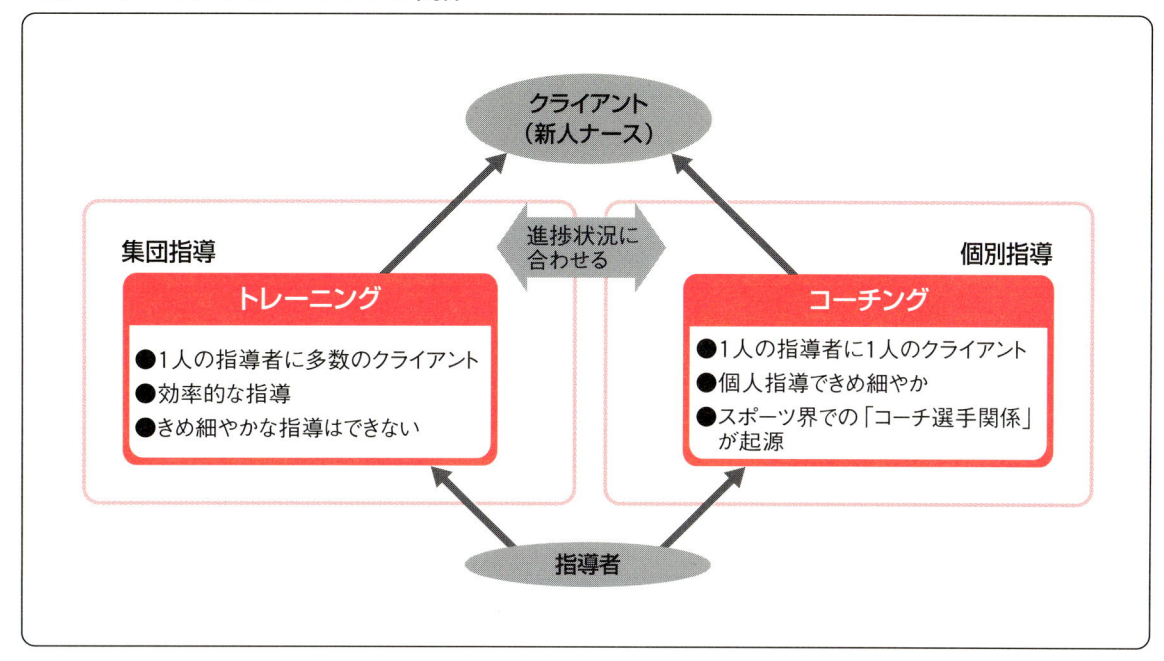

```
                    クライアント
                    （新人ナース）
                   ↗            ↖
    集団指導                            個別指導
    ┌──────────────┐  進捗状況に  ┌──────────────┐
    │  トレーニング  │ ⟷ 合わせる │   コーチング    │
    │●1人の指導者に  │            │●1人の指導者に   │
    │  多数のクライアント│        │  1人のクライアント│
    │●効率的な指導   │            │●個人指導できめ細やか│
    │●きめ細やかな   │            │●スポーツ界での  │
    │  指導はできない │            │「コーチ選手関係」│
    │               │            │  が起源         │
    └──────────────┘            └──────────────┘
                   ↖            ↗
                      指導者
```

表1　トレーニングとコーチングの違い[1]

項　目	トレーニング	コーチング
対象者	講師1人に多数	1対1
動機	決定しているプログラムに応募または推薦	自発的。プログラム作成から参加する場合も
内容	概略的、一般的な事柄を教える	概略的な事柄を状況に応じて教える
時間	あらかじめ決まった時間	必要に応じてフレキシブル
関係	指示し、命令する	共感し、励ます
過程	一方的に教える	理解を確認しながら教える
結果	技術やスキルを教えるのに適する	状況に応じたスキルへ深化させる
評価	評価しない。またはテストなどで評価する	話し合うなかで、両者が評価する

表2　コーチに必要な6つのコミュニケーションスキル

① 「傾聴」のスキル：相手の声をじっくり聴いて、真意を理解する

② 「質問」のスキル：相手の可能性や新しい視点を引き出す

③ 「確認」のスキル：理解を確かめ、相互信頼を深める

④ 「共感」のスキル：相手を思いやり、励ます

⑤ 「フィードバック」のスキル：相手の鏡となり、その成長を認めて自信を深めさせる

⑥ 「アドバイス」のスキル：相手の理解度と可能性を信じて、有用な情報を流す

Part4 | 教育スキル
Section1 | 現任教育

69 スタッフのやる気と向上心を引き出すアプローチ

　人が働くのは、仕事に対して何らかのモチベーション（動機づけ）があるからです。モチベーションは、個人のおかれた状況（過去から現在に至る）や環境によって形成されます。

　スタッフの意識は、責任や権限を与えられる、業務内容に対する満足感をもつ、あるいは能力開発をすることで、「自己実現できる」と実感するようになると、変わってきます。

　モチベーションには外から与えられるものと、内からふつふつと湧き上がってくるものとがあります。後者を「内発的動機づけ」といい、とくに教育の分野では重視されています。

■ モチベーションとは

　モチベーション（motivation）は、motion（動き）やmotor（モーター）といった言葉と同じ語源をもちます。人は、心のなかに自分を動かし続けるモーターをもっていて、それがモチベーションである、といわれます[1]。

　リーダーの役割の1つは、チームメンバーのモーターを作動させ、チームの目標達成へと向かわせることです。

　モチベーションは、心理学や社会学の領域でさまざまに理論化されていますが（表1）、現在では、差別賃金などではなく「仕事のやりがい」を重視することが効果的であることが、明らかになっています。

　モチベーションには外的なものと内的なものがありますが、とくに人や組織に特定の行動を促す動機づけのことを、インセンティブといいます。代表的なインセンティブとして、①金銭的報酬、②社会的評価、③自己実現の場の提供、などがあります。

■ チームメンバーへの働きかけ

　リーダーはチームメンバーの結束力を高め、チームの目標を達成するように動機づけることが必要です（図1）。そのためにはメンバーを知り、仕事へのやる気を促すことが第一歩です。

　メンバーは、それぞれ足並みが違い、彼らを動かすものも異なることを知ることから始めましょう。

　次に、スタッフの所属しているチームを動機づけます。メンバーが各自の役割を理解し、チームがシステムとして業務遂行できる、つまり、自己管理できるチームとなることが目標です。指示命令ではなく、自発的に業務が遂行できるようになると、仕事がやりやすくなっておのずとやる気は生まれてくるのです。

References
1) A・R・ベル著、青柳孝直訳：世界一わかりやすい人材マネジメント、総合法令、2002
2) グロービス・マネジメント・インスティテュート編、MBAマネジメントブック、ダイヤモンド社、2002、p182-183

> **Point**
> 自発的に仕事ができるような状況をつくる。
> 権限の委譲も効果的。

表1　モチベーションの代表的理論

名　称	特　徴
マズローの欲求段階理論	●動機づけの内容について考える理論 ●欲求の5段階
ローラーの期待理論	●動機づけのプロセスを重視する ●モチベーション＝期待×誘意性 ●仕事の報酬への期待と、その報酬自体の価値の大きさによって努力する
ハーズバーグの動機づけ・衛生要因理論	●仕事への満足をもたらす要因＝動機づけ要因 ●不満をもたらす要因＝衛生要因 ●動機づけ要因によって満足感、モチベーションを高められる ●衛生要因は解決されれば不満は解消されるが、満足感やモチベーションは高められない

図1　チームとチームメンバーを動機づける

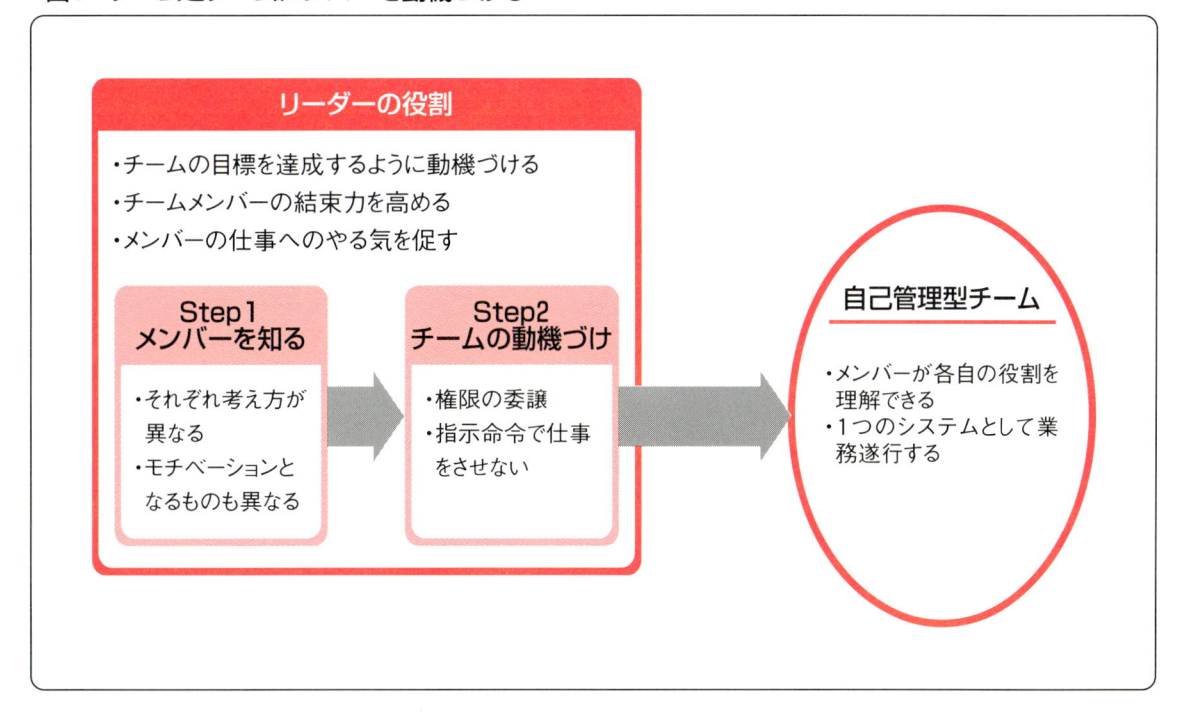

リーダーの役割
- チームの目標を達成するように動機づける
- チームメンバーの結束力を高める
- メンバーの仕事へのやる気を促す

Step1　メンバーを知る
- それぞれ考え方が異なる
- モチベーションとなるものも異なる

↓

Step2　チームの動機づけ
- 権限の委譲
- 指示命令で仕事をさせない

→

自己管理型チーム
- メンバーが各自の役割を理解できる
- 1つのシステムとして業務遂行する

あなたならどうする？

あなたの部下に、院内研修に参加したがらないスタッフがいます。あなたなら、そのスタッフにどう働きかけますか？

Section1　現任教育

Part4 | 教育スキル
Section1 | 現任教育

70 プリセプターシップ成功のポイント

■ 技術を教えるとともに精神的な支えになる

プリセプターシップとは、「precept（教える）」という言葉を語源にもつ、先輩ナース（プリセプター）が新人ナース（プリセプティ）を、マンツーマンで指導する方法です（図1）。

1997年の看護教育のカリキュラム改正以来、新人ナースが実践力を身につけるのは、もっぱら現場になっています。一方、現場の医療は、ますます高度化しています。新人ナースが一人前になるには、仕事のなかで習得すべきことが、山のようにあるというのが現状です。

こうしたなか、リアリティショック（現実と理想がかけ離れていると感じ、ショックを受けること）を受け、傷つき、最悪の場合、現場を去って行く新人ナースも、けっして少なくありません（図2）。

看護実践能力の習得を支援すると同時に、精神面での支援を行うことも、プリセプターシップの大きな意義です。

■ プリセプターを支えるシステムをつくる

プリセプターには、新人を見守っていく姿勢が必要ですが、プリセプターの役割をとるのに適しているといわれる経験3〜5年のナースは、中堅ナースとしてさまざまな役割を担っていることが多く、オーバーワーク（過重勤務）になってしまう場合が多々あります。

プリセプターシップには、中堅ナースを育てる職業教育的な意味もあるのですが、新人を育てるまでにプリセプターがつぶれてしまっては、何にもなりません。

プリセプターがゆとりをもって指導できるように、病棟全体で新人ナースとプリセプターを支援していくようなシステムをつくっておくことが必要だといえます。

■ 誰もがかつて、新人だった!!

けっして忘れてはならないことは、ナースは誰でも新人だったころがあり、さまざまな困難を乗り越えた結果、「いま」があるということです。

プリセプターにとっても、またプリセプターを支えるスタッフにとっても、自分たちの指導を必要としている新人ナースが、いつの日か立派なナースとなることを信じて、温かく見守り、導くことが大切です。

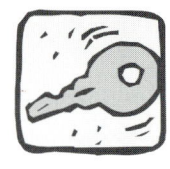

> **Point**
> プリセプターは過重勤務になりがち。だれもが「新人」を経て一人前になったという気持ちで、病棟全体で新人を見守る。

図1　プリセプターシップとは

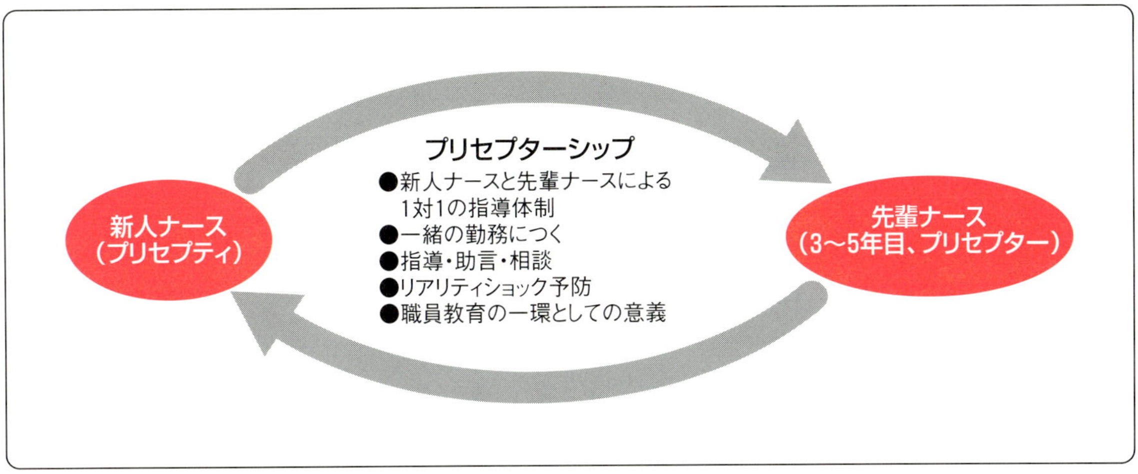

新人ナース（プリセプティ） ⇔ **先輩ナース（3～5年目、プリセプター）**

プリセプターシップ
- 新人ナースと先輩ナースによる1対1の指導体制
- 一緒の勤務につく
- 指導・助言・相談
- リアリティショック予防
- 職員教育の一環としての意義

図2　新人ナースの気持ちと指導のポイント

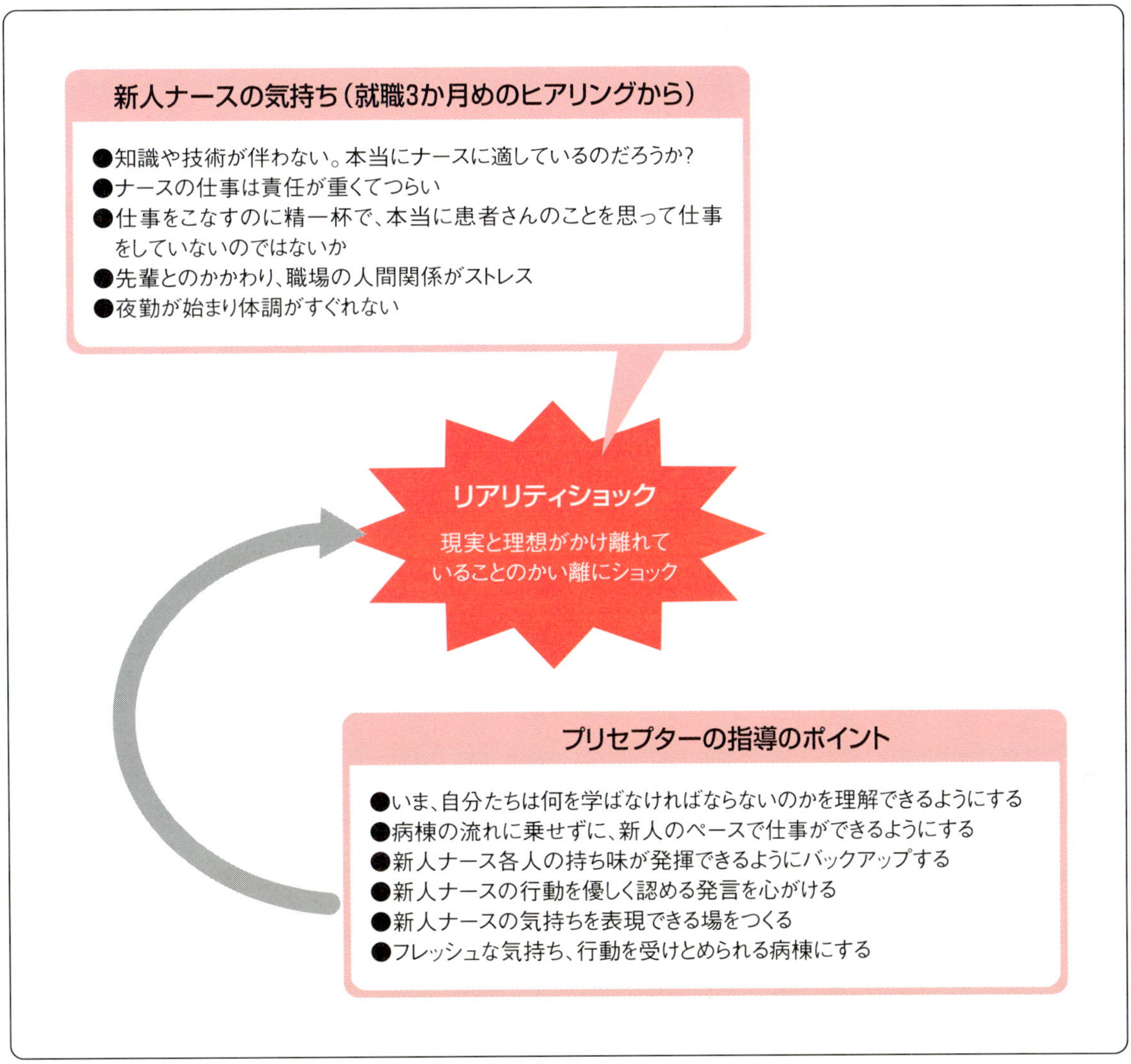

新人ナースの気持ち（就職3か月めのヒアリングから）
- 知識や技術が伴わない。本当にナースに適しているのだろうか？
- ナースの仕事は責任が重くてつらい
- 仕事をこなすのに精一杯で、本当に患者さんのことを思って仕事をしていないのではないか
- 先輩とのかかわり、職場の人間関係がストレス
- 夜勤が始まり体調がすぐれない

リアリティショック
現実と理想がかけ離れていることのかい離にショック

プリセプターの指導のポイント
- いま、自分たちは何を学ばなければならないのかを理解できるようにする
- 病棟の流れに乗せずに、新人のペースで仕事ができるようにする
- 新人ナース各人の持ち味が発揮できるようにバックアップする
- 新人ナースの行動を優しく認める発言を心がける
- 新人ナースの気持ちを表現できる場をつくる
- フレッシュな気持ち、行動を受けとめられる病棟にする

Part4 | 教育スキル
Section1 | 現任教育

71 臨床実践能力の評価

　ナースの臨床実践能力の評価は、臨床実践評価とも呼ばれます。スタッフナースのベッドサイドでの看護ケアを評価し、モチベーションを高める方法です。

　方法としては、「クリニカルラダーシステム」があります。ラダーとは「はしご」という意味で、ナースの臨床実践（直接ケア）での達成度を段階に分け、評価表をつくり、評価する方法で、これをもとにナースの昇進、昇格を行います。

■ ベナー看護論がモデル

　現在、クリニカルラダーの理論的なバックボーンとしては、臨床実践スキルを「初心者からエキスパートへ」の4段階に分けた、ベナー看護論が有用とされています（図1）。

　ベナー看護論におけるモデルは、技能を学習して習熟していくときには、一般的に人は5つの段階（初心者→新人→1人前→中堅→エキスパート）をたどるという理論を看護に適応したもので、それにより、各々の段階で何に習熟し、何に未熟であるのかを客観的に明らかにすることができます。

■ 新人ナースの臨床実践評価の実際

　臨床の現場では、身につけなければならない技術がたくさんあり、新人ナースでは、何からどのようにすればよいのかさえわからず、本人自身が混乱しています。

　配属されたセクションに応じて必要な技術は異なりますが、大切なことは、マニュアルに沿って実施すること、基本技術のマスターが大切であることを徹底することです。ラダーレベルⅠはそのような基礎レベルのものですから、新人にはたとえば、「ラダーレベルⅠを1年かけてクリアするつもりで」と目標を明確にすると効果的です（表1）。

　毎年さらに上のレベルのラダーをめざしたり、クリアできない項目をクリアできることを目標にして、段階的に技術を修得すべきことを意識づけるとよいでしょう。

■ 評価項目

　ラダーの評価項目は、一般的には看護実践・研究・管理・教育の4つから構成します。具体的評価ポイントは表2の通りです。

　評価方法としては、自己評価と他者評価の双方で決定します。他者評価では、自分と同レベルか上のレベルの人からの評価と、師長評価の2つの視点を用いるとよいでしょう（図2）。

References
1) 照林社編集部編：エキスパートナースになるためのキャリア開発、照林社、2003

> **Point**
> 臨床スキルを評価し、認証することをベースとするナースの昇進制度が行われている。モチベーションの向上に効果的！

図1　クリニカルラダーとベナーモデル

```
                                        ラダーレベルⅣ
                                         エキスパートレベル
                           ラダーレベルⅢ
                            中堅レベル
              ラダーレベルⅡ
               1人前レベル
ラダーレベルⅠ
入門レベル（初心者）
```

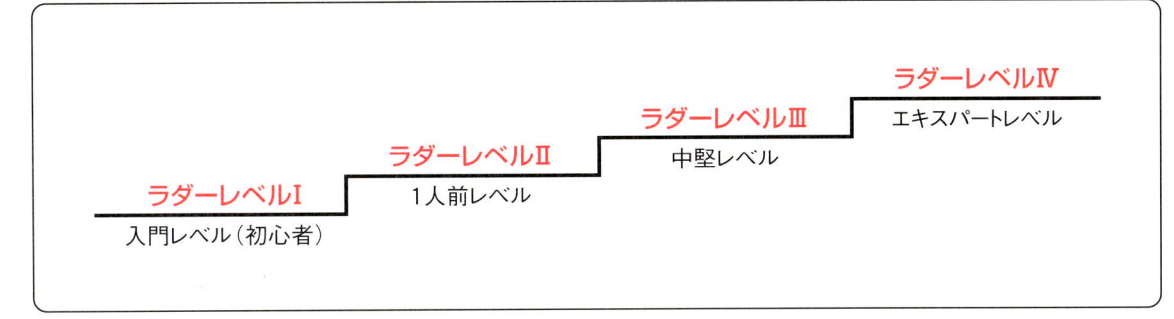

表1　クリニカルラダーレベルの基準（例・抜粋）

決定レベル	基 準 内 容
ラダーレベルⅠ	定められたマニュアルに沿って、あるいは部分的に指導を受けながら、日常の看護業務が実践できる
ラダーレベルⅡ	経験に基づいて何が重要であるかを判断し、看護チームのなかでメンバーシップを発揮できる
ラダーレベルⅢ	経験に基づいて患者の全体像を把握し、長期的な見通しがもてる
ラダーレベルⅣ	わずかな手がかりで状況を直感的に把握し、患者の問題領域に的を絞ることができる

表2　ラダーレベル1の評価項目と基準

評価項目	評 価 基 準
看護実践	●看護過程に従い、①情報収集、②問題の明確化、③計画立案、④実践・評価、の過程を評価する
研　究	●受け持ち患者の看護過程を、事例としてまとめることができる
教　育	●院内企画の学習会、病棟の学習会などに参加できる ●（学生に対しては）行動計画を把握し、援助できる。指導はできなくてもよい
管　理	●看護部の基本方針を理解し、具体的にどのような看護をすべきなのかが述べられる ●各セクションの特殊性を述べることができる ●定められた日常業務ができる

図2　自己評価と他者評価を組み合わせる

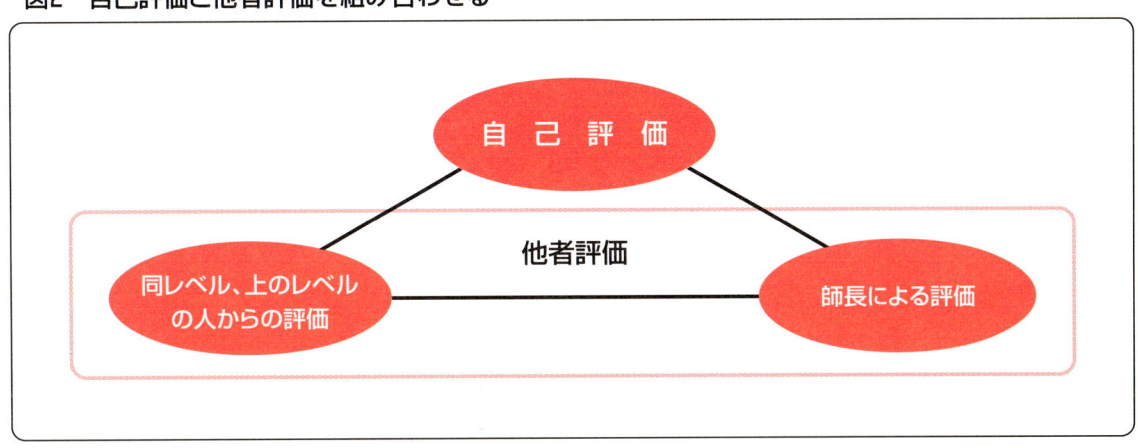

自己評価

他者評価
- 同レベル、上のレベルの人からの評価
- 師長による評価

Part4 | 教育スキル
Section1 | 現任教育

72 看護研究に興味をもつ／もたせるポイント

看護研究の目的は、研究の結果を使って日常の看護実践の質を向上させることにあります。ナースは専門職として、現状に満足せず、より良質な看護サービスを提供する責務があります。専門職であることを自覚したら、まずはあなたの日常看護実践のなかから疑問を探る——これが看護の研究です。

■ ひらめき＝研究的視点[1]

研究は、身近な日常で「あれ？」「おや？」「どうして？」と思ったことからスタートします。したがって、疑問を感じられない人は、研究は苦手です。同じ現象をみて何も感じない人もいれば、反対に「なぜだろう」と考え続ける人もいます。研究的視点があるかないかは、この時点で分かれます。

■ 考え方のステップ

研究とは、思考のステップを形にすることです（表1、図1）。問題把握から得られた推測を、実験や調査などの科学的な方法を用いながら、どの程度正しく客観的か、吟味する作業（実証）を行います。

実証のポイントは、①連続性；議論に飛躍がないか、②明晰性；議論の過程と結果が単純か（ただし、人間を対象とする医療・看護では結果は単一化できないことが多い。看護研究には「複雑性」という特徴があることを忘れずに）、③一般性；他の人・施設が行っても同様の結果が得られるか）、にあります。

■ 看護研究の特徴

さて、研究のサイクル（図2）をみると、このサイクルもまた、私たちが看護実践に際して使っている方法と似ていることに気づくでしょう。看護研究もまた、看護過程や問題解決、マネジメントのサイクルと同じサイクルで回っているのです。

ひらめき（研究的視点）が生まれると、日常の看護のみえ方が違ってきます。みえなかった問題が目の中に飛び込み、そこからまた新たな研究がスタートします。それは、日常の看護実践の改善が限りなくスタートするということであり、その循環が看護の質向上につながります。

そこまで行ったらしめたものです。あなたは、研究とは日常の看護実践を継続するうえで必要不可欠なものであることを実感するでしょう。

References
1) 富重健一：リサーチテーマと方法；テーマによって研究技法は異なる、臨牀看護、26(10)：1490、2000

Point

**看護研究は「疑問をもつ」ことから始まる。
ひらめきをもつようになると、看護のみえ方が違ってくる。**

表1 研究的視点(ひらめき)の種類

種類	特徴
帰納法的アプローチ	●上向きのひらめき(抽象化のひらめき) ●日常の出来事のなかから改善や向上を目的として、抽象化・体系化を進める
演繹法的アプローチ	●下向きのひらめき(具体化のひらめき) ●すでに存在する理論や体系を応用して、説明・解釈する

図1 思考の4ステップ

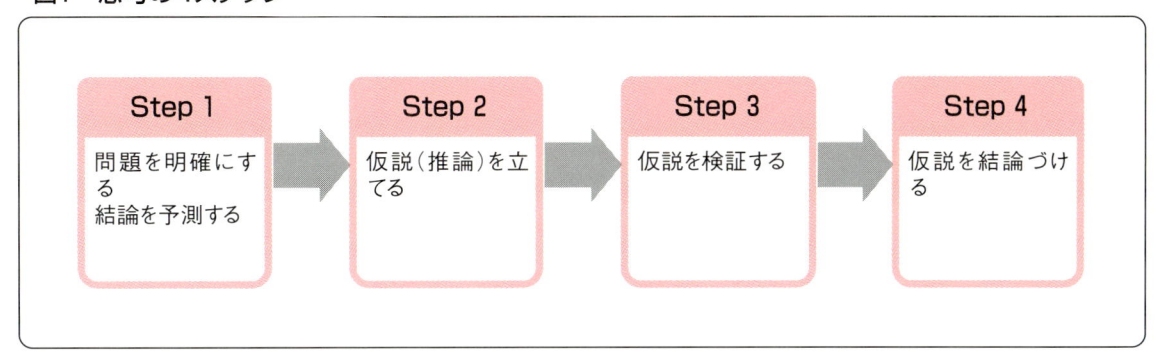

Step 1 問題を明確にする／結論を予測する → **Step 2** 仮説(推論)を立てる → **Step 3** 仮説を検証する → **Step 4** 仮説を結論づける

図2 看護研究のサイクル[1]

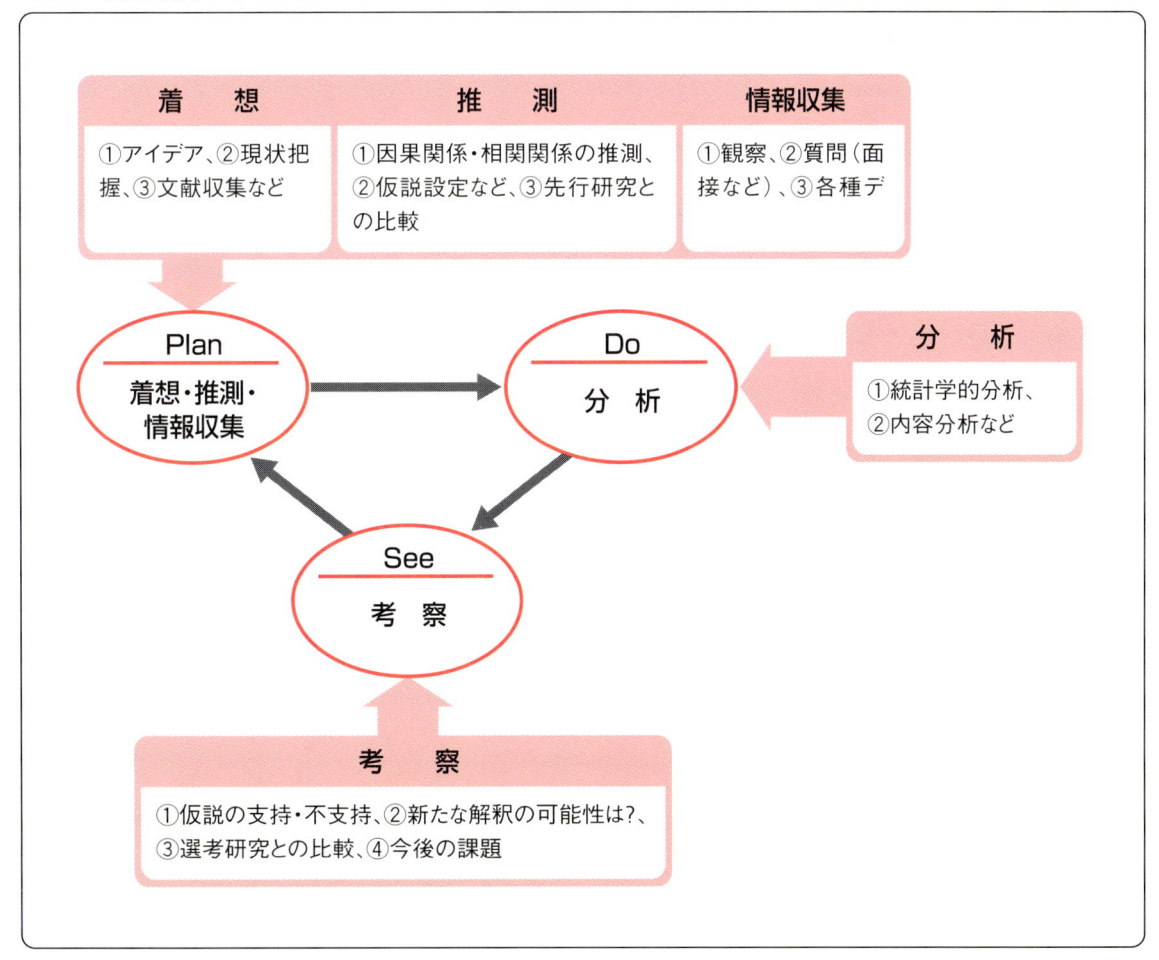

着想：①アイデア、②現状把握、③文献収集など

推測：①因果関係・相関関係の推測、②仮説設定など、③先行研究との比較

情報収集：①観察、②質問(面接など)、③各種デ

Plan 着想・推測・情報収集 → **Do** 分析 → **See** 考察 → (Planへ戻る)

分析：①統計学的分析、②内容分析など

考察：①仮説の支持・不支持、②新たな解釈の可能性は？、③選考研究との比較、④今後の課題

Part4 | 教育スキル
Section2 | 臨床指導教育

73 臨床指導者の役割

臨床指導者は、患者によりよい看護を提供する役割モデルとして、スタッフや学生の指導にかかわります。また、病棟のチームリーダーとして、病棟全体の看護ケアの向上にも寄与しています(**表1**)。

臨床指導者の責任は重いものですが、スタッフ、学生への指導を通して、指導者自身も成長していきます。はじめから完璧な指導者はいません。肩の力を抜きましょう。また、自分1人で指導を背負うのではなく、スタッフ全員でかかわってもらえるように、上手にアピールしましょう。

■ 臨床実習の意味を理解する

臨床実習とは、看護の場面を実際に経験することで、学校で学んだ知識や、演習で得た技術をつなげて考えることができる、大切な授業です。臨床指導者は、学生に経験させたい処置や検査場面などを意図的に設定して、学習する機会をつくりますが、学習、実習の主体は学生です。

■ 役割モデルを担う

当院が以前に行った調査では、学生は指導者に**表2**のようなことを求めていることがわかりました。まずはこうした学生の気持ちを受けとめることが大切です。また臨床指導者は、学生に看護の役割モデルを示すことも求められます(**図1**)。

役割モデルを示すとは、指導者が自分をオープンにして、学生に「臨床の現実」をみせることを意味します。学生は指導者の実践している看護を通して、看護とは何か、患者さんへの誠意とは、優しさとは、厳しさとは何かをみつけていきます。こうしたリアルな真実をみせることが、役割モデルを担うということにつながります。

■ 押しつけの指導にならないように

役割モデルを担うことは、自分の生き方をみせることにも通じます。指導者は、自己の看護観を「伝える」ことはしますが、「押しつける」ことは避けるべきです。

また、私たちはよいモデルだけでなく、悪いモデルにもなりうることを忘れてはなりません。ケアの効率性などにこだわりすぎて、学校で学んだケアの原理・原則をはずさないようにしたいものです。

経験年数によっても役割モデルは異なります。時には新人のつたない技術のほうが、ベテラン看護師の熟練した技術よりも効果的な場合があります。

References
1) C・B・ゲイバーソン、勝原裕美子監訳:臨地実習のストラテジー、医学書院、2002
2) 河口てる子:健康教育におけるモデリング理論の将来、看護研究、1

> **Point**
>
> **臨床指導者とは学生を導く水先案内人であり、病棟全体の看護ケア向上に貢献する。しかし、気負わないこと。**

表1 臨床指導者の役割

学生が実習を円滑に進めることができるように調整をする
- ☐ 受け持ち患者を選定する
- ☐ 学習環境を整える（物品の点検、目的・目標のスタッフへの浸透を図る）
- ☐ 教員と実習方法について、確認・調整をする

実習中の学生の直接的指導をする
- ☐ 実習初日のオリエンテーション
- ☐ 日々の実習計画の指導、助言
- ☐ 学生が看護行為をする場面での指導
- ☐ 学生のカンファレンスへの参加
- ☐ 実習記録物の点検（実際的場面とつなげアドバイス）
- ☐ 出席管理

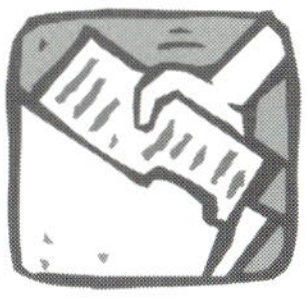

看護過程の助言をする
- ☐ 情報収集において、資源の使い方の助言をする
- ☐ 看護上の問題、患者の目標について、その方向性を助言する
- ☐ 計画について、実際の患者に適切かどうか指導・助言する

実習の評価をする
- ☐ 学生の実際の場面での情報提供をし、教員とともに評価する
- ☐ 指導者としての自己評価をする（学生への動機づけ、実際の指導、学生との関係づくり、スタッフ、教員との連携など）

表2 学生が指導者に求めていること

- 他のスタッフとの橋渡し、調整役となってほしい
- 相談にのってほしい
- 声をかけてほしい
- 看護のアドバイスをしてほしい
- 1日1回話す場をもってほしい
- 頼れる存在でいてほしい
- 優しく指導してほしい　など

図1 学生に看護の役割モデルを示すとは

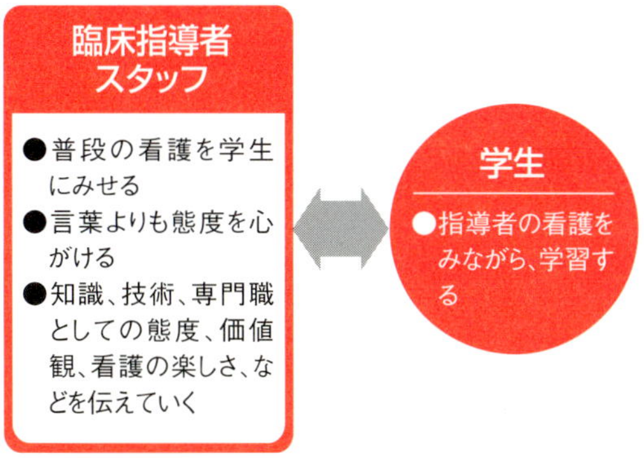

臨床指導者スタッフ
- 普段の看護を学生にみせる
- 言葉よりも態度を心がける
- 知識、技術、専門職としての態度、価値観、看護の楽しさ、などを伝えていく

⇔

学生
- 指導者の看護をみながら、学習する

74 学生を評価するポイント

■ カリキュラムの特徴と評価

学生の評価は、カリキュラムに沿って行います。カリキュラムは学校によってさまざまですが、新しいカリキュラムは、**表1**のような特徴をもっています。

評価は、学生が自分自身で向上していく学習力を助けるものであり、積極的な学習の動機づけとなるものです。そのためには、学生が成長していく過程を、具体的にとらえておく必要があります。

評価項目や基準は、学校ごとに設定されています。評価者は、学校の理念とカリキュラムについて理解したうえで、知識・技術・態度の3側面から評価を行います。

■ 総括的評価と形成的評価

「評価」には、総括的評価と形成的評価があります。総括的評価とは、全過程を振り返り、評価表に基づいて行うものです。実習目標への到達度は低くても、実習の過程において学生の成長がみられる場合があります（**図1**）。

形成的評価とは、学生や指導者、カリキュラムなどへのフィードバックを目的にして行う評価のことです。学生が実習においてどの程度目標を達成できているか、どの程度学習が進んでいるかを確認するものです。原則として学生の正式記録には記載しません。

私たちは学生を評価する際、たとえば「このグループのなかではどうか？」など、他の学生と比較して評価しがちですが、形成的評価はこのようなものではありません。

■ 形成的評価のポイント

現実的な問題として、2～3週間の実習期間で指導者が学生を理解することは、非常に困難です。実習を始めるにあたって、学生は大なり小なり不安を抱えています。そのような不安を指導者が少しでもくみ取って、状況を改善しようと配慮したとき、学生との望ましい関係が生まれてくるでしょう。

学生は、自分を理解してくれる指導者の評価は素直に受け入れるものです。

形成的評価では、日々の活動のなかで学生の状態・状況をチェックする必要がありますが、学生の知識・技術・態度・意欲・積極性・対象との人間関係などを把握するためには、できるだけ多く、学生が患者と接している場面に臨むことが必要になります。

評価は**表2**のような情報をもとに行うとよいでしょう。

> **Point**
>
> 評価は、学校のカリキュラムに沿った評価項目に則して行う。
> 形成的評価とはフィードバックを目的にした評価のこと。

表1　1998年から始まった新しいカリキュラムの特徴

①専門科目の充実；基礎看護学、成人・老年・母性・小児・精神・在宅などの各看護領域の学習を深める。科目のネーミングは学校によってさまざまである

②臨地実習の充実；従来の臨床実習を「臨地実習」と呼び、病院以外の場所で行われる看護に備えた実習を推進する

③単位制の導入；講義・演習は15～30時間、臨地実習は45時間を１単位とする

図1　評価とその種類

評　価
- 学校のカリキュラムに沿って行う
- 知識・技術・態度の3つの側面から行う

総括的評価
- 評価表に記入する
- 学校に提出する公的なもの

形成的評価
- フィードバックに利用する
- 正式な記録には記載しない

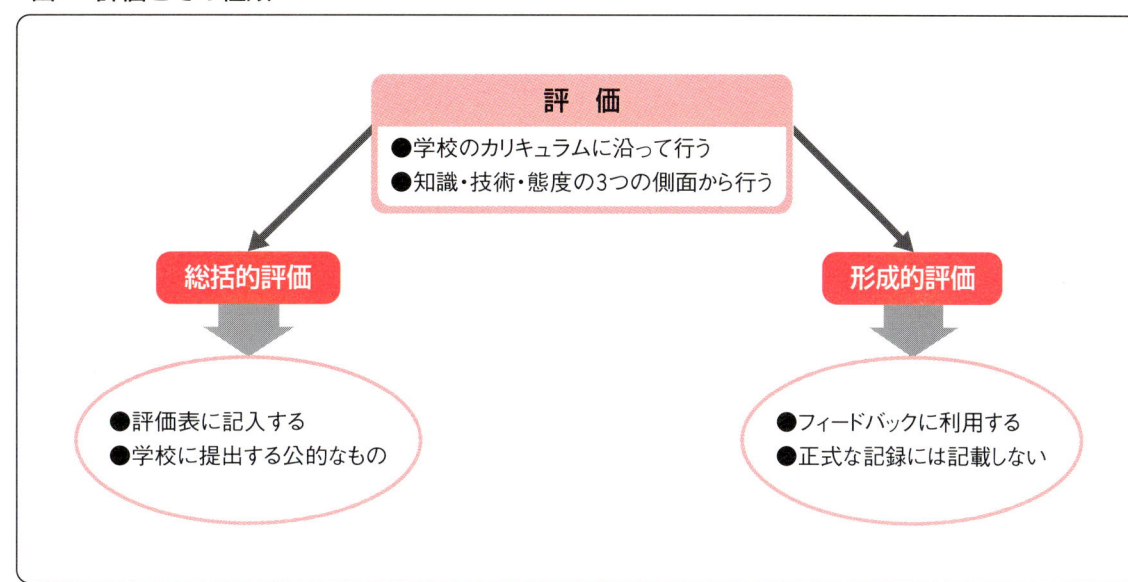

表2　形成的評価のチェックポイント

看護の実践を通して
- ☐ 行動計画の発表ができているか（評価者は必ず立ち会うこと）
- ☐ 患者さんの援助、コミュニケーションはとれているか（評価者はその様子を遠くから見守ること）

カンファレンスを通して
- ☐ リーダーシップ、メンバーシップが発揮できているか
- ☐ お互いを高め合うような積極的な意見を述べているか
- ☐ 他のメンバーの意見を尊重できているか

報告・記録を通して
- ☐ 実際に体験したこと、感じたことが表現されているか
- ☐ 簡潔明瞭に表現できているか
- ☐ 適切な専門用語が活用できているか

Part4 | 教育スキル
Section2 | 臨床指導教育

75 実習オリエンテーションの進め方

■ 学生の緊張をとく

学生にとって臨地実習は、大きな不安と緊張、そして期待を伴います。実習オリエンテーションは、このような状態にある学生を心理的に落ち着かせ、実習への意欲を盛り上げるために行います。

初日のオリエンテーションは、病棟の看護師長や主任が行う場合もありますが、役職や年代的な問題から、学生をさらに緊張させてしまう場合があります。**学生の課題や傾向を事前に学習している臨床指導者が行うメリットは、多々あります**(図1)。

■ 受け入れ体制を整える

現在の看護学生は、教育課程がさまざまです。臨床指導者はまず、学生の教育背景をしっかりと把握する必要があります。実習前には、臨床指導者と学校教員との打ち合わせがあり、実習要項に基づいた受け入れ体制を整えますが、指導者同士が情報交換できる定期的な学習会を院内でもつと、さらに効果的です。

看護学校によっては、事前に病棟見学を取り入れているところもあります。指導者と学生が、実習に入る前に顔見知りになっていると、より安心感がもてるようです。

■ 要点を絞って短時間で!

オリエンテーションは、迎え入れる態度で、簡潔かつ明瞭に行います。長時間にわたるオリエンテーションでは、学生の注意力が散漫になります。指導者は、学生の緊張を察して進めていきます。「困ったことやわからないことがあれば、何でも相談してほしい」など、細かい心配りをすることが、円滑な実習に入るポイントです。

オリエンテーションでは、各病棟の特色にあわせて、「これだけはオリエンテーションしよう」という要点を文章化し、それを用いて学生に説明します。

一般に、病棟オリエンテーションで説明すべき内容は、**表1**の通りです。各病棟の特殊性、事故防止などをふまえ、必要と思われるものは追加していきましょう。

また、学生は、臨床指導者が不在であったり休みであったりすると、不安になるものです。あらかじめ不在の日や、不在時の学生担当を伝えておくことも大切です。

References
1) 加藤昌子編:臨床実習指導要項の活用と実際、日総研出版、1985
2) 西元勝子、杉野元子:看護臨床指導のダイナミックス;効果的な臨床実習の展開、第2版、医学書院、1992

Point

実習のオリエンテーションは学習へのモチベーションを高める。説明の要点を絞って、短時間で済ませる。

図1　実習オリエンテーション

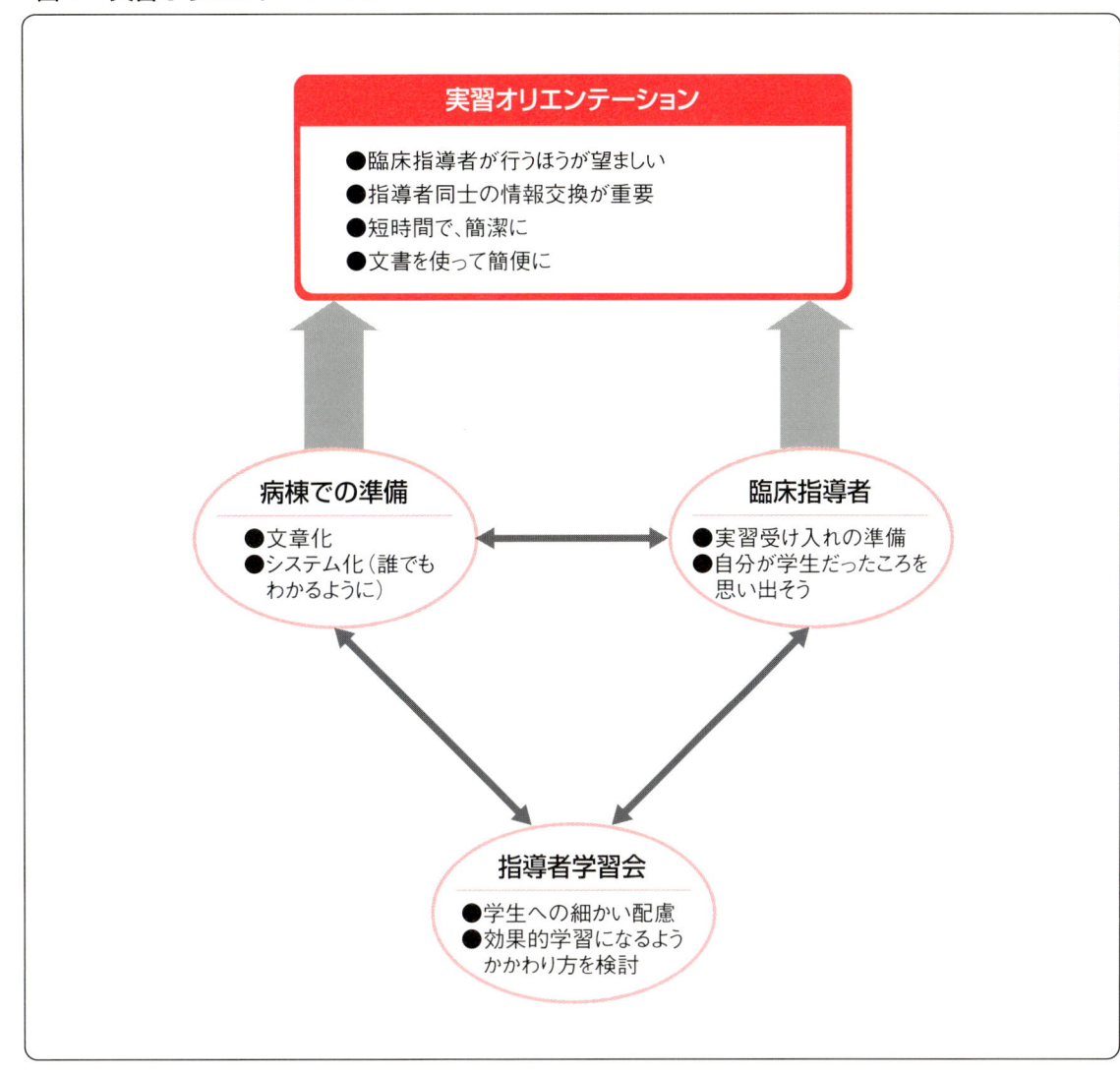

実習オリエンテーション
- 臨床指導者が行うほうが望ましい
- 指導者同士の情報交換が重要
- 短時間で、簡潔に
- 文書を使って簡便に

病棟での準備
- 文章化
- システム化（誰でもわかるように）

臨床指導者
- 実習受け入れの準備
- 自分が学生だったころを思い出そう

指導者学習会
- 学生への細かい配慮
- 効果的学習になるようかかわり方を検討

表1　実習オリエンテーションで説明すべき内容

- ☐ 看護・勤務体制
- ☐ 業務の流れ、週間予定
- ☐ 疾患の特徴
- ☐ 患者さんのADLの特徴
- ☐ 物品の配置
- ☐ 医療廃棄物の分別
- ☐ 安全対策・感染対策
- ☐ 学生の計画発表・報告の方法と時間

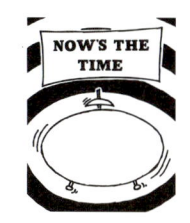

Part4 | 教育スキル
Section2 | 臨床指導教育

76 学生とスタッフを上手に調整するコツ

　実習期間中スタッフは、学生指導に多くの時間とエネルギーを費やしています。学生からの質問や情報に刺激を受け、学ぶことも多くありますが、臨床指導は、指導者だけでするもの、と思いがちです。実習指導はスタッフ全員で、「**自分と同じ職業をめざす後輩を育てる**」**という意識**をもってかかわることが大切です。

■ 指導者自身が実習について把握する

　臨床指導者は実習前に、看護学校の教員と話し合って、実習の目的、目標を共通理解しておきます。目的や目標、学生のレディネス（学習への準備状態）などは、学年ごとに変わってきますが（図1）、**スタッフにはカリキュラムにはつながりがあり、段階を踏んで学習すべきことを、必ず伝えます**。これが、実習を円滑に進めるポイントです。

■ スタッフ・学生へのかかわり方（図2）

　実習中は、スタッフには学生の情報を十分に伝え、できるだけ具体的なアドバイスをします。学生にかかわるうえでの疑問や不安を軽減でき、学生個人に対して、同じ方向性をもった指導ができるからです。

　また、①患者のケアで注意する点を質問して確認すること、②患者の状態や問題などケアの情報を共有すること、③学生指導上難しい問題は指導者や教員に手助けを求めること、を伝えておきます。

　また、学生からのフィードバックをスタッフに返していくことも、指導者の重要な役割です。実習を通じて、スタッフ、学生の双方が何を感じ、考えているかに注目しましょう。

■ 患者さんの安全を確保するために

　安全な実習を行うために学生のレディネスを理解することは欠かせません。学生が行える技術、行えない技術を把握して、その情報をスタッフと共有することが、患者さんの安全確保につながります。

　1年生の実習はとくに注意が必要ですが、指導にあたっては、手順、留意事項が守られているかを確認したうえで看護師と一緒に実施し、けっして学生1人で実施させないようにします。

　2年生の後半からは担当する患者にあわせた手順、留意点が守られているかを確認して、援助を見学または実施させます。吸引や創処置など難易度の高い援助は、担当患者の状況、学生のレディネスを加味し、そのつど教員、臨床指導者、病棟スタッフで相談しながら決定していくようにします。

> **Point**
> **後輩を育てるという意識をスタッフ全員がもつ。学生とスタッフ、各々にあわせた具体的なアドバイスを心がける。**

図1　学年ごとに教えるべきことの例

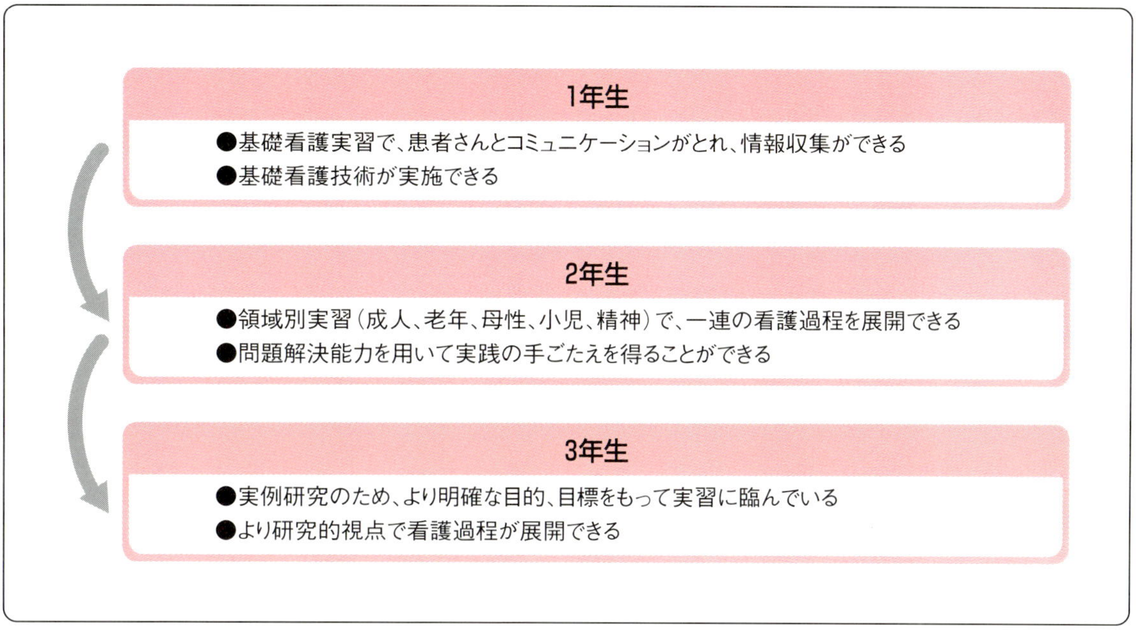

1年生
- 基礎看護実習で、患者さんとコミュニケーションがとれ、情報収集ができる
- 基礎看護技術が実施できる

2年生
- 領域別実習（成人、老年、母性、小児、精神）で、一連の看護過程を展開できる
- 問題解決能力を用いて実践の手ごたえを得ることができる

3年生
- 実例研究のため、より明確な目的、目標をもって実習に臨んでいる
- より研究的視点で看護過程が展開できる

図2　スタッフ、学生の意見と臨床指導者の役割

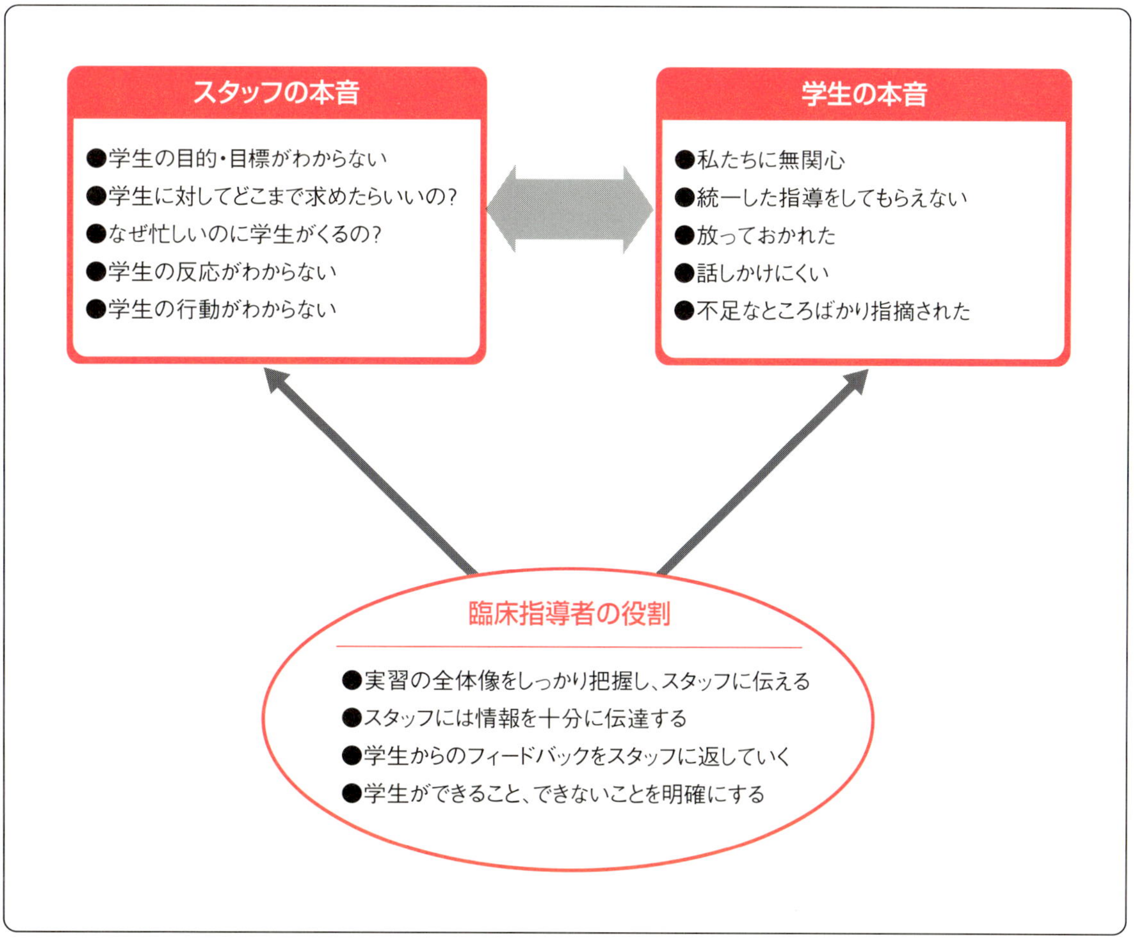

スタッフの本音
- 学生の目的・目標がわからない
- 学生に対してどこまで求めたらいいの？
- なぜ忙しいのに学生がくるの？
- 学生の反応がわからない
- 学生の行動がわからない

学生の本音
- 私たちに無関心
- 統一した指導をしてもらえない
- 放っておかれた
- 話しかけにくい
- 不足なところばかり指摘された

臨床指導者の役割
- 実習の全体像をしっかり把握し、スタッフに伝える
- スタッフには情報を十分に伝達する
- 学生からのフィードバックをスタッフに返していく
- 学生ができること、できないことを明確にする

Part4 | 教育スキル
Section2 | 臨床指導教育

77 実習時の患者さんへの インフォームドコンセント

どんなに小さな短時間の実習であっても、承諾（インフォームドコンセント）は必ず必要です。患者さんに無理強いしてはいけません。承諾していただける場合も、スタッフがしっかりフォローすることを伝えます。

患者さんに説明する内容

実習の2〜3日前に、この病棟が実習の受け入れ場所であること、看護実習の目的、実習にやってくる学生のこと、実習の期間などを伝えます（表1）。

やむを得ず受け持ち患者さんが当日入院であったり、患者さんの変更が必要である場合は、そのつど説明します。

実習を無理強いしてはいけません。嫌なら断っても構わないこと、もし途中で嫌になった場合も断っても構わないこと、何らかの問題が生じたときは、遠慮なくスタッフに申し出てもらうこと、実習記録などでのプライバシーの確保には十分配慮することを伝えます。

説明手順

教員もしくは指導者が、受け持ち患者さん本人またはそれに代わる人に、上記の内容を口頭で説明し、承諾を得ます。

患者さんから承諾を得たという記録を所定の用紙（図1）に残します。

承諾を得る際、同姓同名の可能性があることも考慮して、必ず患者さんの名前はフルネームで呼ぶようにします。

実習当日とフォロー

実習当日は、学生・担当教員・指導者の3人で訪室し、学生の名前・実習期間を再度説明してあいさつをします。

何でも学生に行わせるのではなく、スタッフが必ず一緒にかかわり、受け持ち患者さんの安全確保と安心に努めます。

実習期間中はこまめにラウンドし、患者さんに不都合がないかを常に確認することが大切です（図2）。

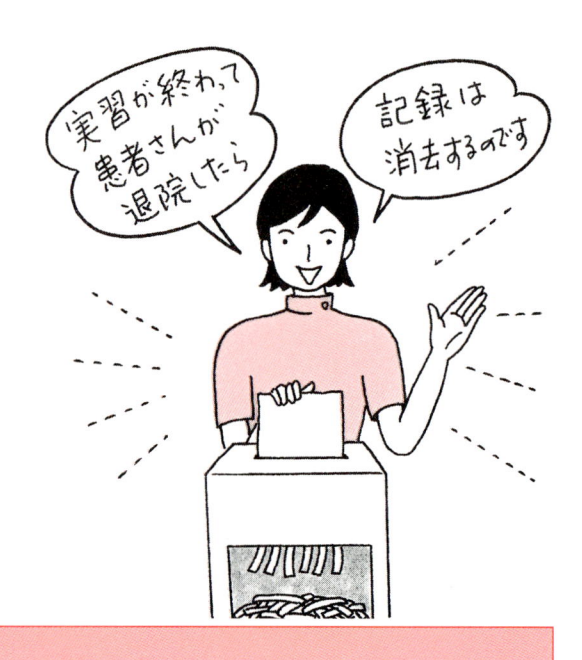

> 実習が終わって患者さんが退院したら
> 記録は消去するのです

Point

患者さんには必ず承諾を得る。患者さん（またはそれに代わる人）から同意を得て、必ず書面に残す。

表1 患者さんに説明する内容

- ☐ この病棟が実習の受け入れ場所であること
- ☐ 看護実習の目的
- ☐ 実習にやってくる学生のこと(学年など)
- ☐ 実習の期間
- ☐ 嫌なら断っても構わないこと
- ☐ もし途中で嫌になった場合も断っても構わないこと
- ☐ 何らかの問題が生じたときは遠慮なくスタッフに申し出てもらうこと
- ☐ 実習記録などでのプライバシーの確保には十分配慮すること

＊やむを得ず受け持ち患者さんが当日入院であったり、患者さんの変更が必要である場合は、そのつど説明するようにする

図1 承諾確認記録の例(聖マリアンナ医科大学看護専門学校)

病棟名＿＿＿＿　グループ名＿＿＿＿＿＿＿＿　担当教員＿＿＿＿　サイン＿＿＿

学生名	患者名	承諾を得た人	承諾日	説明者	備考

図2 説明手順のフローチャート

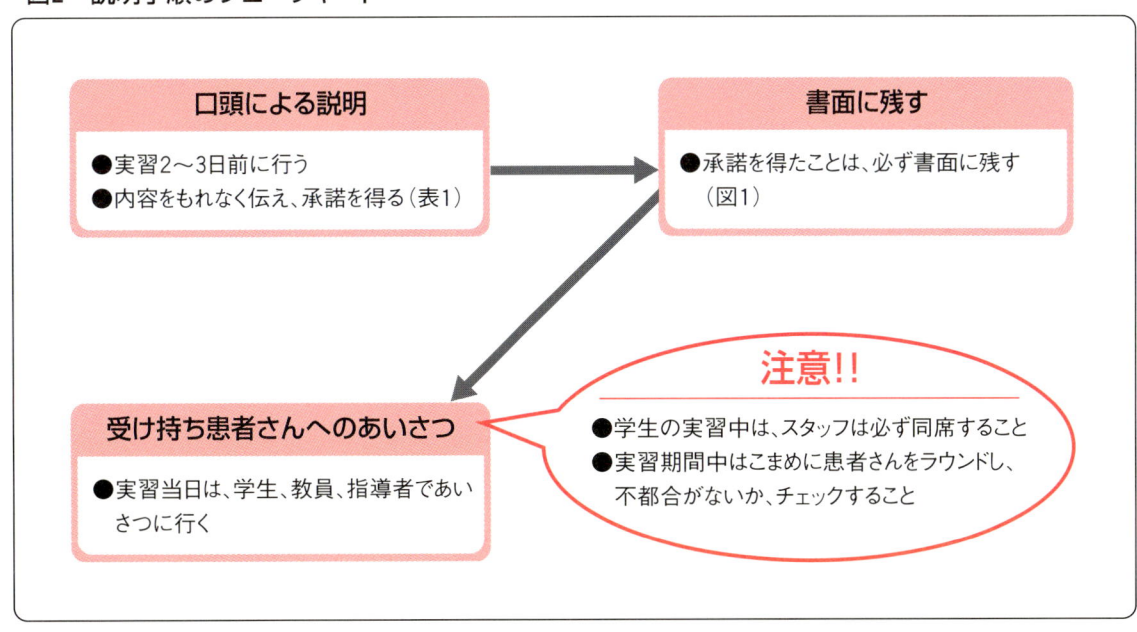

口頭による説明
- ●実習2〜3日前に行う
- ●内容をもれなく伝え、承諾を得る(表1)

↓

書面に残す
- ●承諾を得たことは、必ず書面に残す(図1)

↓

受け持ち患者さんへのあいさつ
- ●実習当日は、学生、教員、指導者であいさつに行く

注意!!
- ●学生の実習中は、スタッフは必ず同席すること
- ●実習期間中はこまめに患者さんをラウンドし、不都合がないか、チェックすること

Part4 | 教育スキル
Section2 | 臨床指導教育

78 学生への「禁句」と、泣いてしまった場合の対処方法

■ どんな言葉が禁句なのか？

どんなに忙しい状況にあっても、学生の考えを全否定したり、自尊心を傷つけるような言葉は厳禁です。学生はまだ、看護を学習している途中段階です。自分の行動に対する意味づけ（基礎）も不十分であり、指導時いわれた言葉を理解するには、時間が必要です。

では、いったいどんな言葉が禁句となるのでしょうか？　スタッフから聴取した例は図1の通りですが、やはり学生の立場に立って考えていない一方的な表現が多いようです。こうした表現は、学生を傷つけるだけでなく、ナースと実習に対する恐怖心を植えつけてしまいます。

また、このような表現は、学生がナースになったとき、次代の学生へと連鎖していく恐れもあります。その職場自体も、そうした悪い伝統をもってしまう可能性があります。

■ 禁句とならない言い方のコツ

否定的な表現を避けるコツは、学生に一方的に指摘するのではなく、一歩下がって学生に自分の行動を客観的に考えさせることです。また、学生を認めていることを態度で示し、学生の話を聞くときは何かをしながらではなく、きちんと向き合うように心がけます。

■ 泣きたいだけ泣けるようにする

実習中、学生が泣いてしまうこともしばしばです。こうした場合、泣いてしまった場所が患者さんやスタッフの前であるなら、場所を変え、落ち着いた環境へ移動させます。そこでは、泣いてしまったことは否定せず、泣きたいだけ泣いてよいことを伝えます（図2）。

学生が落ち着いたら、学生自身から話を切り出すのを待って、学生の気持ちを十分に受け入れながら、話しかけていきます。

泣いてしまったことを否定したり、責めることは何の効果ももたらしません。各個人の性格傾向を考慮して、泣いてしまった理由はさまざまでも、学生に共感しながら、「患者の気持ちを理解しようとがんばっていた」ことなど、キャッチした学生の変化を客観的に伝えます。学生自身がそのときの状況を冷静に振り返り、考えられるようにします。

■ それでも回復しない場合

それでも回復しない場合には、指導者だけでなく教員、師長、そしてスタッフに応援してもらいましょう。学生のつらい経験をみんなで考えます。たとえよい提案が出てこなくても、学生は自分1人ではなく、周りで支えてくれる人がいるとわかることで、心強く救われる場合が多いのです。

Point

学生を否定する表現は厳禁。泣いてしまった気持ちを受け止めて、学生を認めていることを態度で示す。

図1　禁句の例とその避け方

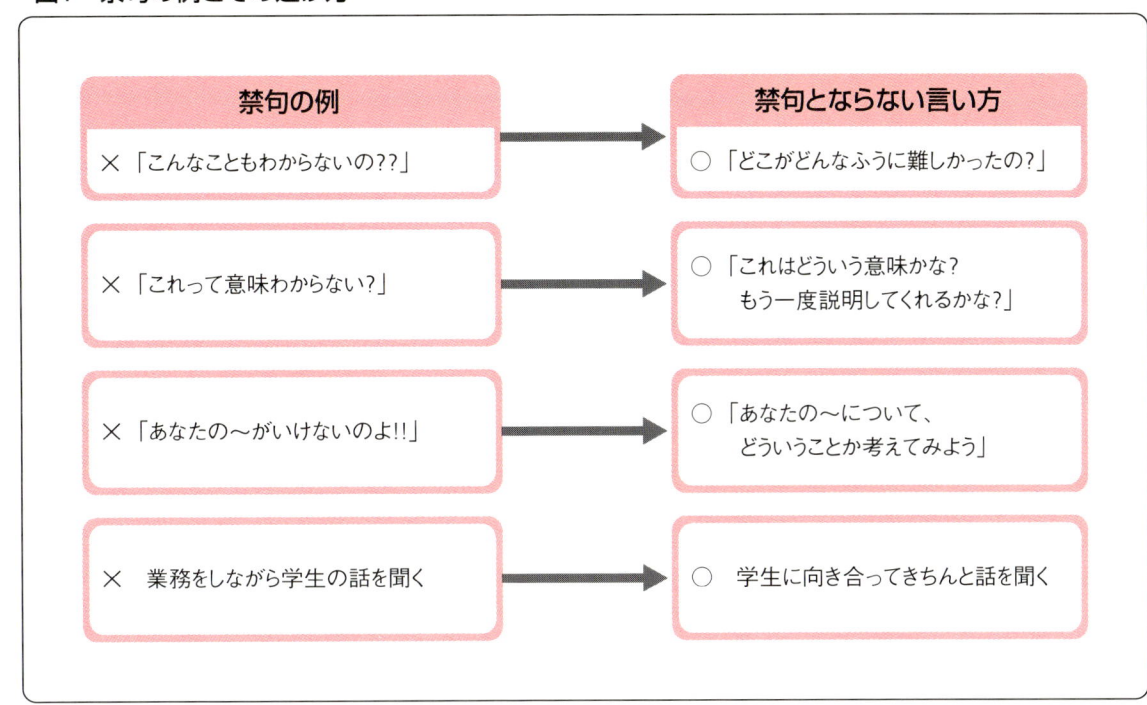

禁句の例	禁句とならない言い方
×「こんなこともわからないの??」	○「どこがどんなふうに難しかったの?」
×「これって意味わからない?」	○「これはどういう意味かな？もう一度説明してくれるかな？」
×「あなたの〜がいけないのよ!!」	○「あなたの〜について、どういうことか考えてみよう」
× 業務をしながら学生の話を聞く	○ 学生に向き合ってきちんと話を聞く

図2　学生が泣いてしまった場合の対処方法

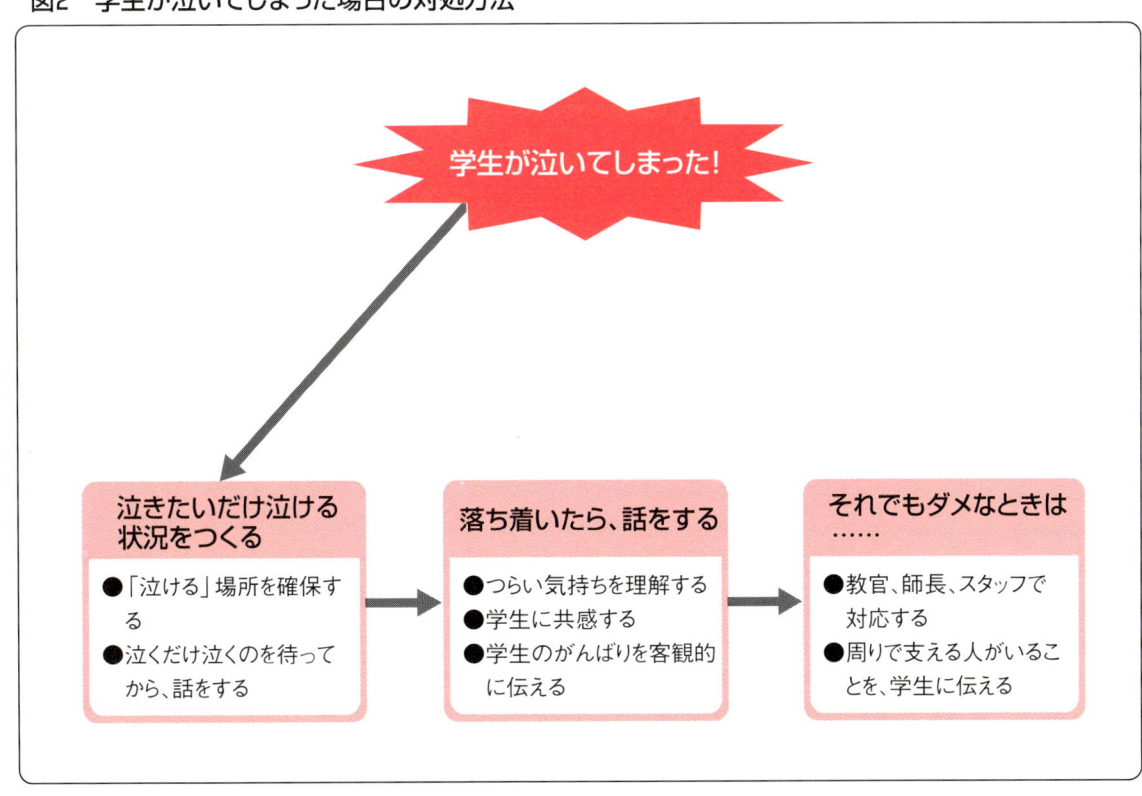

学生が泣いてしまった！

→ **泣きたいだけ泣ける状況をつくる**
- 「泣ける」場所を確保する
- 泣くだけ泣くのを待ってから、話をする

→ **落ち着いたら、話をする**
- つらい気持ちを理解する
- 学生に共感する
- 学生のがんばりを客観的に伝える

→ **それでもダメなときは……**
- 教官、師長、スタッフで対応する
- 周りで支える人がいることを、学生に伝える

Part4 | 教育スキル
Section2 | 臨床指導教育

79 学生指導に消極的なスタッフや、先輩ナースへの指導依頼

■ スタッフへのかかわり方

スタッフが、指導に関心を示さないというケースも、少なくありません。その理由としては、「指導の仕方がわからない」「アドバイスの言葉がみつからない」「学生指導は臨床指導者が行うと考えている」「自分の業務で精一杯」などが考えられますが、このような場合、どのようにかかわればよいか、具体的に考えてみましょう（図1）。

1）自分が感じた指導の楽しさを伝える
「ほめた学生が自信をもてたと返してきた」「学生が笑顔で患者さんと接していた」など、指導で感じた楽しさを伝えます。

2）学生のときの気持ちを思い出してもらう
「自分の学生のときはどうだった？」と聞いてみます。

3）学生の記録を一緒にみる
学生の書いた関連図や毎日の振り返りを、患者さんの受け持ちナースにみてもらいます。

4）学生の行動計画を一緒に聞く
自信がないスタッフに対しては、学生の発表を一緒に聞きます。「アドバイスがよかった」など、ほめることも忘れずに。

5）学生の情報を提供する
学生が悩んでいる内容や、実習中に達成したいと思っている課題などについても伝えます。

6）関心が薄いスタッフにも学生を受け持たせてみる
スタッフへの事前の準備、およびフォローを忘れずに。学生にも、そのスタッフに積極的に質問するよう働きかけます。

7）学生指導はみんなでかかわることをアピールする
スタッフ全員が指導者であることを、しっかりと認識してもらいます。

8）困っていることを率直に相談する
その人の態度が、学生や指導者を悩ませていることに、気づいていない場合があります。率直に相談してみます。

■ 先輩ナースへのかかわり方

消極的なスタッフが自分より先輩である場合には、気遣いが必要になります。対処方法としては、先輩のタイプや性格を分析して、各人に応じた言葉や態度で依頼するということが基本になるでしょう（図2）。

どうしても手に負えないときは、師長や主任などの理解者に、率直に助けを求めるようにしましょう。

> **Point**
> 関心を示さない理由を理解する。臨床指導経験のない先輩、自分が苦手な先輩など、タイプ別に戦略を考える。

図1 消極的なスタッフへのかかわり方

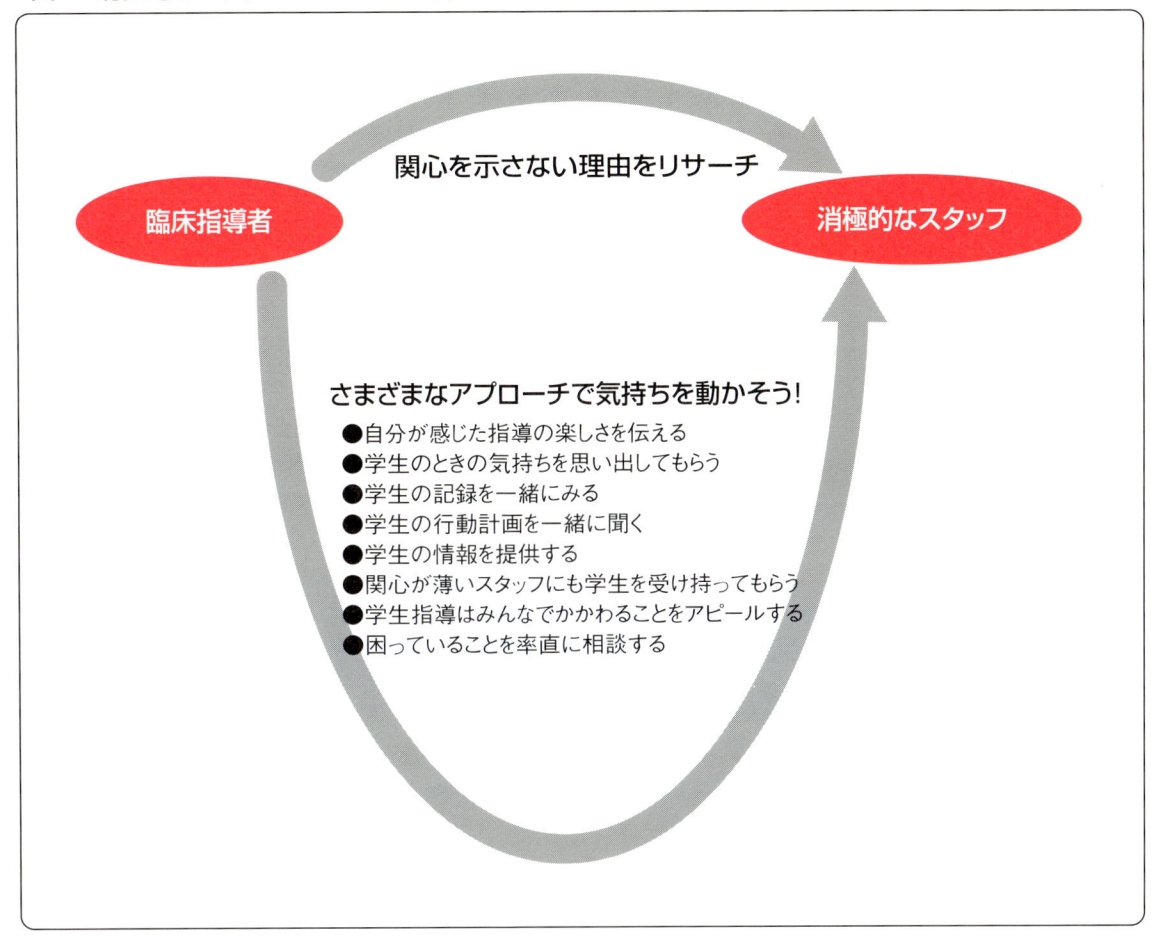

臨床指導者 → 関心を示さない理由をリサーチ → 消極的なスタッフ

さまざまなアプローチで気持ちを動かそう！
- 自分が感じた指導の楽しさを伝える
- 学生のときの気持ちを思い出してもらう
- 学生の記録を一緒にみる
- 学生の行動計画を一緒に聞く
- 学生の情報を提供する
- 関心が薄いスタッフにも学生を受け持ってもらう
- 学生指導はみんなでかかわることをアピールする
- 困っていることを率直に相談する

図2 タイプ別先輩ナースへのかかわり方（例）

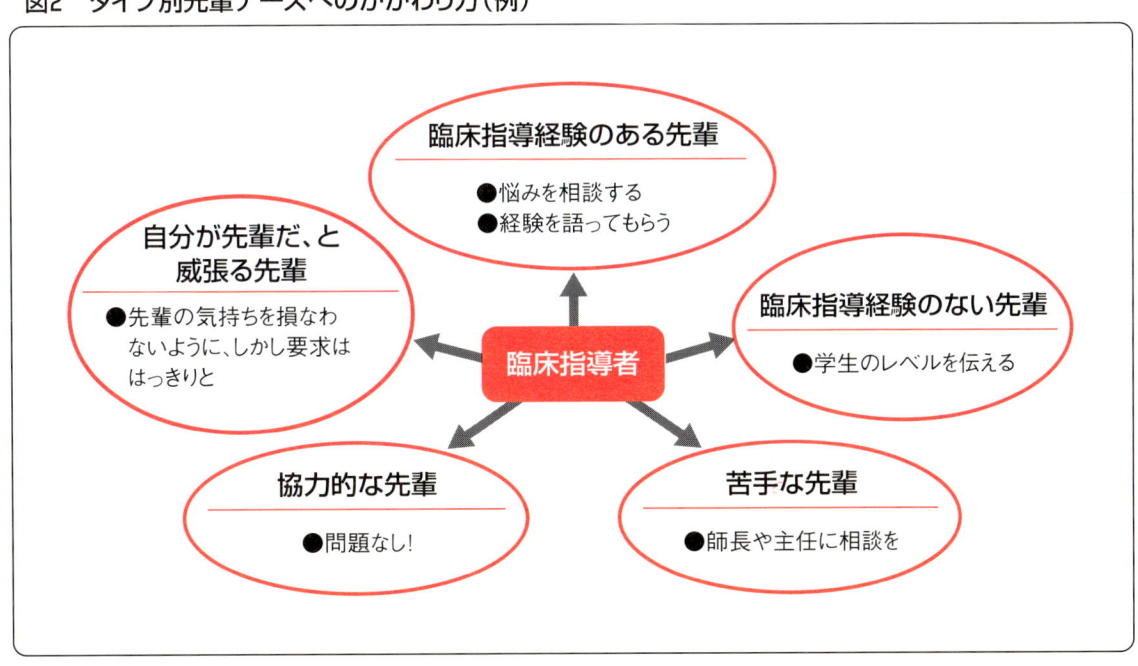

臨床指導者

臨床指導経験のある先輩
- 悩みを相談する
- 経験を語ってもらう

自分が先輩だ、と威張る先輩
- 先輩の気持ちを損なわないように、しかし要求ははっきりと

臨床指導経験のない先輩
- 学生のレベルを伝える

協力的な先輩
- 問題なし！

苦手な先輩
- 師長や主任に相談を

Section2　臨床指導教育

Part4 | 教育スキル
Section2 | 臨床指導教育

80 看護教員とキャリア開発

看護教員には、看護専門学校の教員と、看護大学や看護短大の教員があります。

■ 看護学校（看護師養成所）の教員になる

看護学校の専任教員の資格を取得するには、
①保健師、看護師、助産師として5年以上業務に従事している。または、大学で教育に関する科目を履修し、保健師、助産師、看護師として3年以上指定業務に従事している
②厚生労働省看護研修研究センター看護教員養成課程、国立保健医療院の選考課程コース、厚生労働省が認定している看護教員養成講習会を履修している
の2つの要件を満たしている必要があります（図1）。

■ 高等学校衛生看護科教員になる

高等学校衛生看護科の教員になるには、高等学校教員免許（看護）が必要です。大学で高等学校の看護教員を養成する課程を修了して、取得することができますが、看護教員養成課程は、全国で弘前大学と熊本大学にしか設置されていません。

■ 看護系大学の教員になる

看護系大学の教員になるにはさまざまな方法があります。一般に大学の教員は、実践や論文などを含む総合的な業績評価によって、大学に雇用されるからです。

今後は、看護系大学における教員採用の多くは、看護系大学の大学院修士課程修了者が、採用の条件となるのではないかといわれています。

現在、大学・大学院での学習をめざすナースが増え、同時に、現場で働きながら、または現場での経験を生かして大学教育を受ける道は拡大しています。こうした学習が、教員としてのキャリア開発・キャリア形成にもつながります。

現場で働くナースにとって大学教育を受ける機会としては、放送大学などの通信教育、次に夜間大学がもっとも現実的ですが、編入学、社会人入学などの選択肢もあります（図2）。

生涯学習の一環として大学・大学院での教育を選択し、その学習をキャリア形成に生かす動きは、今後のナースのキャリア開発の大きな柱になるともいわれています。

> **Point**
>
> **資格によって教育コースが異なる。大学や大学院での学習も教員としてのキャリア形成に役立つ。**

図1 看護教員の資格をとる

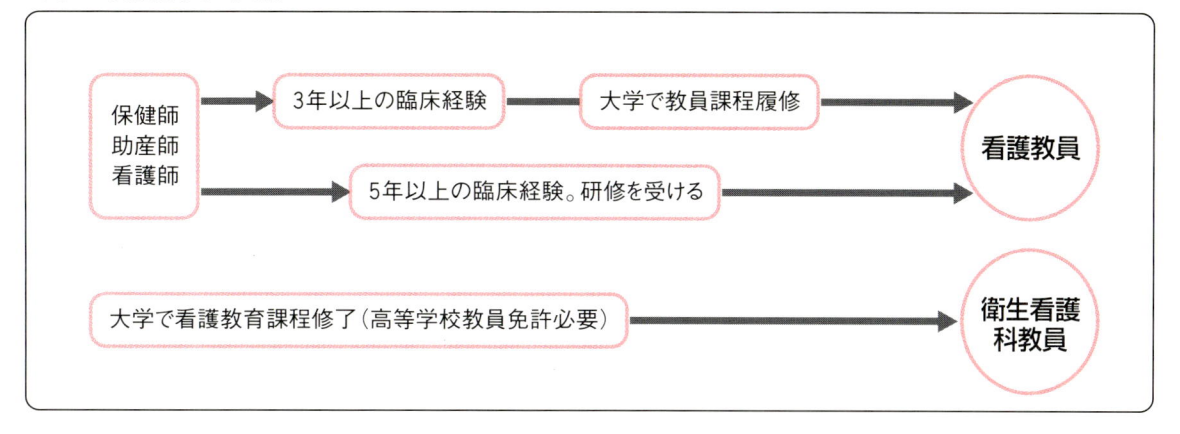

保健師・助産師・看護師
- → 3年以上の臨床経験 → 大学で教員課程履修 → 看護教員
- → 5年以上の臨床経験。研修を受ける → 看護教員

大学で看護教育課程修了（高等学校教員免許必要） → 衛生看護科教員

図2 大学・大学院への進学には、さまざまな選択肢がある

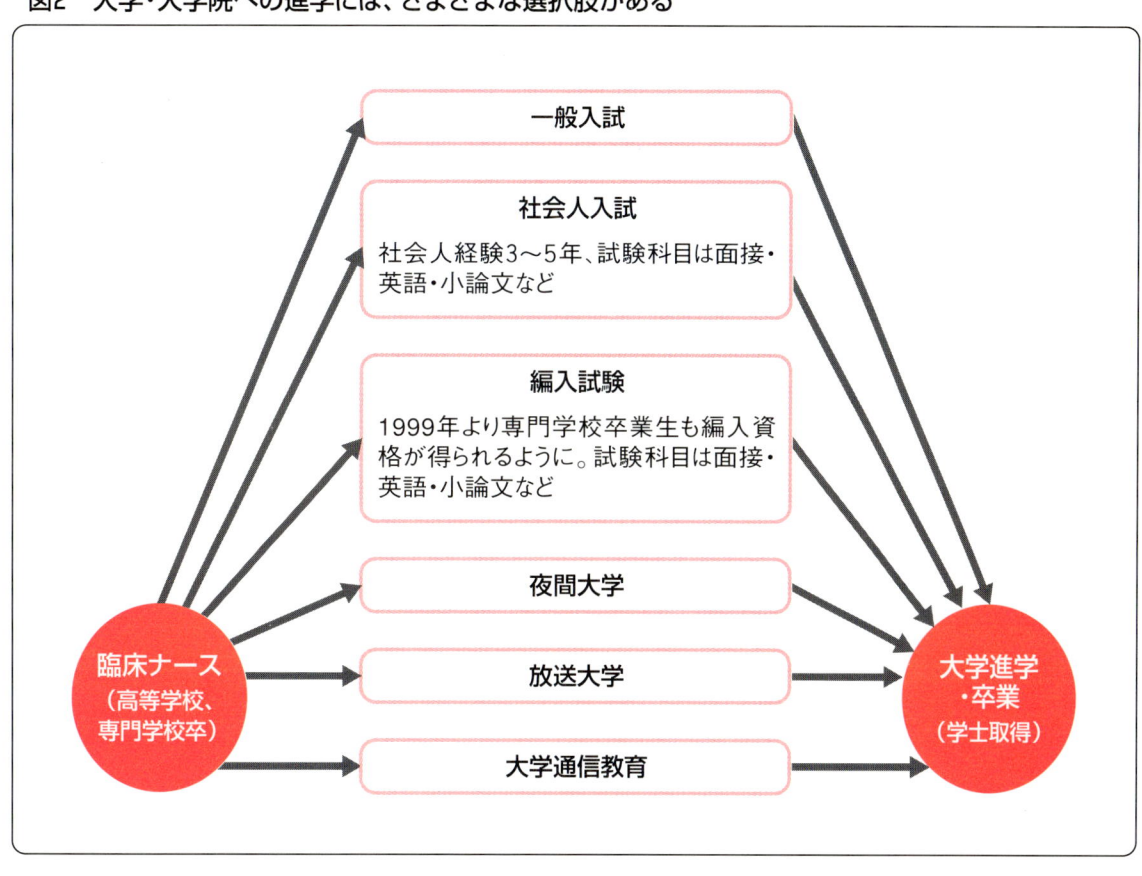

臨床ナース（高等学校、専門学校卒）から大学進学・卒業（学士取得）への進路：

- 一般入試
- 社会人入試：社会人経験3〜5年、試験科目は面接・英語・小論文など
- 編入試験：1999年より専門学校卒業生も編入資格が得られるように。試験科目は面接・英語・小論文など
- 夜間大学
- 放送大学
- 大学通信教育

あなたならどうする？

あなたは11年目の看護師です。いずれ看護教員になって働きたいという希望をもっています。看護教員は、特定領域についてのエキスパートであることが求められます。あなたがエキスパートとなれる専門領域、得意領域は何ですか？

Section2 臨床指導教育

Part4 まとめのQuestion

		○	×
1	人事考課は目標管理とセットで行うべきである。		
2	新人の指導では、トレーニングとコーチングの方法を使い分けることが必要である。		
3	プリセプターシップでは、プリセプターにすべてを一任すべきである。		
4	臨床実践能力の評価は、スタッフのモチベーションを高めることが大きな目的である。		
5	看護研究は日常の看護実践を継続するうえで必要であるとはいえない。		
6	ときには臨床指導者は学生に、自分の看護観を押しつけることも必要である。		
7	実習時には患者さんへのインフォームドコンセントを行い、それを記録しなければならない。		
8	学生が泣いてしまった場合には、泣きたいだけ泣ける状況をつくる。		

A 1.○ 2.○ 3.× 4.○ 5.× 6.× 7.○ 8.○

あなたならどうする？

1 実習指導者のあなたは、5月からスタートする実習の準備に余念がありません。病棟会で、スタッフみんなに実習目的や注意事項を説明したところ、中堅ナースのNさんから「学生はいつも自分のしたいことばかり実施しているが、それではこの病棟の技術は学べない。もっと多くの実施すべき技術があるのではないか」という意見が出ました。あなたは実習指導者として、どのように説明をしますか？

2 A病棟に配属になった新人ナースAさんは、先輩の厳しい指導を受けているにもかかわらず、どこかのびのびしています。先輩は「わからないことや感じたこと、考えたことがあったら、いつでも聞いてきてね。わからないことがあるのが新人時代だから」といっています。一方、B病棟の新人ナースBさんは、お昼の食事で先輩と食堂に行くときも、エレベーターのボタンを先輩のために急いで押すなど、精一杯先輩に気をつかっていて、どことなく疲れている様子です。Bさんのプリセプターナースであるあなたは、A病棟の様子を聞くにつけ、何とかA病棟のような自由な雰囲気のなかで新人ナースを育てたい、と考えています。あなたならどうしますか？

Part5

パート5は、リスクマネジメントに関するスキルです。
リスクを考えるうえで必ずおさえておくべき概念とともに、
医療事故が発生したときのナースの具体的な対応などを紹介します。

リスクマネジメントのスキル

| Part 5 | まとめのQuestion／あなたならどうする？ | 180 |

81 ヒューマンエラーと事故防止のアプローチ

人は誰でも、「エラーを起こす」という基本的な特性をもっています。この「人は誰でも間違える」という特性によって起こるエラーを、ヒューマンエラーといいます。ほとんどの医療事故は、この特性と、エラーを誘発しやすい環境とが相互作用した結果、生じたものであることが知られています（**図1**）[1]。

■ 人は誰でも間違える

エラーを起こすという特性は、通常、「確認不足」「うっかり」「不注意」といった言葉で表現されます。与薬を例にとると、マニュアルに基づいて正しい方法で準備したが、与薬直前になって同室の他の患者さんに話しかけられ、業務が中断し「うっかり」間違えてしまった、という具合です。

「処方箋と患者さん、薬が一致していること」「患者さんは薬について説明を受け、理解していること」を確認後、与薬を行うことは、看護師としては当然の業務です。にもかかわらず、現実の事故は、こうした「うっかり」や「不注意」という表現がぴったりするような原因で、引き起こされています。

しかし、ヒューマンエラーの考えに基づくと、「うっかり」や「不注意」という表現は、事故の本当の原因を言い表していません。なぜなら、人は誰でも間違える生き物であって、それらは、人の特性に過ぎないからです。

■ システムアプローチ

医療事故防止には、こうした人間の特性をふまえたうえで、具体的な対策として、システムアプローチをとるべきであるといわれています。システムアプローチとは、事故の分析と対策について、その事故が生じてきた背景（システム；習慣や作業手順など）に焦点をあてるアプローチです（**表1**）。

事故は、ヒューマンエラーとそれを誘発する環境（仕事の空間的な環境や労働条件など）との相互作用で起こるとすれば、変えることが難しい人間の特性よりは、環境（システム）を変えるほうが効率的であり効果的です。

システムアプローチの立場に立てば、上記の与薬の事例では「業務が中断した」ということが、事故の大きな要因と推測されます。

■ コミュニケーション

また、事故を誘発する１つの要因として、チーム内のコミュニケーション不足があります。他の職種と十分な意思疎通と良好な人間関係をつくり、互いが仕事をチェックできることで、事故を未然に防止するような関係をつくっておくことが必要です（**表2**）。

References
1) L・コーン他著、医学ジャーナリスト協会訳：人は誰でも間違える；より安全な医療システムを目指して、日本評論社、2000

> **Point**
> ヒューマンエラーを考慮して、システムでエラーを防ぐアプローチが医療事故防止に役立つ。

図1　医療事故の構造

人間の特性：人はエラーを起こすものである
- 人は誰でも間違える
- 「うっかり」「不注意」という言葉で表現されがちだが、これは間違い

エラーを誘発しやすい環境・システム
- 仕事の空間的な環境
- 労働条件など

↓

ヒューマンエラー発生！

医療事故防止には、システムアプローチが必要！

↓

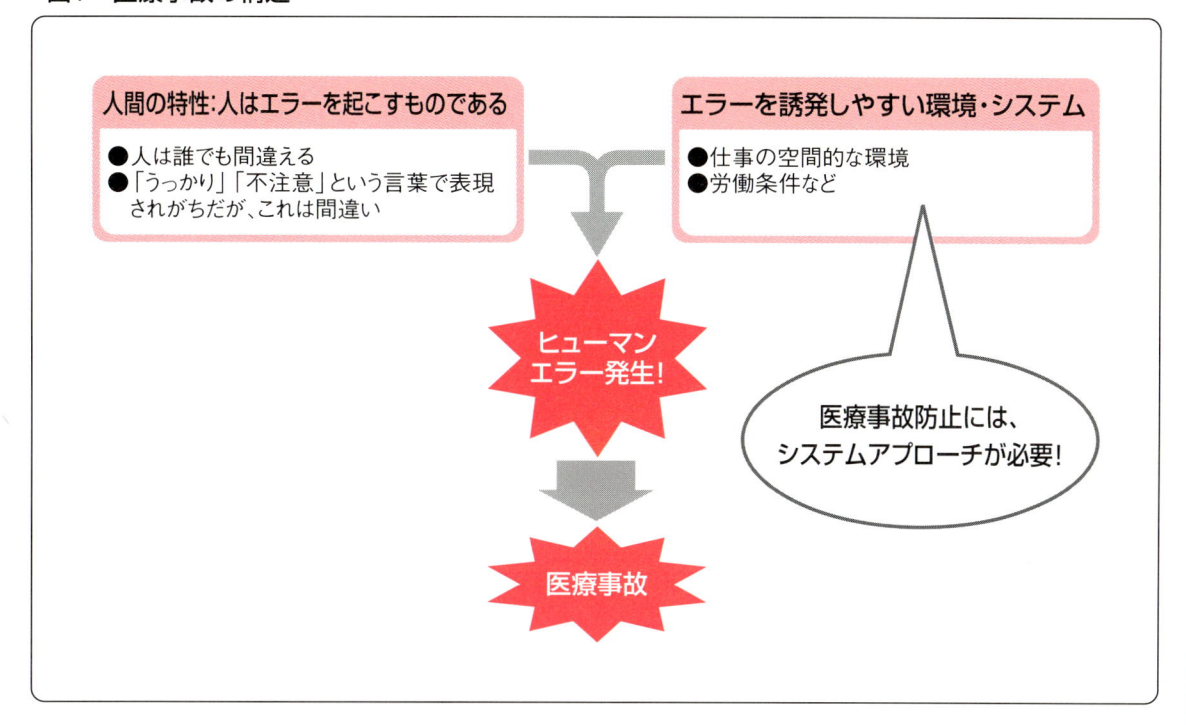

医療事故

表1　システムアプローチによる業務改善の例

エラーの要因	改善案
口頭指示や変更が正しく伝わらない	口頭指示は禁止する
薬剤の形状など類似している	類似している薬剤は使用しない
患者の氏名、概観が似ている	ネームタッグなどをつける
電話などで薬剤の混合作業が中断される	薬剤の混注時は、電話などにはでない
投与速度の指示を間違える	指示は3回チェックする

表2　エラーの例

●59歳の虚血性心疾患の患者。冠動脈造影検査終了後の不整脈予防のために、医師は「1A(5ml)＝100mgの1/2」のつもりで、「キシロカイン50ミリを静注」と口頭で指示した。看護師はキシロカイン50ml[1A(10ml)＝1000mgを5A]を静注し患者は死亡した。

現状	改善策
医師が「50ミリ」とあいまいな指示を口頭で行わなければ防げたかもしれない	口頭指示は原則禁止とする 単位のルールを決める
看護師が医師の口頭指示を確認すれば防げたかもしれない	指示は必ず復唱するなどの方法で確認する
看護師がキシロカインに関する正確な知識をもっていれば防げたかもしれない	薬剤に関する知識はあいまいなものではなく、正確なものをもつ（仕事にあたっているナースは正確な知識をもっているか確認する）
危険な救急医薬品で、10倍も異なる2種類の規格が同じ場所に保管されていることの危険性	別の場所に保管する、または保管しない

82 医療事故が発生したときの患者さん、家族、スタッフへの対応

もっとも大切なことは、患者さんに対して、最善の治療に専念するとともに、患者さんと家族に対して、誠意をもって説明を行うことです。

正式な事故報告は、医療事故報告書による文書で行うことを原則としますが、緊急を要する場合は口頭で行い、その後文書によって報告します。日常の準備として、医療安全管理室などリスクマネジメントを行う部署に、速やかに報告するシステムをつくる必要があります。事故への対応は、組織的に行う必要があります。

■ 患者さんへの説明

患者さんや家族への説明は、透明性が確保できるように、主治医や病院の幹部職員を含めた複数で行います。過誤の事実が明白である場合は、事故を起こした当事者も通常は同席し、謝罪します。

重大な医療事故の場合は警察署に届け出ることを、患者さんや家族に説明して了解をとる必要があります。公表する場合はプライバシーを尊重できるよう、患者さんと家族に綿密な相談をします。

事故後の説明は、一貫性が大切です。個人的見解に基づく軽率な発言を慎むためにも、専任の担当者を決め、対応します（図1）。

■ 事故当事者に対する対応

まず気持ちを静めるようにします。過失がある場合には、患者さんや家族に、早い段階で謝罪できる場面をつくります。原因や事実関係がはっきりしない段階でも、当事者が心から謝罪することが、患者さんと家族の気持ち、そして当事者の気持ちを静めるために効果のある場合があります。

重大な事故の場合は、直後よりカウンセラーや友人、家族を付き添わせて、衝動行為に走らないように注意します。

事故によって生じている状況は明確に説明し、症状の緩和や治療などの対処方法を具体的に説明します。さらに、当事者の自尊心や情緒に配慮しつつ、事故を振り返ることができるようにサポートします（表1、2）。

■ 事故の記録

事故を振り返るためにも、あるいは訴訟に発展してしまったときのためにも、一連の過程を診療録や看護記録に正確に記録しておきます。ポイントは以下の通りです（→39、p82）。
①患者の状況、処置方法
②患者および家族への説明内容
③流れがわかるように経時的に記載する
④事実は客観的かつ正確に記載する
⑤初期対応が終了したら速やかに記載する

Point

事故後の治療と説明は誠意をもって行うこと。まず謝罪することで、気持ちが落ち着くことがある。

図1 医療事故が起こったときの対応

速やかに、組織的に対応できるシステムを構築しておく

事故発生 → 患者さんへの対応
- 患者さんの治療
- 患者さん、家族への説明

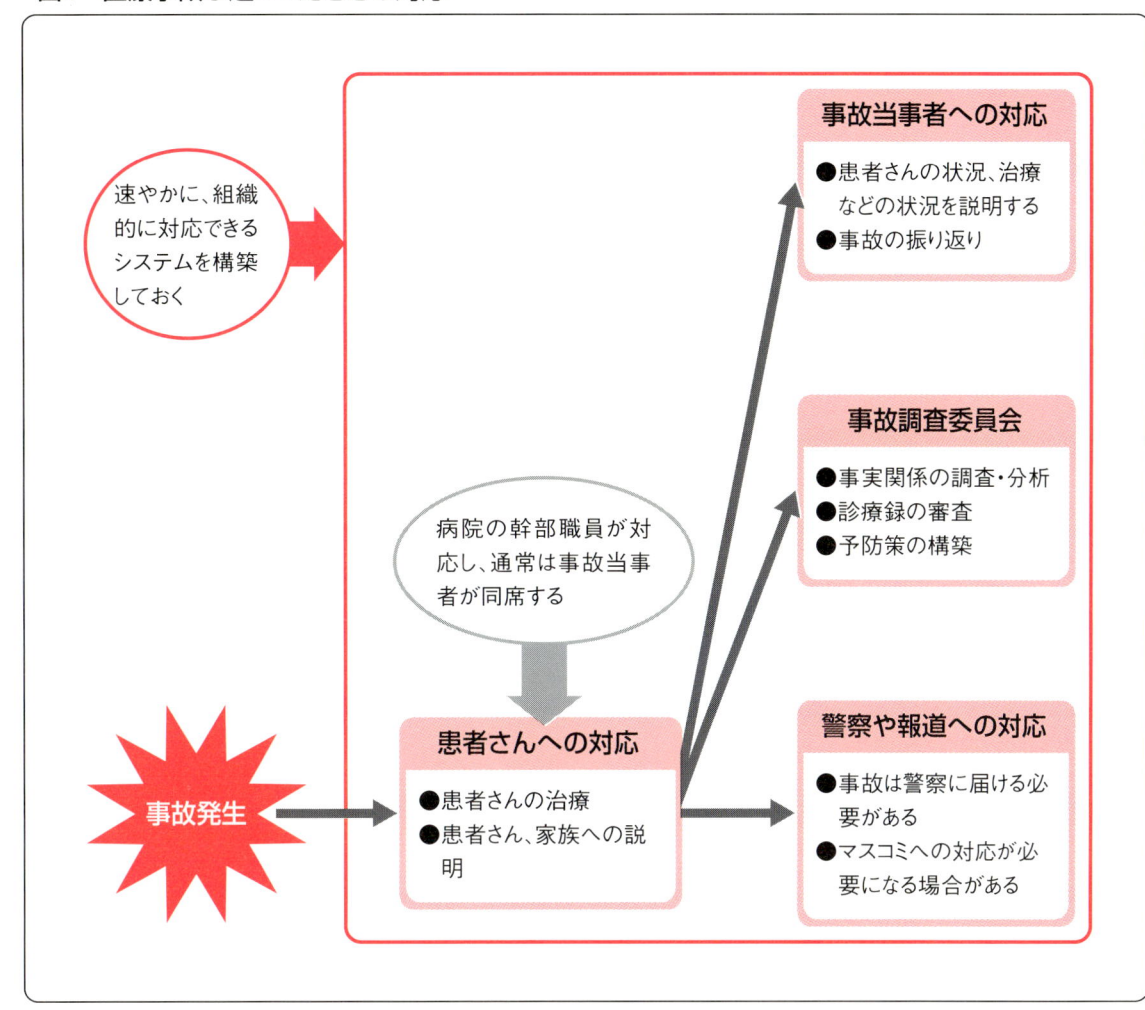

病院の幹部職員が対応し、通常は事故当事者が同席する

事故当事者への対応
- 患者さんの状況、治療などの状況を説明する
- 事故の振り返り

事故調査委員会
- 事実関係の調査・分析
- 診療録の審査
- 予防策の構築

警察や報道への対応
- 事故は警察に届ける必要がある
- マスコミへの対応が必要になる場合がある

表1 看護師がエラーをしたとき、受けたいと思うサポートとは

種類	内容
とくに受けたいサポート	●事故の影響を調べ、対処する ●具体的に何をどうすればいいか ●上司が状況や原因を十分に聞き、サポートする
受けたいサポート	●状況や原因を追及し、対策を話し合う ●システムとしてエラーを防ぐ方法を考える
受けたくないサポート	●経験者からの話を聞く

表2 事故が起きたときの当事者への接し方

- 初期対応後は、できるだけ普段と変わらずに接するように心がける
- 注意はできるだけ他の人の前ではしない
- 慰めの言葉や「思いつめないように」といった言葉は、逆にプレッシャーになる

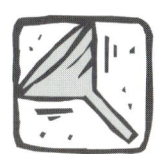

Part5 | リスクマネジメントのスキル

83 感染症発生時の対応 その1
日常的な対策

　感染症発生時は、感染発生原因の調査、感染リスク・感染拡大に関するアセスメントを迅速に行い、適切な感染防止対策を実施することが重要です。そのためには、日頃からスタンダードプリコーション、感染経路別予防策について、教育・実践されていることが前提となります。

　発生が予測される感染症については、①発生時、すべての医療従事者が対応できるよう、わかりやすく実践可能なマニュアルを整備することとともに、②組織的な報告、連絡体制を明確にしておく必要があります。

■ 日常的な対策

1）感染症発生時対応フローチャートの作成と周知徹底（図1）
　ポイントは以下の通りです。
①病院管理部門、感染管理担当部門、職員健康管理部門、感染症発生部署の役割が明確である
②発生時の報告が迅速にできる
③発端者自身への対策は発生した部署で対応できる
④24時間、いつ発生しても対応が可能である（夜間、休日の体制も明確にしておく）

2）発生が予測される感染症についての感染防止マニュアルの策定と周知徹底
　①伝染性ウイルス性疾患（麻疹、水痘、流行性耳下腺炎、インフルエンザ、流行性角結膜炎など）、②結核、③薬剤耐性菌感染症（MRSA感染症、多剤耐性緑膿菌感染症など）、④腸管出血性大腸菌感染症（O157など）、⑤疥癬、⑥針刺し・切創事故発生時などについては、誰がみても行動できるような実践的な内容のマニュアルを作成し、すべての医療従事者に周知・徹底します。

3）感染成立の要因、微生物の伝播経路、スタンダードプリコーションと感染経路別予防策についての教育と実践

4）感染症発生時のタイムリーな報告の徹底

5）院内感染サーベイランスの実施
　日常的にサーベイランスが実施されていないと、通常発生する散発事例なのかアウトブレイクなのか、判断ができません。

References
1) 洪愛子編：感染管理ナーシング、学習研究社、2002
2) P・リンチ他著、藤井昭訳：限られた資源でできる感染防止、日本看護協会出版会、2001
3) リスクマネジメント検討委員会：組織で取り組む医療事故防止、看護管理者のためのリスクマネジメントガイドライン、日本看護協会出版会、2000
4) 聖マリアンナ医科大学病院：院内感染防止の手引き、第3版、2002

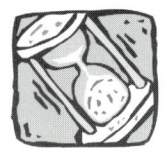

Point
日常の対策は、わかりやすいマニュアルづくりから始まる。

図1　感染症発生時の対応フローチャート

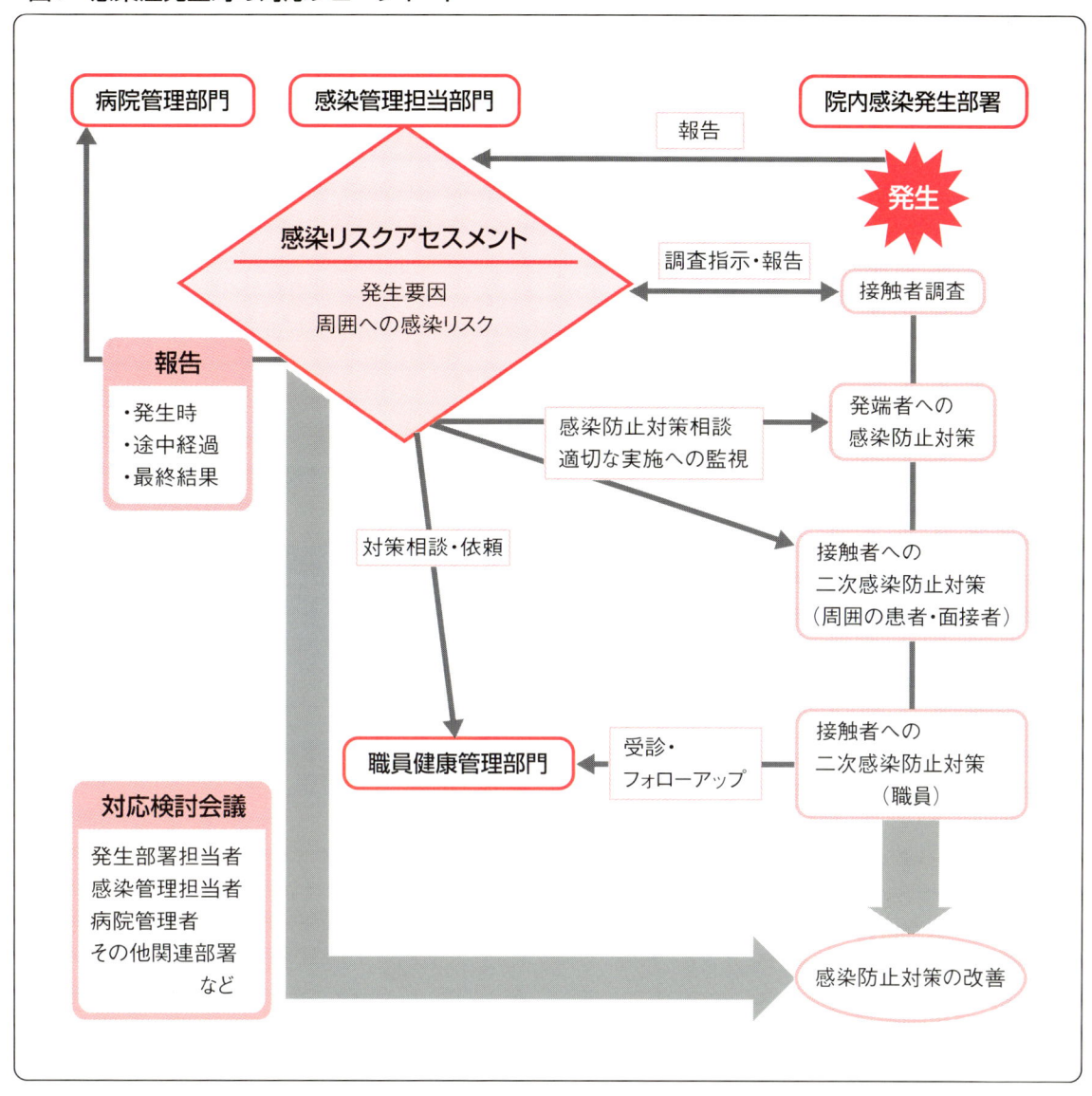

病院管理部門　　**感染管理担当部門**　　**院内感染発生部署**

- 発生 → 報告 → 感染管理担当部門
- 感染リスクアセスメント（発生要因／周囲への感染リスク）
- 調査指示・報告 ⇄ 接触者調査
- 感染防止対策相談／適切な実施への監視 → 発端者への感染防止対策
- → 接触者への二次感染防止対策（周囲の患者・面接者）
- → 接触者への二次感染防止対策（職員）
- 受診・フォローアップ → 職員健康管理部門
- 対策相談・依頼 → 職員健康管理部門

報告
- 発生時
- 途中経過
- 最終結果

対応検討会議
発生部署担当者
感染管理担当者
病院管理者
その他関連部署
など

→ 感染防止対策の改善

あなたならどうする？

夜勤勤務をしていたときに、あなたは針刺し事故を起こしました。患者さんには重篤な感染症の疑いがあります。まず、何をしますか？

84 感染症発生時の対応 その2
発生時の対応

■ 感染発生時のアセスメント(図1)

1)発端者の感染症発生原因に対するアセスメント

①市中感染の持ち込みか、患者自身が保有する病原微生物によるものか、感染対策上の不備によるものか

②通常的な散発事例か、問題となる院内感染の発生か

③市中感染した流行性疾患が院内で発生した場合
- 入院時の対応に問題はなかったか
- 面会者への対策はとれていたか
- 医療従事者の発症がないか

④多剤耐性菌や日和見感染菌による感染症の場合
- 医療処置に伴う感染ではないか
- 複数の患者に発生している場合、共通する医療処置はないか

⑤手術や侵襲的医療処置後の感染の場合
- 患者に使用した器材の洗浄・消毒・滅菌が適切か
- 共有した医療器具はないか。

2)感染拡大に対するアセスメント

①接触者の感染リスクのアセスメント(図2)

②感染症の伝播経路と発端者に対して実施されていた感染防止対策

③発端者に実施されていた医療処置、看護ケア(例;飛沫、空気感染の場合の吸引など)

④発端者の状態、おかれていた環境(多床室、トイレの状況など)

⑤接触者の病原微生物への感受性と病原微生物の病原性

■ 感染拡大防止対策の実施と監視

発生部署の関係者、感染管理担当者、病院管理部門の担当者などが集まり、発生原因と感染拡大のアセスメントから問題点を明確にし、具体的な対応策を検討します。

1)発端者;感染経路別予防策の実施

①インフォームドコンセント、②個室への転室・転院、③医療従事者であれば就業制限、など。

2)接触者;対象となる接触者の決定と対応

①インフォームドコンセント、②発端者周囲の患者(同室者など)への対応(易感染状態の患者に対しては、有効な予防投与についても検討する)、③医療従事者であれば就業制限、など。

3)感染拡大の有無の監視

①感染防止対策が確実に実施されているか、②感染リスク対象者の確認、③結核などの場合、地域の保健所などとの連携、など。

Point

マニュアルに基づいたアセスメント、予防策の実施、監視を行う。

図1 院内感染発生時のアセスメント

発生原因に対するアセスメント

発端者
入院日・入院期間・原因微生物・伝播経路・潜伏期間・他への感染可能性を有する期間

- 市中感染の持ち込みか？
  - 入院時の対策は適切であったか？
  - 面接者への対策は？
  - 医療従事者に発症者がいないか？
- 患者自身が保有していた病原微生物によるものか？
- 院内感染ではないか？
  - 感染源は？（何か？誰か？）
  - 感染対策上の問題点は？
  - 複数の患者に発生していないか？

感染拡大に対するアセスメント

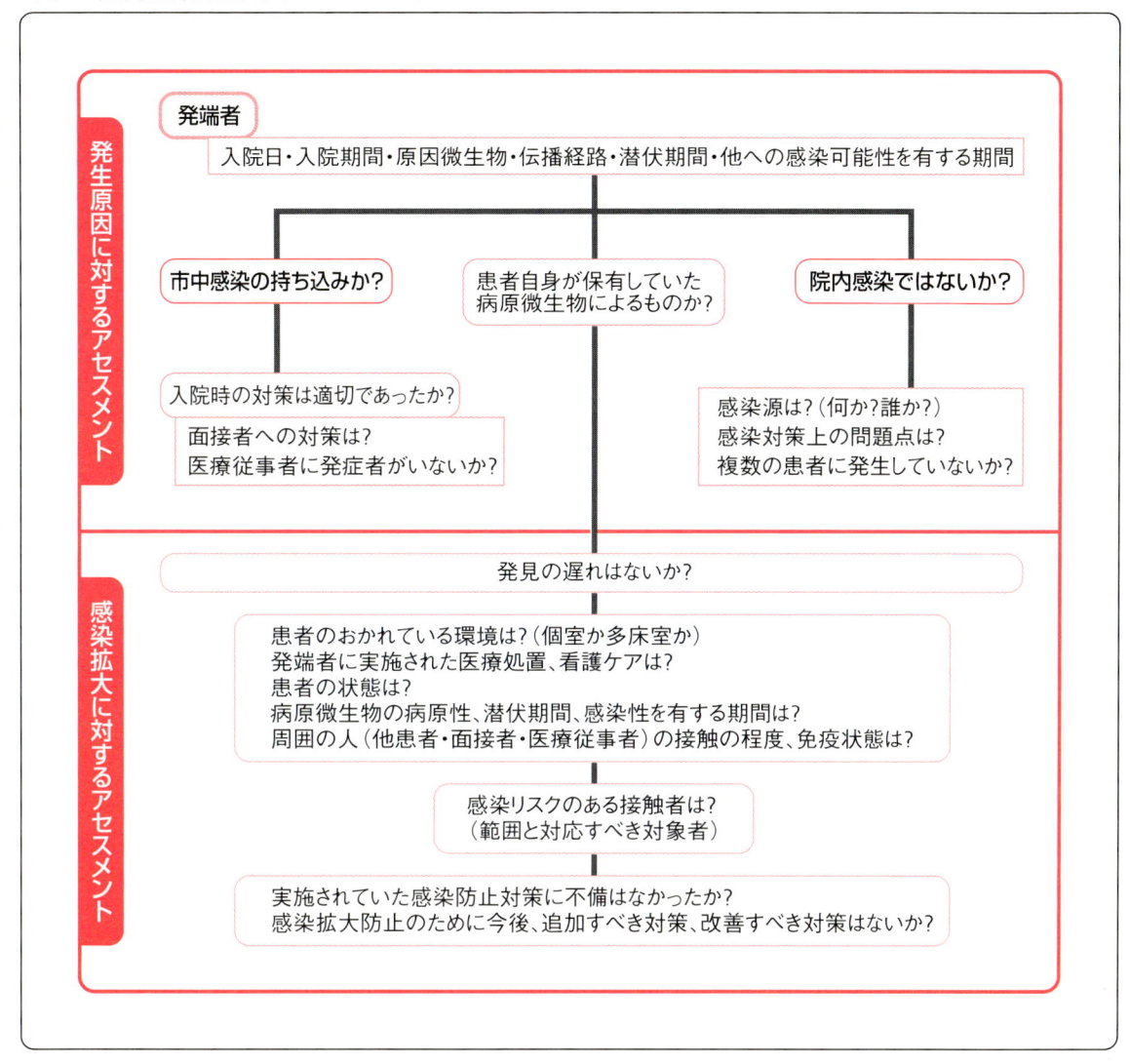

- 発見の遅れはないか？
- 患者のおかれている環境は？（個室か多床室か）
- 発端者に実施された医療処置、看護ケアは？
- 患者の状態は？
- 病原微生物の病原性、潜伏期間、感染性を有する期間は？
- 周囲の人（他患者・面接者・医療従事者）の接触の程度、免疫状態は？
- 感染リスクのある接触者は？（範囲と対応すべき対象者）
- 実施されていた感染防止対策に不備はなかったか？
- 感染拡大防止のために今後、追加すべき対策、改善すべき対策はないか？

図2 接触者の感染リスクのアセスメント（外側になるほどリスクが低い）

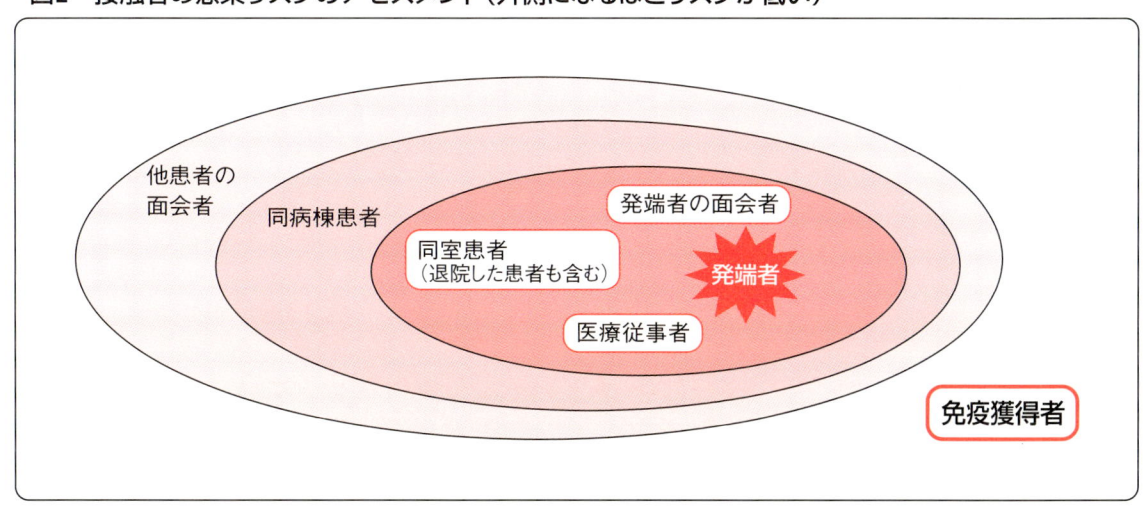

（外側から内側へ）他患者の面会者／同病棟患者／同室患者（退院した患者も含む）／発端者の面会者／医療従事者／発端者

免疫獲得者

85 事故報告書の書き方

　医療事故関連のレポート類には、インシデントレポートとアクシデントレポートがあります。インシデントレポートとは、エラーは起こったが患者さんに影響を及ぼさなかった出来事（インシデント）に関する報告書です。アクシデントレポートとは、患者さんに影響を及ぼしてしまった出来事（アクシデント）に関する報告書です（図1）。

　これらのレポートでは、事故が起きた状況、もしくは事故につながったかもしれない事象に関する客観的事実を、簡潔明瞭かつ経時的に記載します。

■ レポートの目的

　これらのレポートの目的は、日常の医療行為におけるリスクについて、包み隠さず報告することにあります。以前は、とくにインシデントについては、個人の胸中に収める形で処理される傾向にありましたが、現在では、医療事故につながりかねないエラーを早期に発見し、重大事故を未然に防ぐというリスク管理の考えが一般化しています。

　こうしたリスク管理は、じつは航空業界など、業務の安全性に多くの注意を払う産業で広く行われてきたものです。医療におけるリスク管理の取り組みは、そうした先駆的な事業をふまえて、確立しつつあります。

■ インシデントレポートの書き方

　したがって、インシデントを報告するインシデントレポートは、事故を未然に防ぐための道具であって、始末書ではありません。これは、あくまで医療の質を向上するための、いわば「善意の」報告です。目的は、重大事故を未然に防ぐための方策を、病院スタッフが共有することにあります。

　医療安全の推進国である米国では、インシデントレポートの報告者には、基本的にその罪を問わないという免責制度が制度化されています。こうしたレポートは、どうしても責任追及の道具となりがちですが、それならば誰も報告などしなくなり、したがって、レポートの目的が達成されなくなります。

　日本に免責制度はありませんが、少なくとも、インシデントレポートは匿名で提出することを取り決めるなどの規定を、院内で定めておくことが推奨されています。

■ アクシデントレポート

　起きてしまった事故の報告は、院内の安全管理委員会などの専門機関に速やかに提出しなければなりません。また、報告は診療録や看護記録などの客観的なデータに基づいて、事実関係を明白に、隠し立てすることなく報告することが原則です（図2）。

> **Point**
>
> **事故報告書には、インシデントレポートとアクシデントレポートがある。インシデントレポートは匿名での提出が推奨される。**

図1　インシデントレポートとアクシデントレポートは区別する

インシデントレポート
- 患者に影響がなかったエラーに関する報告
- 目的はエラー防止に役立てることにある
- 無記名（匿名）を原則とする
- 反省文を書かせるなど、始末書的な意味をもたせると機能しない

エラー発生

アクシデントレポート
- 患者に影響を及ぼしたエラーに関する報告
- 目的は事故の状況を明らかにすること
- 記名する
- 診療録や看護記録に基づいて、客観的な記述を行う

インシデントレポートとアクシデントレポートは、はっきり区別する！

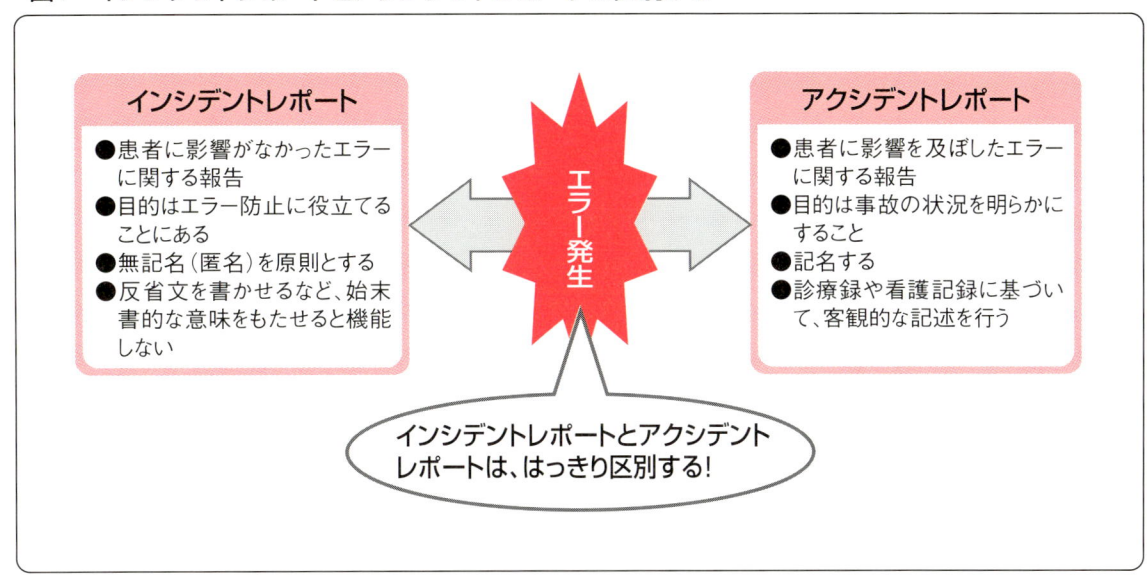

図2　重大事故発生時のフロー（看護師が当事者の場合）

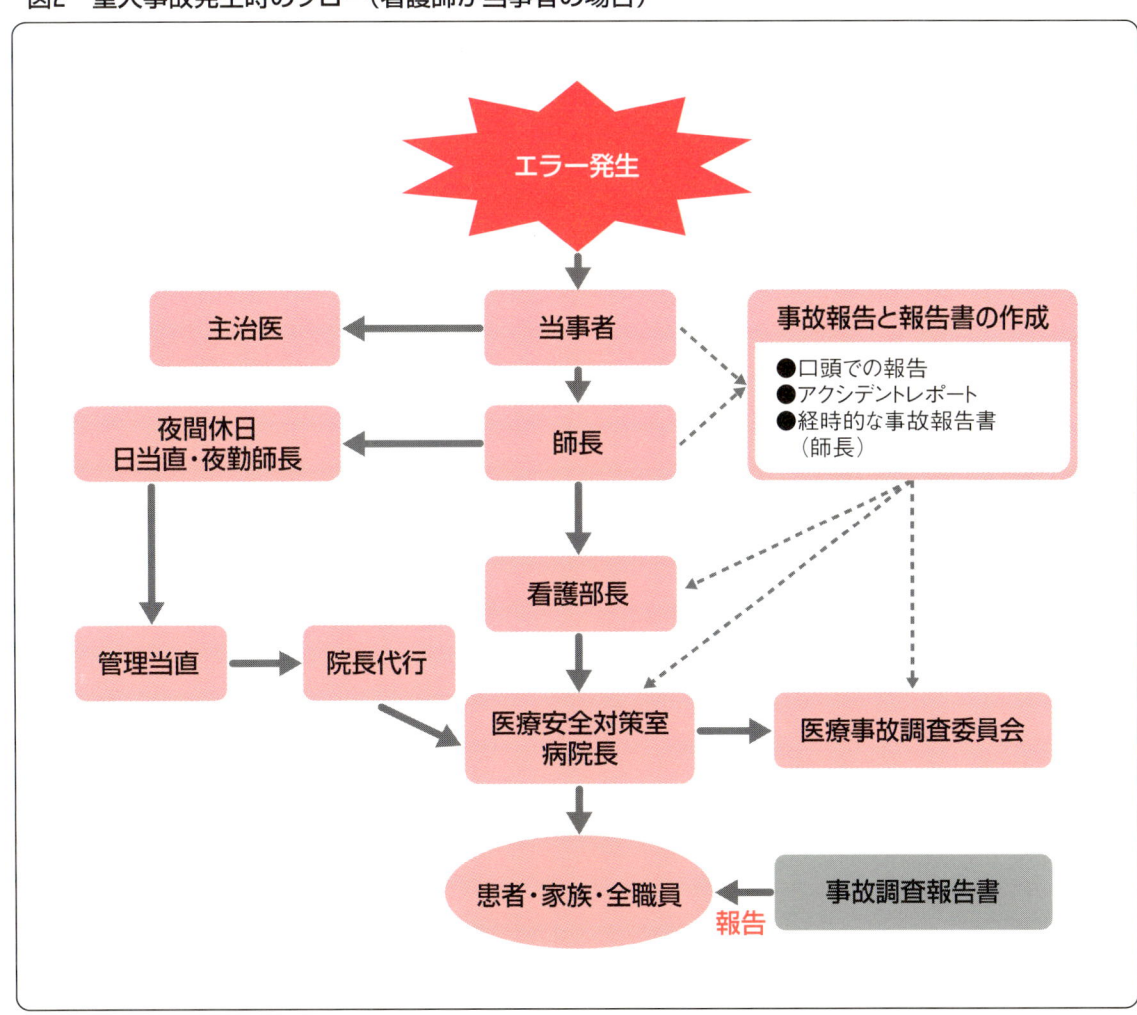

エラー発生

当事者 → 主治医

当事者 → 師長

師長 → 夜間休日 日当直・夜勤師長

夜間休日 日当直・夜勤師長 → 管理当直 → 院長代行

師長 → 看護部長

看護部長 → 医療安全対策室 病院長

院長代行 → 医療安全対策室 病院長

医療安全対策室 病院長 → 医療事故調査委員会

医療安全対策室 病院長 → 患者・家族・全職員

事故調査報告書 → 患者・家族・全職員（報告）

事故報告と報告書の作成
- 口頭での報告
- アクシデントレポート
- 経時的な事故報告書（師長）

Part 5 | まとめのQuestion

1	医療事故は、究極的には個人の資質や不注意が原因である場合が多い。	○ ×
2	医療事故は、人はエラーを起こすものという人間の特性をふまえて考える必要がある。	○ ×
3	医療事故の防止には、エラーをシステムで防ぐシステムアプローチが有効である。	○ ×
4	医療チーム内のコミュニケーション不足は、事故を誘発する原因の1つである。	○ ×
5	医療事故が起こったら、事故の当事者は被害者側と接触してはいけない。	○ ×
6	医療事故が起こったら、軽々しく謝罪することは慎むべきである。	○ ×
7	インシデントレポートの目的は、事故を未然に防ぐための情報提供にある。	○ ×
8	アクシデントレポート（事故報告書）は匿名で提出すべきである。	○ ×

A 1.× 2.○ 3.○ 4.○ 5.× 6.× 7.○ 8.×

あなたならどうする？

1 A病棟の事故報告書は、他病棟に比較して提出件数が少ない状態が続いています。病棟師長は「うちの病棟は、他の病棟より事故発生件数が少ないのよ」といい、問題とは感じていない様子です。しかし、同じ病棟の中堅ナースであるあなたは、「本当にこんなに少ないのだろうか。ちょっと現状とは違っているのではないかしら？」と密かに心配し、スタッフナースのリスク感度を上げ、事故報告書が提出されるようにしたいと思っています。あなたならどうしますか？

2 あなたは小児病棟に勤務しています。夜勤のリーダーだったある日のこと、入院2日目の3歳の児が、面会終了後にベッドから転落しました。入院間もないことと、面会終了で母親が帰ったあともずっと泣いていたので、見回りをして注意をはらっていたところでした。すぐ医師に報告してレントゲン撮影をした結果、「異常なし」であることが判明しました。受け持ち医師は「家族にはとくに連絡しなくてもいい。明日、面会に来たときに説明するから」といいます。スタッフナースは「電話で知らせるだけ知らせたほうがよいのでは」と思いましたが、医師にそのことを伝えられず、あなたにそのことを報告してきました。あなたならどうしますか？

関連Web一覧

●ビジネス&マネジメントスキル
Microsoft全国IT推進計画
http://www.microsoft.com/japan/smallbiz/bizseminar/default.asp
＜ビジネススキル＞マイクロソフト社が紹介するビジネススキル大全。

●ビジネス&マネジメントスキル
All About Japan　ビジネス・キャリア　チャネル
http://allabout.co.jp/career/
＜ビジネススキル＞パソコン活用術からコミュニケーションスキルまで、ビジネススキルが満載。

●ビジネス&マネジメントスキル
仕事の達人
http://www.kokuyo.co.jp/master/index.html
オフィス用製品でおなじみ、コクヨのホームページ。会議の方法からプレゼンのコツなど、達人のワザを紹介。

●ビジネス&マネジメントスキル
失敗ドットコム
http://homepage1.nifty.com/access/sippai/
「失敗」に関するリンク集。失敗のマネジメントに関する情報はここから。

●看護業務
厚生労働省
http://www.mhlw.go.jp/
的確な情報は仕事術に欠かせない。医療の仕事のオフィシャルな情報はすべてここから発信されている。

●看護業務
日本看護協会
http://www.nurse.or.jp/
誰もが一度は訪れるホームページ。看護業務に関する業務基準やガイドラインが充実。

●看護業務
国際看護師協会（英語）
http://www.icn.ch/
看護師として働くうえで必ず知っておきたい情報が掲載。グローバルなスタンスで仕事を見直そう。

●アサーティブ
アサーティブジャパン
http://www.assertive.org/
アサーティブを推進するNPO団体。アサーティブに関するQ&Aなどもある。

●コーチング
日本コーチ協会
http://www.coach.or.jp/
コーチングの普及を目的としたNPO団体。

●コーチング
コーチ・トゥエンティワン
http://www.coach.co.jp/
コーチングを事業とする会社のホームページ。コーチングについてQ&Aを使ってわかりやすく解説。

●ナレッジマネジメント
Knowledge world
http://www.necsoft.com/soft/k_world/index.htm
NECソフトが主催するナレッジマネジメントの関連サイト。

●教育スキル
鳴門教育大学学校教育実践センター
http://rcse.naruto-u.ac.jp/cgi-bin/collabonet.cgi
学校教育のスキルは、教育スキル全般に活用できる。

●クリティカルシンキング
日本看護クリティカルシンキング研究会
http://sahswww.med.osaka-u.ac.jp/~jactn/
クリティカルシンキングの看護への適応を研究。クリティカルシンキングと看護のつながりがわかる。

●パソコン
答えてねっと
http://www.kotaete-net.net
マイクロソフトが運営する。パソコンで困ったら、まずはここへ。PCにまつわるあらゆることが質問できる。

●ビジネスマナー
ビジネスマナータウンページ
http://itp.ne.jp/contents/business/index.html
社会人のマナーから文書の書き方まで、ビジネスマナーの基本がわかる。

●ビジネスマナー
OL生活向上委員会
http://sweet.cside5.com/ol.htm
名刺の持ち方、渡し方から電話対応など、知っておくと役に立つビジネスマナーの基本が紹介されている。

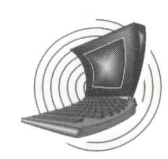

■ 仕事術に役立つ！ブックガイド

● マネジメント入門

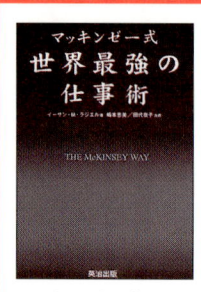

マッキンゼー式 世界最強の仕事術
イーサン・M・ラジエル 著、嶋本恵美、田代泰子 訳、英治出版、2001年、1,500円＋税
世界有数のコンサルティング会社であるマッキンゼーが有するビジネススキルを簡潔に解説。

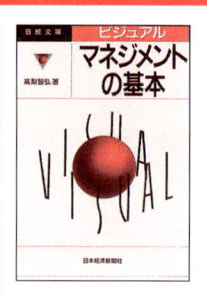

ビジュアル マネジメントの基本（日経文庫）
高梨智弘 著
日本経済新聞社、1995年、971円＋税
リーダーシップなどのマネジメントスキルを紹介。一般的なマネジメントの知識を網羅。

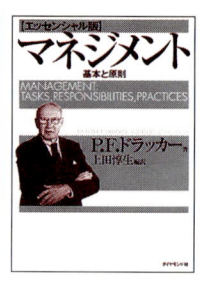

マネジメント——基本と原則（エッセンシャル版）
ピーター・F・ドラッカー 著、上田惇生訳、ダイヤモンド社、2001年、2,000円＋税
「マネジメントの父」ドラッカーを読む。マネジメントのすべてがここにある！

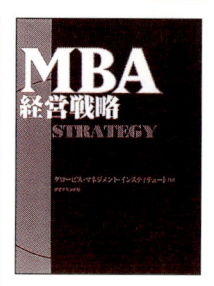

MBAマネジメント・ブック（新版）
グロービス・マネジメント・インスティテュート 編集、ダイヤモンド社、2002年、2,800円＋税
MBAとはビジネス管理学修士のこと。MBAで教授されるスキルをわかりやすく解説。

●「考える」スキル

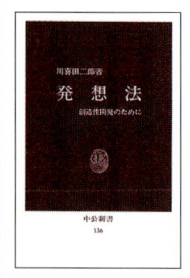

発想法——創造性開発のために（中公新書）
川喜田二郎 著
中央公論新社、1967年、660円＋税
問題解決技法KJ法の発明者として有名な著者。問題解決と創造力など、発想の方法を教える。

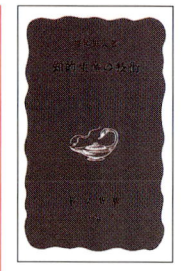

知的生産の技術（岩波新書）
梅棹忠夫 著
岩波書店、1969年、740円＋税
「学校で知識は教えてくれるが、知識の獲得方法は教えてくれない」。知識獲得のコツとは？

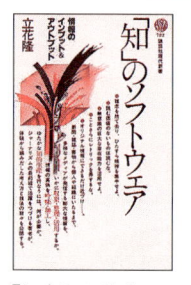

「知」のソフトウェア（講談社現代新書）
立花隆 著
講談社、1984年、680円＋税
膨大な情報に流されず、効果的・効率的に、収集・整理・活用するために必要なこととは？

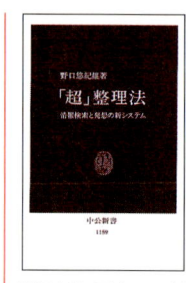

「超」整理法——情報検索と発想の新システム（中公新書）
野口悠紀雄 著
中央公論新社、1993年、740円＋税
知的な作業には、情報を収集する技術とともに「捨てる」技術が必要である。そのポイントを紹介。

● ロジカルシンキング・クリティカルシンキング

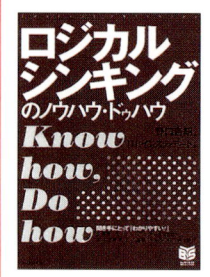

ロジカルシンキングのノウハウ・ドゥハウ（PHPビジネス選書）
野口吉昭 編集
PHP研究所、2001年、1,600円＋税
ロジカルシンキングの基本的なノウハウと、その実践方法をわかりやすく説明する。

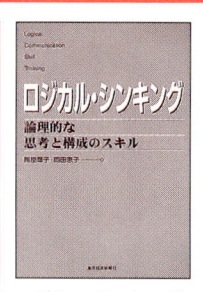

ロジカルシンキング——論理的な思考と構成のスキル
照屋華子、岡田恵子 著
東洋経済新報社、2001年、2,200円＋税
ロジカルシンキングのスキルを楽しみながら身につけるための方法を体系化している。

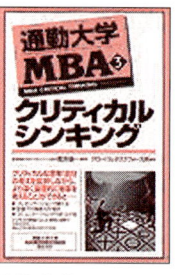

通勤大学MBA 3 クリティカルシンキング（通勤大学文庫）
グローバルタスクフォース 著
総合法令出版、2002年、780円＋税
事例をまじえ、クリティカルシンキングの実践方法を解説。簡便だがすぐに役立つコツもある。

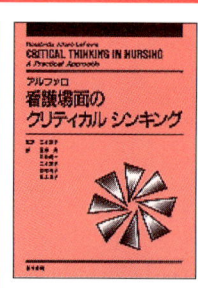

アルファロ 看護場面のクリティカルシンキング
ロザリンダ・アルファロ-ルフィーヴァ 著、田原勇他 訳 医学書院、1996年、2,800円＋税
ナースが臨床現場で、すばやく的確な判断を行うために必要なクリティカルシンキングを解説。

Books

●問題解決・組織

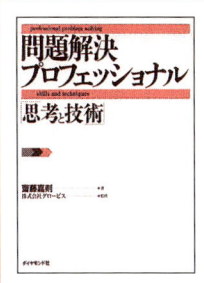

問題解決プロフェッショナル――思考と技術
齋藤嘉則 著、グロービス監修
ダイヤモンド社、1997年、
2,330円＋税

チャートを使って問題解決の理論と基本スキルを解説。問題解決全体の流れと枠組みがわかる。

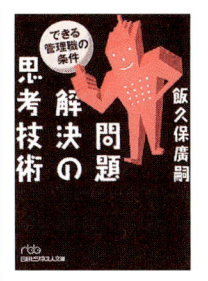

問題解決の思考技術――できる管理職の条件(日経ビジネス人文庫)
飯久保廣嗣 著
日本経済新聞社、2001年、
600円＋税

管理職として直面する問題にどう解決するか。創造的かつ効率的な問題解決術を紹介する。

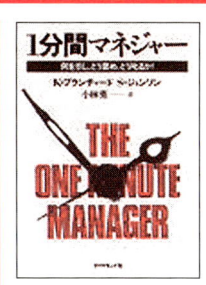

1分間マネジャー――何を示し、どう褒め、どう叱るか!
K・ブランチャード、S・ジョンソン 著、小林薫 訳、ダイヤモンド社、1983年、1,165円＋税

1分間の物語で、効果的・効率的な組織運営をめざすマネジャーが押さえるべきポイントを解説。

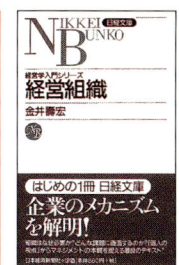

経営組織――経営学入門シリーズ(日経文庫)
金井壽宏 著
日本経済新聞社、1999年、
860円＋税

組織の内部で働く個人の視点から組織のメカニズムを解説。組織にかかわるトピックスを網羅。

●プレゼンテーションと会議

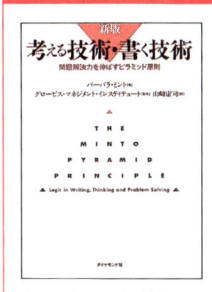

考える技術・書く技術――問題解決力を伸ばすピラミッド原則(新版)
バーバラ・ミント 著、山崎康司 訳
ダイヤモンド社、1999年、
2,800円＋税

ピラミッド原則を使って、論理的にわかりやすく自分の考えを伝えるスキルを解説。

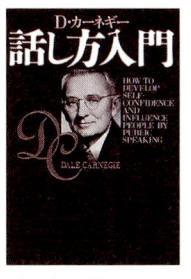

話し方入門(新装版)
D・カーネギー 著、市野安雄 訳
創元社、2000年、
1,500円＋税

テーマの選び方、その準備と始まり、終わり方など、すぐれたスピーチを行うノウハウを紹介。

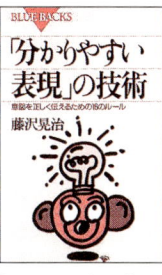

「分かりやすい表現」の技術――意図を正しく伝えるための16のルール(講談社ブルーバックス)
藤沢晃治 著
講談社、1999年、800円＋税

マニュアルなどのわかりにくい表現を分析し、情報をスムーズに伝える情報発信のルールを紹介。

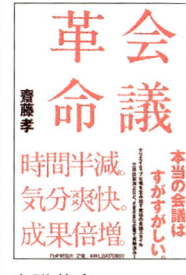

会議革命
齋藤孝 著
PHP研究所、2002年、
1,200円＋税

会議の改善策を十の法則としてまとめる。机やいすの配置など、細かいポイントも紹介。

●ナレッジマネジメント・ナラティブ

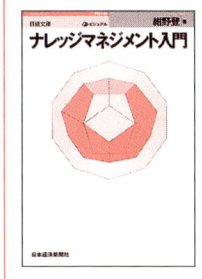

ナレッジマネジメント入門(日経文庫)
紺野登 著
日本経済新聞社、2002年、
1,000円＋税

ナレッジマネジメントの全体像をわかりやすく紹介。入門編としてのポイントを網羅する。

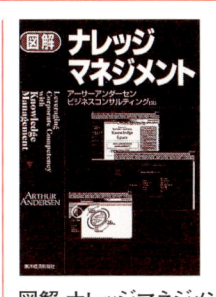

図解 ナレッジマネジメント
アーサーアンダーセン・ビジネスコンサルティング 著　東洋経済新報社、1999年、1,600円＋税

ナレッジマネジメントの基本項目を図解で整理。目的とその効果、導入のポイントなどを紹介。

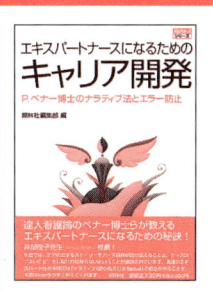

エキスパートナースになるためのキャリア開発――P・ベナー博士のナラティブ法とエラー防止(ナースプラスワン・シリーズ)
照林社編集部 編
照林社、2003年、2,600円＋税

ベナーら世界の看護のリーダーが、今もっとも注目されるナラティブとその活用方法を解説する。

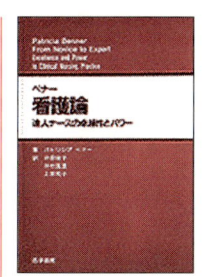

ベナー看護論――達人ナースの卓越性とパワー
パトリシア・ベナー 著、井部俊子他 訳　医学書院、1992年、3,800円＋税

初心者からエキスパートへの5段階と、7つの臨床スキルを解説。ベナー看護論の原点を紹介。

索引

■ 和文索引

あ

アウトカム	92, 100
アクシデントレポート	178
アサーション	8, 9, 88
アドボカシー	63, 86
育成面接	44, 128, 140
意識改革	108
意思決定	12, 30, 40, 78
医療事故	46, 82, 171, 172
インシデントレポート	178
インセンティブ	144
エキスパートナース	3, 4
演繹法	4, 6
オーバーワーク	124, 146

か

会議	30, 32, 34
書く技術	10
仮説	12, 14, 18
加点主義	140
考える技術	10
看護過程のサイクル	20, 100
看護記録	82
看護研究	150
看護実践の構造	60
看護と社会	62
看護の定義	60
看護方式	116
看護マネジメントの6要素	37
患者の権利	86
患者満足	100
感染症	174, 176
カンファレンス→会議	
機能別看護	116
帰納法	4, 6
キャリア開発	68, 166
休暇希望	122
業者との対応	136
業務改善	114
勤務表	122
クオリティサークル	56
具体化	20, 60
クリティカルシンキング	12
クリニカルパス	82, 102
クリニカルラダー	22, 128, 148
クレーム	84
経営参画	100
経営資源	36, 100
形成的評価	154
欠員時の対応策	127
権限委譲	114
交渉術	98
公的医療保険	102
コーチング	142
コスト	46
固定資産	134
固定チーム継続受け持ち制	116
コミュニケーション	88, 90, 98
コミュニケーションスキル	6, 8, 12, 92, 143

さ

財務管理	134
ジェネラリスト	68, 120
時間外労働	64
時間管理	48, 50
思考の3段階	21
仕事術	2, 3, 20
事故報告書	178
システムアプローチ	170
師長の役割	76
実習オリエンテーション	156, 160
十字形チャート	42
主任の役割	76, 106
職場風土	112
人事考課	44, 92, 140
診療報酬	102
図示	18, 28
スタッフの能力の把握	92
スタッフへの学生指導の依頼	164
スタンダードプリコーション	174
スペシャリスト	68, 120
成果主義	44
専門看護師	68, 70, 120
専門職	20, 62
総括的評価	154
組織	74
組織行動学	38
組織の理念	112
組織変革	108, 110

た

大学	70, 166
棚卸し	134
他部門とのミーティング	96
チーム医療	74, 86, 96
チーム医療におけるナースの役割	87
チーム医療の4要素	87
チーム医療の原点	86
チーム医療のリーダーシップ	86

Index

チームナーシング	116
チームマネジメント	56
チェックリスト	6
中間面接	44, 140
抽象化	20, 60
超過勤務	66, 124
定数管理	132
データ	52, 98, 124
動機づけ	44
トップダウン	100
トップマネジメント	36, 76
ドナベディアン	52

な

ナラティブ	4, 22, 60
ナレッジマネジメント	54
日本看護協会	68, 70, 72, 76
日本国憲法	64
入院医療の包括評価	104
人間関係（先輩との）	90
人間関係（他部門との）	96
人間関係（同僚との）	88
認定看護管理者	68, 76
認定看護師	68, 72
ネットワーク志向	96

は

話をするポイント	26
パワーポイントによるプレゼンテーションのポイント	28
非言語的コミュニケーション	8
ヒューマンエラー	170
ヒューマンリソース	38, 44
評価基準	140
表現のスキル	10, 12, 24
病床稼働率	104
病床管理	102, 104
ピラミッド型構造	10, 24
物財管理	134
物品管理	46, 130, 132, 134
プライマリーナーシング	116
プリセプターシップ	146
プレゼンテーション	14, 24, 26, 28
平均在院日数	104
ベッドコントロール	102
ベナー	3, 22, 92, 148
変則2交替制	119
報奨	39, 45, 92

ま

マネージャーに必要な能力	36, 61
マネジメント	14, 36
マネジメントの階層	36, 70, 106
マネジメントのサイクル	14, 20, 36
マネジメント力（看護単位の）	66
マンパワー不足	124, 126
ミドルマネジメント	36, 76
面接	128, 141
目標	16, 112
目標管理	42, 44, 48, 50, 92
目標面接	44, 128, 140
モジュール型継続受け持ち方式	116
モチベーション	44, 140, 148
問題	14, 16, 42
問題解決技法	18
問題解決術	2, 20
問題解決スキル	14, 16, 18, 20
問題解決のサイクル	100
問題解決プロセス	14
問題分析	18

や

夜勤	64

ら

ライン	74
リアリティショック	146
リーダーシップ	14, 94
リーダーの役割	106
リリーフの心得	127
臨床実践能力	4, 22, 148
臨床指導者の役割	152
レポート・文章を書くポイント	24
労働基準法	64
ローテーション	68, 120
ローワーマネジメント	36, 76
ロジカルシンキング	6, 12, 24, 26, 78, 92
ロジックツリー	18

■ 欧文索引

2交替制	64, 118
3交替制	118
ABC分析	131
DPC	104
EBM	52
EBN	52
ILO看護職員勧告	64
MECE	18
OJT	92
PM理論	94
SWOT分析	42

●ナースプラスワン・シリーズ●

図解でわかる
ナースのためのエキスパート仕事術！

2003年7月10日　第1版第1刷発行	編　集　陣田泰子、北原和子、宮城領子、近藤昭子
2003年11月1日　第1版第2刷発行	発行者　高橋修一
	発行所　株式会社　照林社
	〒112-0002
	東京都文京区小石川2丁目3-23
	電　話　03-3815-4921（編集）
	03-5689-7377（営業）
	印刷所　共同印刷株式会社

●本書に掲載された著作物（記事・写真・イラスト等）の翻訳・複写・転載・データベースへの取り込み、および送信に関する許諾権は、照林社が保有します。
●本書の無断複写は、著作権法上での例外を除き禁じられています。本書を複写される場合は、事前に許諾を受けてください。
●万一、落丁・乱丁などの不良品がございましたら、「制作部」あてにお送りください。送料小社負担にて良品とお取り替えいたします（制作部☎0120-87-1174）。

検印省略（定価はカバーに表示してあります）
ISBN4-7965-2069-4
©Yasuko Jinda/2003/Printed in Japan